广东省"科协基层科普行动计划支持项目"

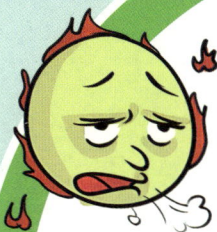

# 图说
# 金匮要略

## 第2版

主 编 **李赛美** **林勇凯** 主 审 **刘晓玲**

副主编 **曾宇宁** **黄俊翰**

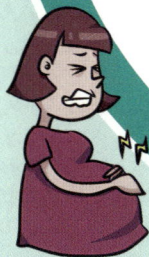

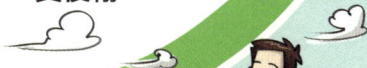

编　委（以姓氏笔画为序）

吕婷婷　刘晓玲　刘超男　麦满欣

吴立群　吴煜昊　辛　榕　陈一鸣

郑永泽　郑铭基　赵艺涵　钱嘉怡

翁湘涛　黄　睿　黄宇新　黄俊廷

曾宇宁　蔡纯燕　蔡源媛　廖　柳

绘画人员　王家园　王昶彤　许丹琪　李雨柯　陈启艳

　　　　　罗书婷　谢　楷　蚁晓钏　陈梓晴　曾银花

人民卫生出版社
·北 京·

# 序

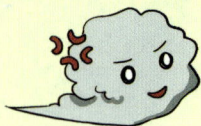

在岁月的长河中，知识的传承与发展犹如薪火相传，生生不息。自 2017 年《图说金匮要略》首次问世以来，七载光阴转瞬即逝。它不仅见证了中医药文化的深厚底蕴，也映射出当代中医教育与创新发展的勃勃生机。值此广州中医药大学建校 100 周年与广州中医药大学第一附属医院建院 60 周年历史性时刻，我们决定对这部备受赞誉的作品进行再版修订，让其以更加饱满和完善的姿态，同时也为中医药文化的传承与发展贡献一份绵薄之力。

《图说金匮要略》首次出版便以其独特的魅力赢得了广泛的社会认可与好评。它打破了传统中医"只可意会，不可言传"的固有印象，巧妙地将现代科技与传统智慧相融合，不仅丰富了中医经典著作的表现形式，更激发了当代大学生与研究生的创新思维与探索精神。该书不仅作为《金匮要略》的重要补充读本，更以其生动有趣的图文结合方式，极大地提升了阅读体验，使得古老而深奥的中医经典知识变得易于理解、引人入胜，对推广经方、弘扬仲景学术起到了不可估量的积极作用。

7 年间，编写团队的成员们也在不断地成长与蜕变。他们带着对中医更加成熟与执着的理解，继续深耕于中医药文化的沃土之中，同时，也吸引了更多志同道合的新鲜血液加入这一伟大事业。此次再版，在保留原版精髓的基础上，我们对条文、漫画、理解等内容进行了全面而细致的精修，力求使各章节表达更到位，更有助于读者理解，让《图说金匮要略》以更加完美

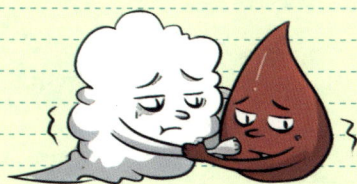

的姿态展现在读者面前。

　　作为国家重点学科中医临床基础的学科带头人，我主编了多部国家级规划教材，包括首轮全国高等中医药院校研究生规划教材《伤寒论理论与实践》，"十二五""十三五"全国高等中医药教育教材《伤寒论讲义》，"十二五"中医、中西医结合住院医师规范化培训教材《中医临床经典概要》等。这些经历让我深刻体会到，中医药文化的传承与发展离不开创新与传承的有机结合，更离不开每一位中医人的不懈努力与奋斗。

　　在大学百年校庆与医院六十载院庆的双喜临门之际，我们希望通过《图说金匮要略》的再版，向世人展示中医药文化的独特魅力与深远影响，也激励广大中医人继续秉持"大医精诚"的精神，不断探索、勇于创新，为中医药事业的繁荣发展贡献自己的力量。愿再版的《图说金匮要略》能够成为连接古今、沟通中西的桥梁，引领更多有志之士走进中医的世界，共同书写中医药文化新篇章。

　　谨祝《图说金匮要略》（第2版）顺利出版发行！

李赛美

2024年11月于广州

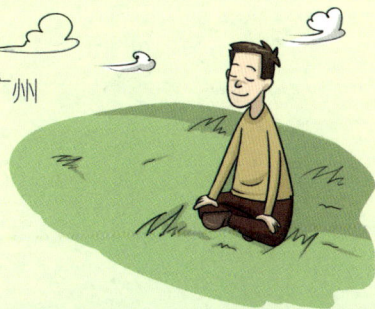

# 1 版序

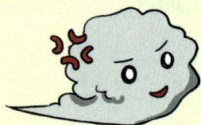

　　距 2014 年《图说伤寒论》出版发行,年历又向后翻过了 2 年。而今再为《图说金匮要略》作序,感慨万千!

　　《图说伤寒论》出版后获得了广泛好评,并在人民卫生出版社网络平台推广,多次被其他微信平台转发推送,相关伤寒论方证动漫图获全国高等中医药教育数字教材建设指导委员会及人民卫生出版社颁发的"最佳创意奖",入选"十三五"国家规划教材《伤寒论讲义》数字版图书。

　　时过境迁,编写团队的孩子们又长大了 2 岁,他们思维活跃,对中医又多了一点成熟和执着。重要领头人林勇凯以特别推免生身份于 2015 年正式加入李氏团队,成为我的一名硕士研究生,今年又获得了提前攻读博士的资格。尽管学业任务重,学位课程结束后又开始了临床轮科培训,但编写工作没停止,我们随后开始策划《图说金匮要略》,并特别邀请广州中医药大学金匮教研室刘晓玲教授担任主审。刘教授在百忙之中为是书方证内容精选进行了细致入微的指导。在此,谨代表团队向刘教授致以崇高敬意和感谢!

　　本书以人民卫生出版社出版的"十三五"规划教材《金匮要略讲义》为蓝本,选择具有代表性的十七个章节中比较常见、重要的疾病和方证,结合条文中的主证和部分病因病机,部分疾病还参考现代医学描述,将各种疾病用通俗易懂、趣味横生、图文结合的形式(少数有轻微的故事性),进行描述和漫画图像创作。主体风格、部分人物形象和创作后的图片效果基本参照

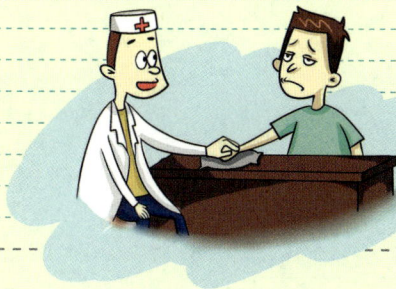

《图说伤寒论》。

　　是书突破了中医"只可意会，不可言传"之桎梏，与时代同步，融入新的科学与技术元素，反映了当代大学生、研究生的创新与进取精神。除作为《金匮要略》补充读本外，本书使阅读理解更丰富，更具趣味性和可读性，对推广经方、推广《金匮要略》和仲景学术，必将产生积极影响。

　　本人作为国家重点学科中医临床基础学科带头人，担任了首轮全国高等中医药院校研究生规划教材《伤寒论理论与实践》，"十二五""十三五"全国高等中医药教育教材《伤寒论讲义》，"十二五"中医、中西医结合住院医师规范化培训教材《中医临床经典概要》，以及案例版《伤寒论》主编，也是创新教材《中医临床基础》副主编。不同层次、不同方式对临床经典著作解读，让人十分感慨，《伤寒论》《金匮要略》是伴随临床医师一生的好书！然而如何让中医瑰宝、中医经典更具可读性、趣味性，走下神坛，走向大众，走向娃娃们，甚至走向海外，成为中医启蒙读物，值得探索和思考，也是当今中医教育工作者一份职责与使命。我们努力之日，也是仲景学术、中医学术推广之时！愿是书开卷有益！

　　谨祝《图说金匮要略》顺利出版发行！

广州中医药大学　李赛美

2016 年 12 月于广州三元里

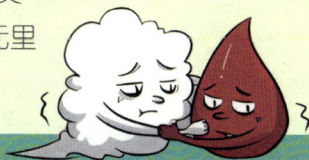

# 1版寄语

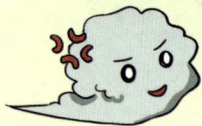

　　2015年12月10日，中国女药学家屠呦呦登上了诺贝尔奖的领奖台，让中国人民为之骄傲和振奋。屠呦呦团队从中医药古典文献中获得灵感，先驱性地发现了青蒿素，开创了疟疾治疗新方法，显示出中医药这个伟大的宝库有着无穷的魅力，需要更多的人去学习、继承和探索。

　　追溯到古老的汉代，继《黄帝内经》奠定了中医学理论之后，东汉末年伟大的医家张仲景撰用《素问》《九卷》《八十一难》等经典写成《伤寒杂病论》。原书因战乱而散佚。北宋仁宗时，翰林学士王洙在翰林院蠹简中发现了《金匮玉函要略方》三卷，后经林亿等校订，将上卷删去，只保留中、下二卷的内容，并采集散在各家之方，附于部分篇末，书名则去掉玉函二字，改为《金匮要略方论》。《金匮要略方论》（后世简称《金匮要略》）是"医圣"张仲景所著的《伤寒杂病论》的杂病部分，也是我国现存最早的一部诊治杂病的专书，对后世临床医学的发展有着重大的贡献和深远的影响。因此，古今医家对此书都推崇备至，赞誉其为方书之祖、医方之经，治疗杂病的典范。一个"杂"字就概括了《金匮要略》的内容特点：因年代久远，辗转传抄，脱简、错简在所难免；加之汉代文法，词句简练，文辞深奥，篇内叙述详略参差，造成《金匮要略》学习起来难度比较大。

　　国家重点学科中医临床基础学科带头人李赛美教授带领的团队突破了中医"只可意会，不可言传"之桎梏，融入新的科学与技术元素，将中医经典《伤寒论》进行漫画图像描述和创

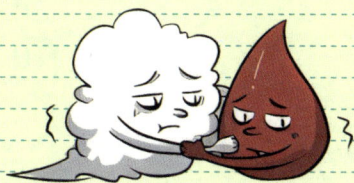

作,开发新型中医文化产品《图说伤寒论》。读过《图说伤寒论》后,我惊叹不已!《伤寒论》与《金匮要略》两书内容彼此可互为羽翼,我想若能出版《图说金匮要略》那该多好!适逢其会,李赛美教授垂爱,邀请我担任《图说金匮要略》主审,我欣然应允。编写团队的学术秘书林勇凯硕士带领团队成员自主创新,通过有趣的漫画、形象而生动的视觉介绍《金匮要略》,将《金匮要略》中40多种病证按因、机、证、治为主线进行描绘,使学者阅读理解更直观,更具趣味性和简明性。《图说金匮要略》作为《金匮要略》的补充读物,对学习《金匮要略》、推广经方和张仲景的学术思想,弘扬中医经典必将产生积极影响。制作团队的组成以广州中医药大学研究生和本科生为主,他们意气风发、刻苦钻研,克服考研与学业的压力,利用业余时间参与编写该书,并经过多次修改使得该书得以顺利出版。在此,衷心感谢李赛美教授的诚挚邀请和所有制作团队成员为此付出的努力与艰辛!

祝《图说金匮要略》顺利出版!以期对广大中医学子学习《金匮要略》有所帮助!

广州中医药大学金匮教研室　刘晓玲
丁酉年春节于广州

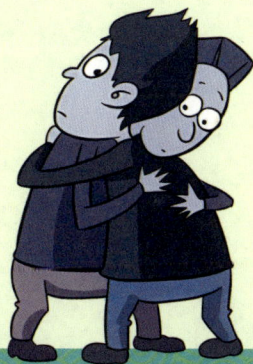

# 1版前言

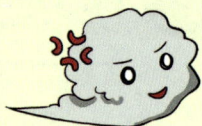

　　《图说金匮要略》作为 2017 年广州市科技计划项目科普与软科学专项·科普专题，科普作品创作方向·科普图书编撰领域《基于二维动漫技术的国粹中医经典漫画科普丛书》课题的核心组成部分，基于人民卫生出版社出版的"十三五"规划教材《金匮要略讲义》，主要通过对所涉重点杂病的疾病病因病机介绍、治则及方证治疗 3 个方面图文叙说，旨在让读者更好地学习中医经典知识，为相关学科教师更好地传授《金匮要略》知识提供帮助。本书既可作为《金匮要略》教材学习的补充，更可面向广大中医爱好者，作为中医经典的科普读物。

　　本书在广州中医药大学金匮要略教研室刘晓玲教授的悉心指导下编写而成。全书共筛选《金匮要略》中具有代表性的 17 个杂病证治章节中比较常见、重要的疾病和方证，灵活结合条文中的主证和部分病因病机，参考近现代中医著作补充部分疾病描述。其中，妇科病篇将原书妊娠病、产后病及妇人杂病 3 个章节核心内容合并为一章。全书约 3 万字、184 幅图。

　　本书在构图思路、部分人物形象设计及创作后的图片效果上沿用《图说伤寒论》的风格，每个方证的内容采用生动形象而略显夸张的人物表情及逼真的道具、环境漫画的话题形式表现出来，以简洁明了、重点突出为主要原则，通过视觉效果更好地刺激学习者大脑记忆，使原本深奥的经典更通俗易懂，令学习者易于掌握。本书在《图说伤寒论》的基础上添加对话形式，使得漫画内容更具生动性；书中增添疾病成因及定义，多数采用

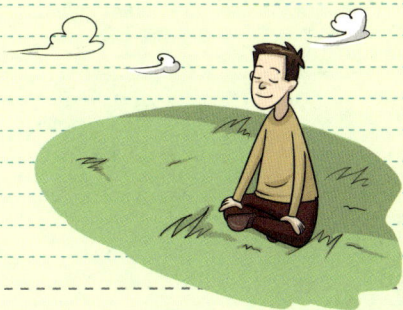

　　小故事形式,趣味横生,使读者能在短时间内获取信息;在症状及病机的描绘上大胆创新,增添更多形式的病因病机描绘。在细节处理上,抓住疾病特点进行描绘,各类证型之间区别鲜明。编者在与部分非医学专业画手沟通交流中,由于知识的不平行,在短时间内难免会存在知识传递的误差,这也是今后图书编写中需要改进突破的地方。书中错漏之处,恳请广大读者提出宝贵意见,以期再版时进一步改进。

　　在本书的编写过程中,广州中医药大学经典临床研究所所长李赛美教授、金匮要略教研室刘晓玲教授进行全程指导与严格把关,保证了编写质量。同时,广州中医药大学经典临床研究所及所有参编人员予以大力支持,在此一并致以崇高的敬意和衷心感谢!

编者

2016 年 12 月

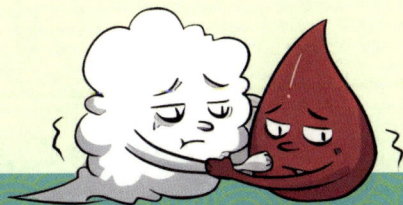

# | 引读 |

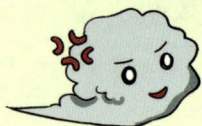

《图说金匮要略》以漫画的表现形式,取材广泛,以独特艺术特征集合了夸张、直观、形象、生动等特点,令人印象深刻。图中设置人物背景情节和虚拟角色,使医学抽象概念形象化,增加了可读性与趣味性。然漫画不同于现实情况,为提高精确性和方便读者理解,特作以下说明:

1. 脏腑角色说明,为方便理解而设一定形象的脏腑,如:

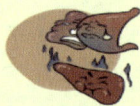 并非精确中医学相关脏腑,仅供参考。

2. 以简易药罐表示实际汤药,如: 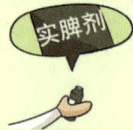 实脾剂,

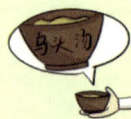 乌头汤。

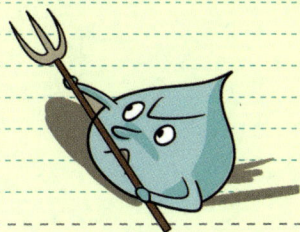

3. 以图案形状大小表示程度不同,如:防己黄芪汤的恶风程度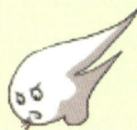

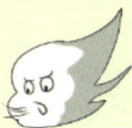(图案小)较越婢汤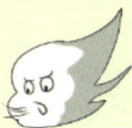(图案大)轻浅。仅供参考,以帮助理解。

4. 用不同颜色形状表示不同性状的大便,比如黄芩加半夏生姜汤(实

热下利)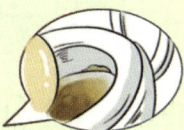,桃花汤下利脓血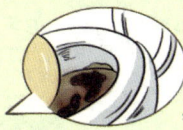,下利赤白脓血

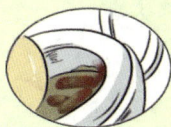等。

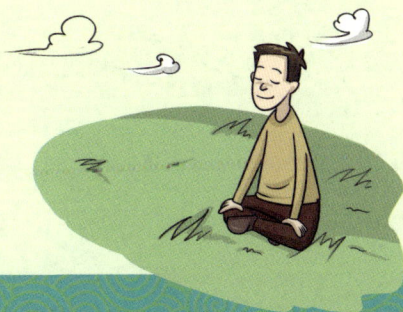

## 5. 所设虚拟角色

| 症状 | 代表图 | 症状 | 代表图 |
|---|---|---|---|
| 邪气 | | 正气 | |
| 寒 | | 气血 | |
| 热 | | 风 | |
| 痰浊 | | 胸阳 | |
| 气 | | 水饮 | |
| 寒实内结 | | 寒饮上逆 | |
| 浓痰腥臭 | | 营卫 | |

图说

**金匮要略** ● 引读

## 6. 特殊症状局部说明

| 症状 | 代表图 | 症状 | 代表图 |
|------|--------|------|--------|
| 角弓反张 | | 气喘 | |
| 邪气 | | 咳嗽 | |
| 四肢沉重 | | 小便频数 | |
| 便秘 | | 呕吐 | |
| 腹痛 | | 妊娠腹痛 | |
| 肢体麻木 | | 羸瘦 | |
| 半身不遂 | | 胸胁胀满 | |

# 目录

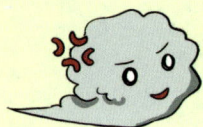

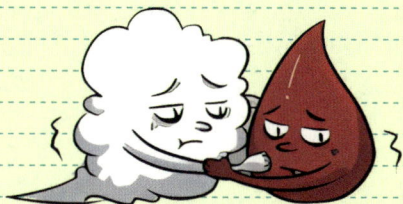

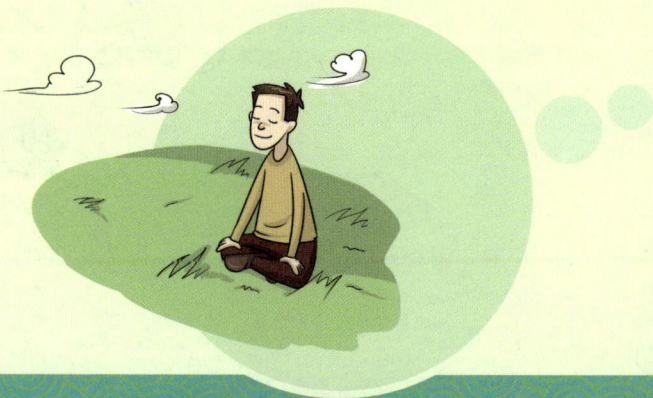

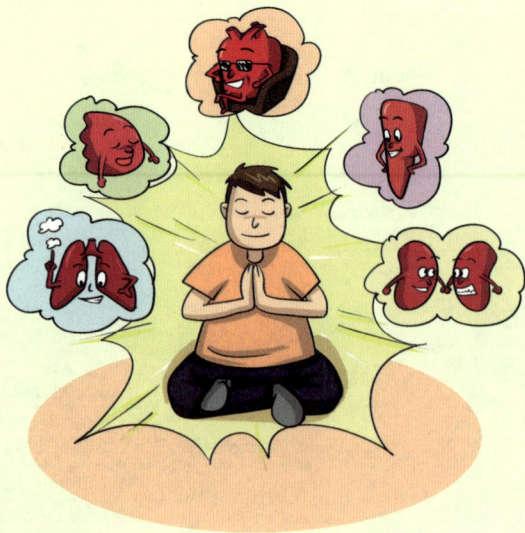

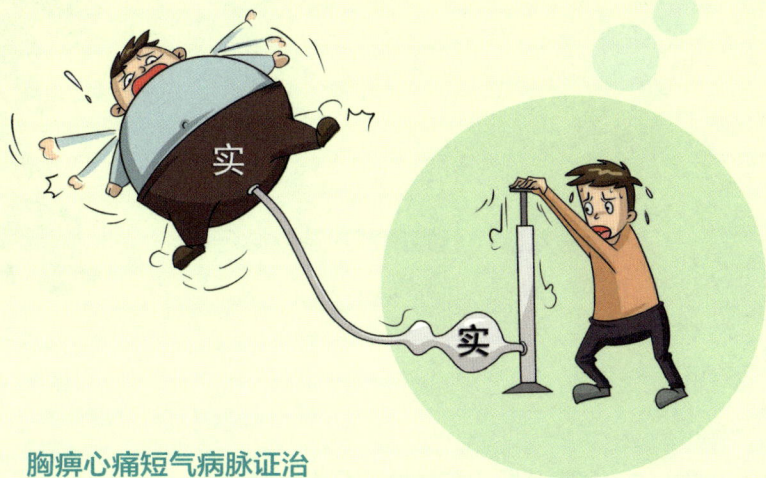

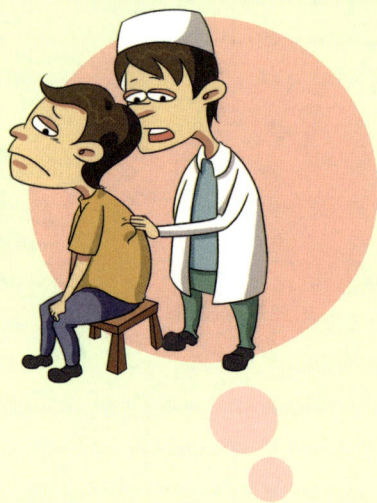

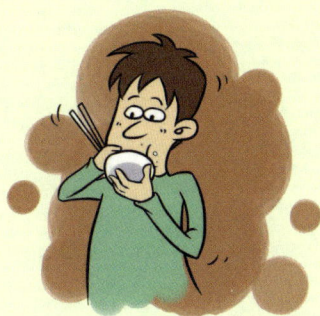

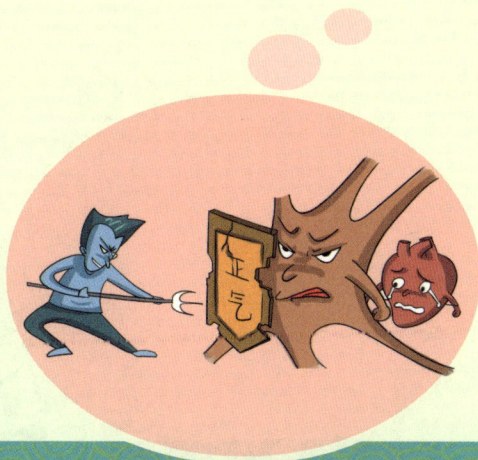

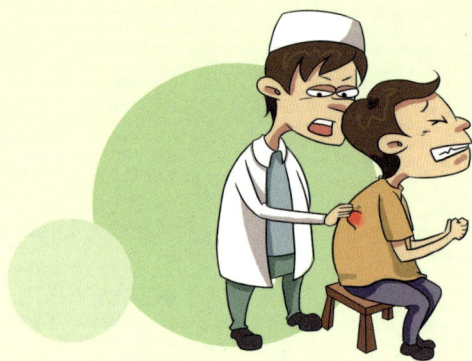

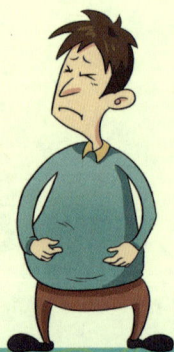

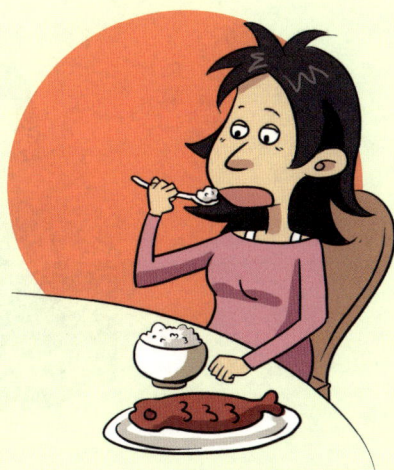

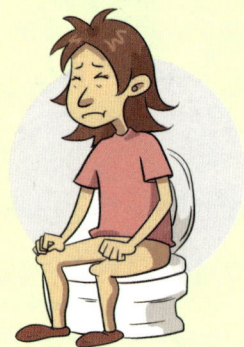

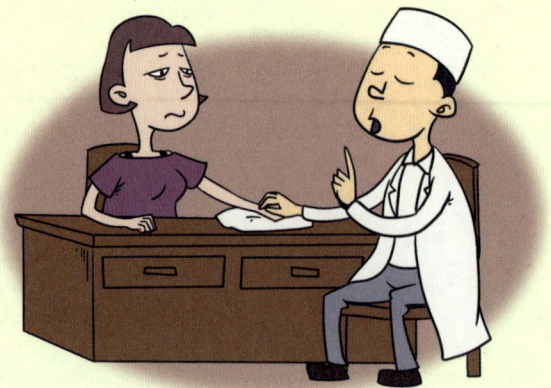

图说

**金匮要略** ● 目录

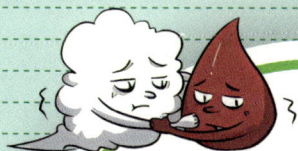

# 第一章

## 脏腑经络先后病脉证治

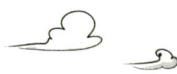

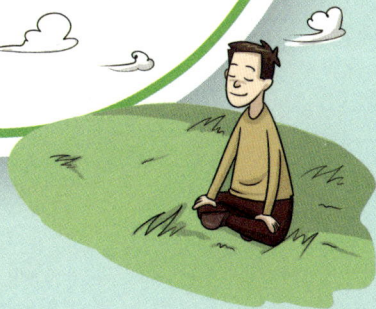

# 一、整体观

## （一）人与自然密切相关

夫人禀五常，因风气而生长，风气虽能生万物，亦能害万物，如水能浮舟，亦能覆舟。（1）

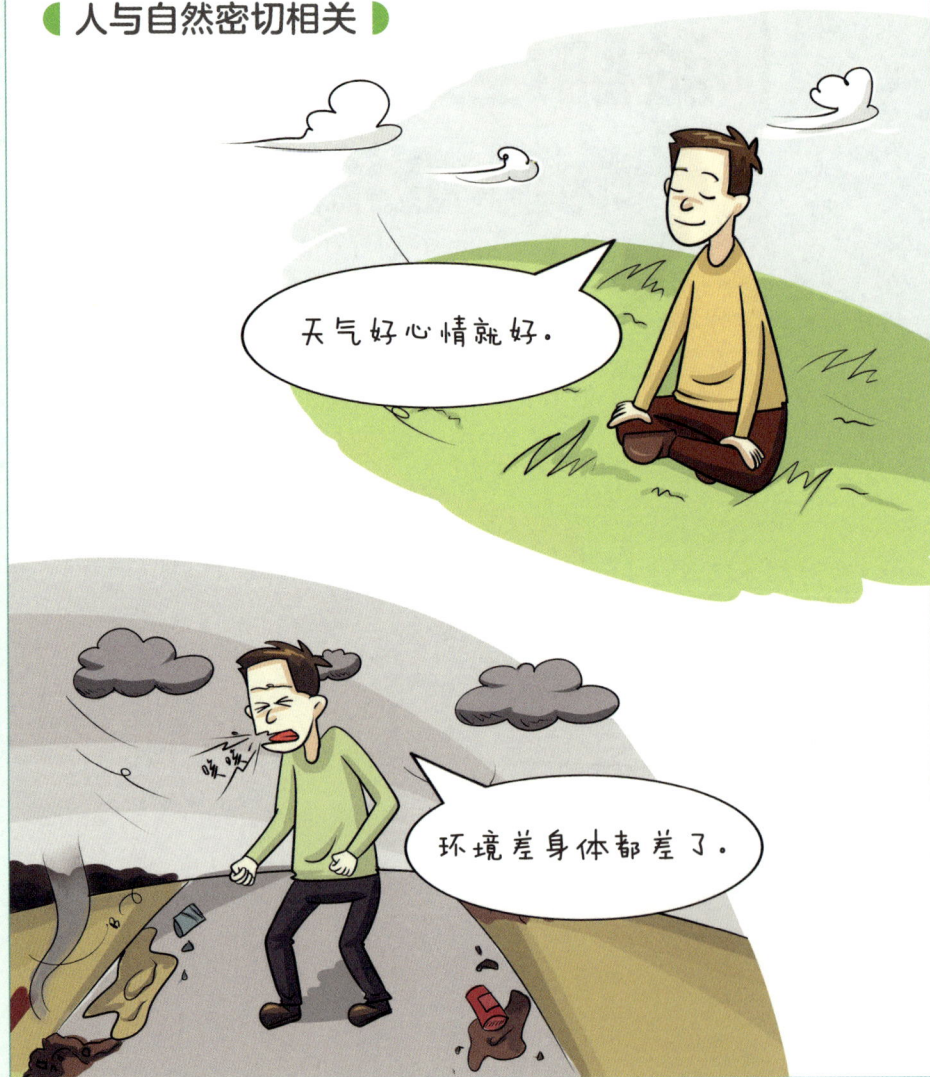

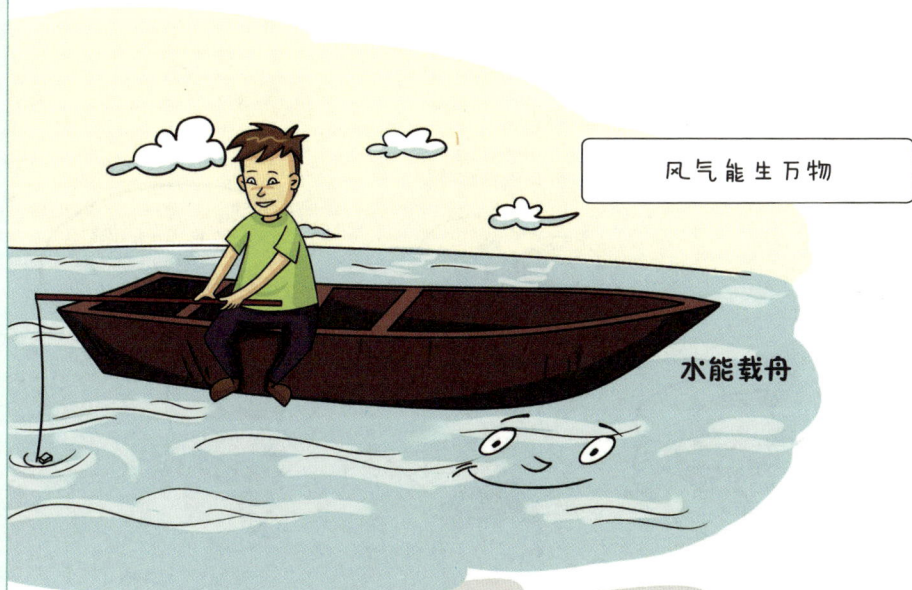

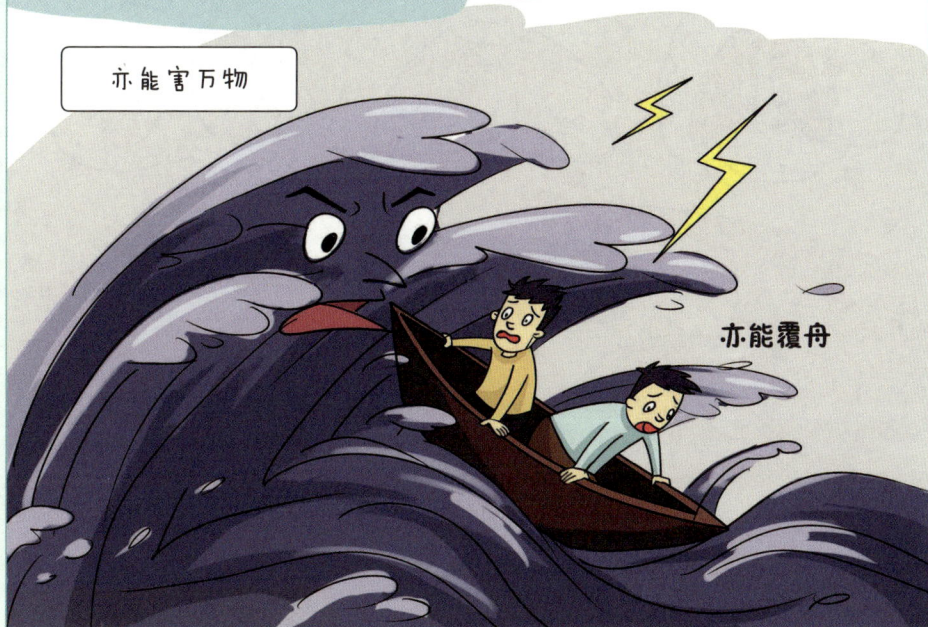

## （二）人是一个有机整体

若五脏元真通畅，人即安和。客气邪风，中人多死。(2)

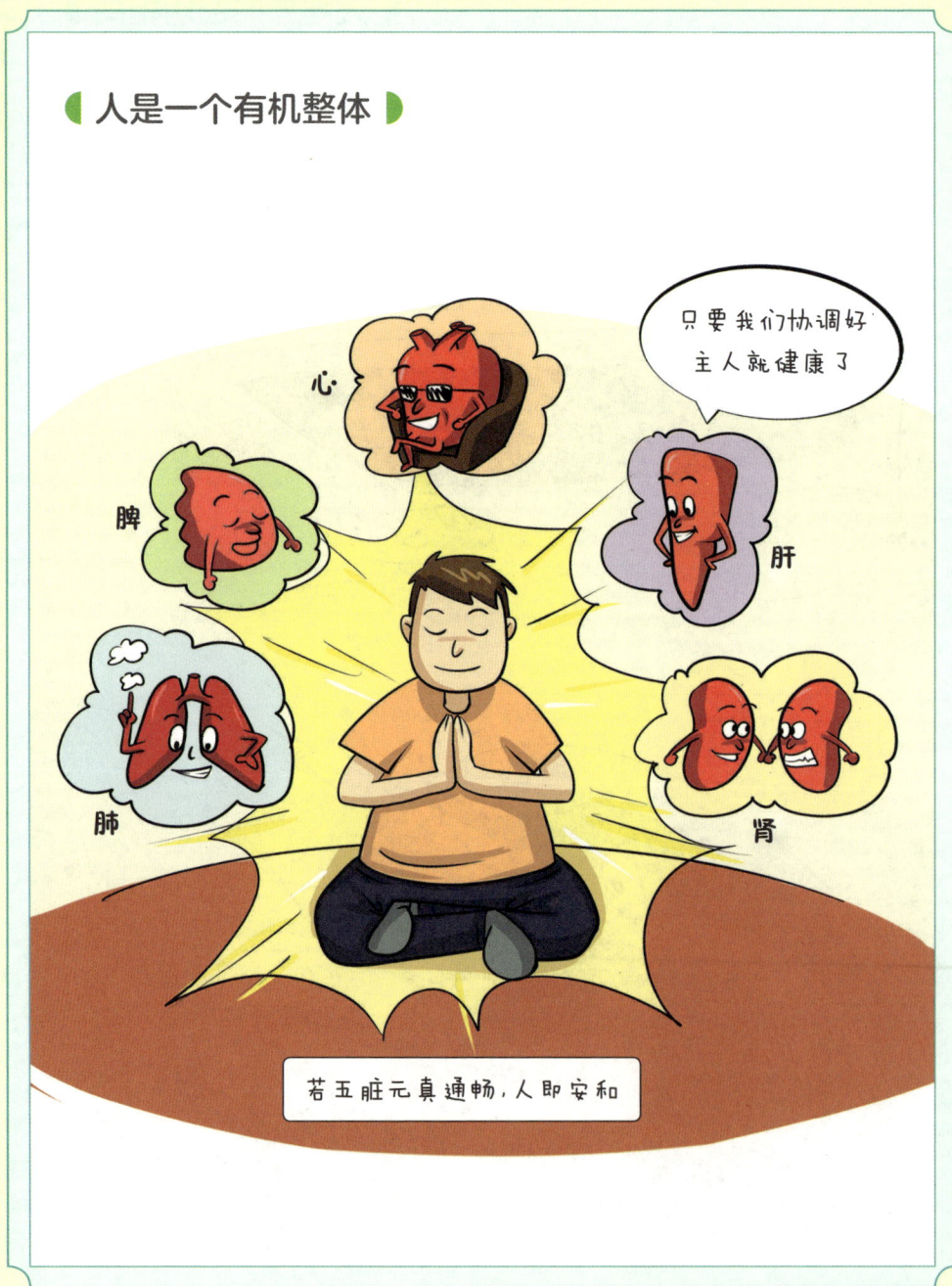

## 二、病因与发病

千般疢难,不越三条:一者,经络受邪,入脏腑,为内所因也;二者,四肢九窍,血脉相传,壅塞不通,为外皮肤所中也。三者,房室,金刃,虫兽所伤。(2)

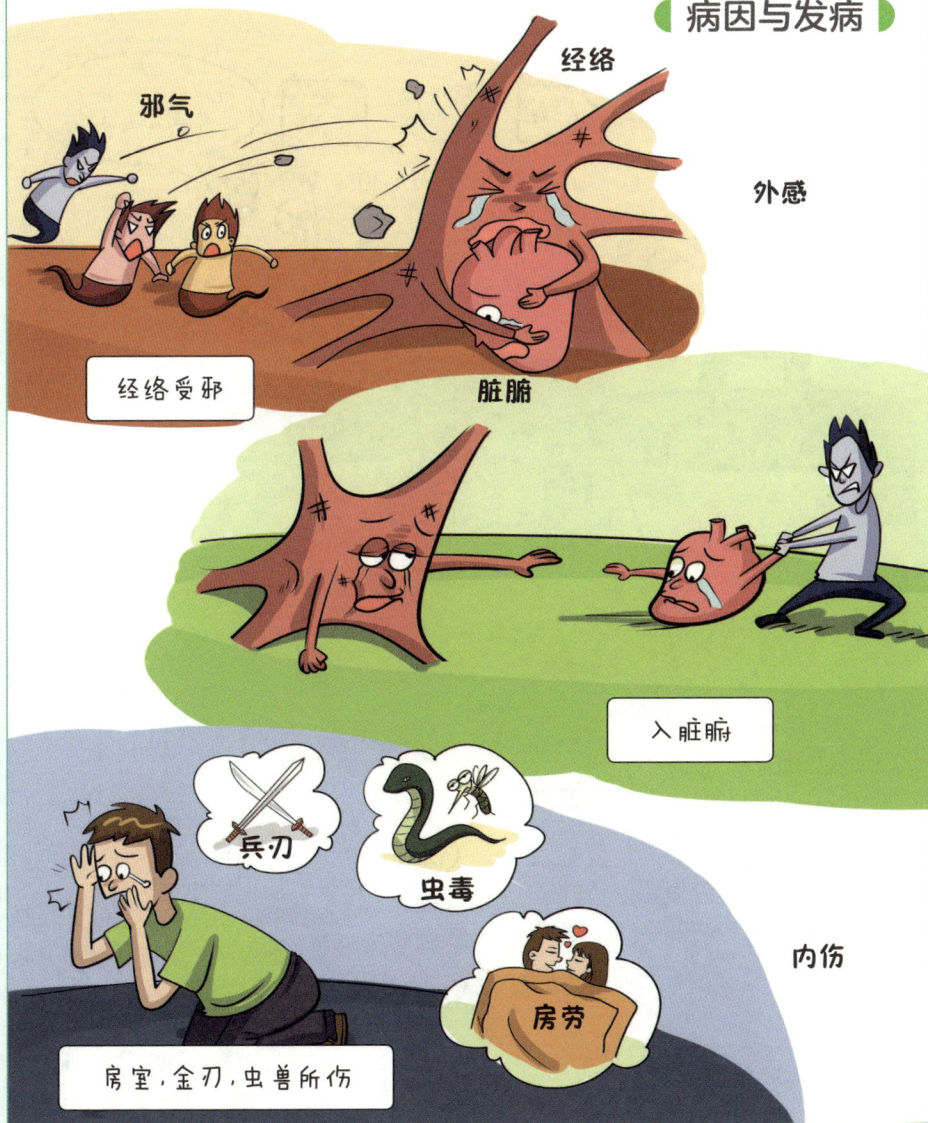

病因与发病

邪气　经络　外感
经络受邪　脏腑
入脏腑
兵刃　虫毒　房劳　内伤
房室,金刃,虫兽所伤

有未至而至,有至而不至,有至而不去,有至而太过,何谓也? 师曰:冬至之后,甲子夜半少阳起,少阳之时阳始生,天得温和。以未得甲子,天因温和,此为未至而至也;以得甲子而天未温和,此为至而不至也;以得甲子而天大寒不解,此为至而不去也;以得甲子而天温如盛夏五六月时,此为至而太过也。(8)

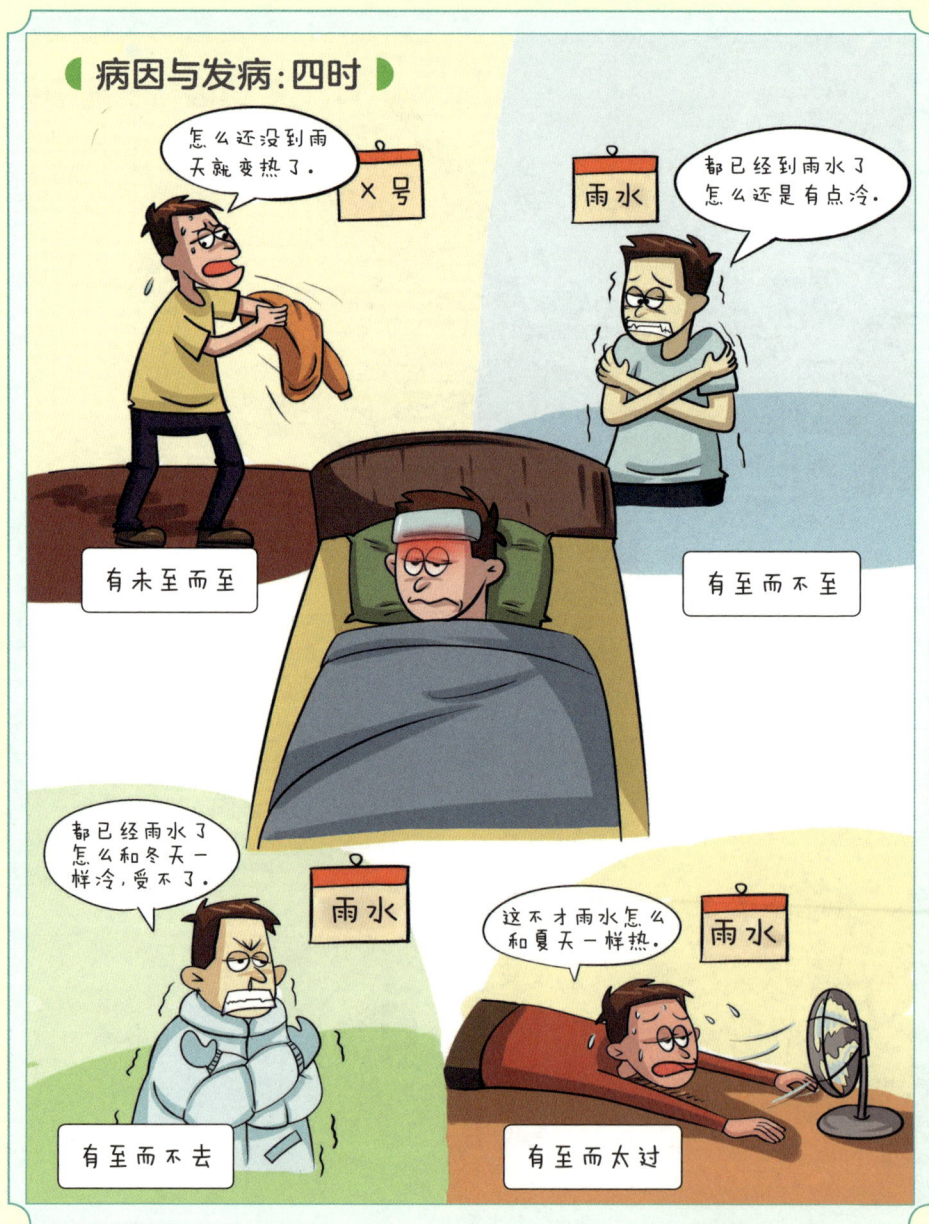

## 三、预防与治则

### （一）预防

#### 1. 未病先防

若人能养慎，不令邪风干忤经络。……更能无犯王法、禽兽灾伤，房室勿令竭乏，服食节其冷热苦酸辛甘，不遗形体有衰，病则无由入其腠理。(2)

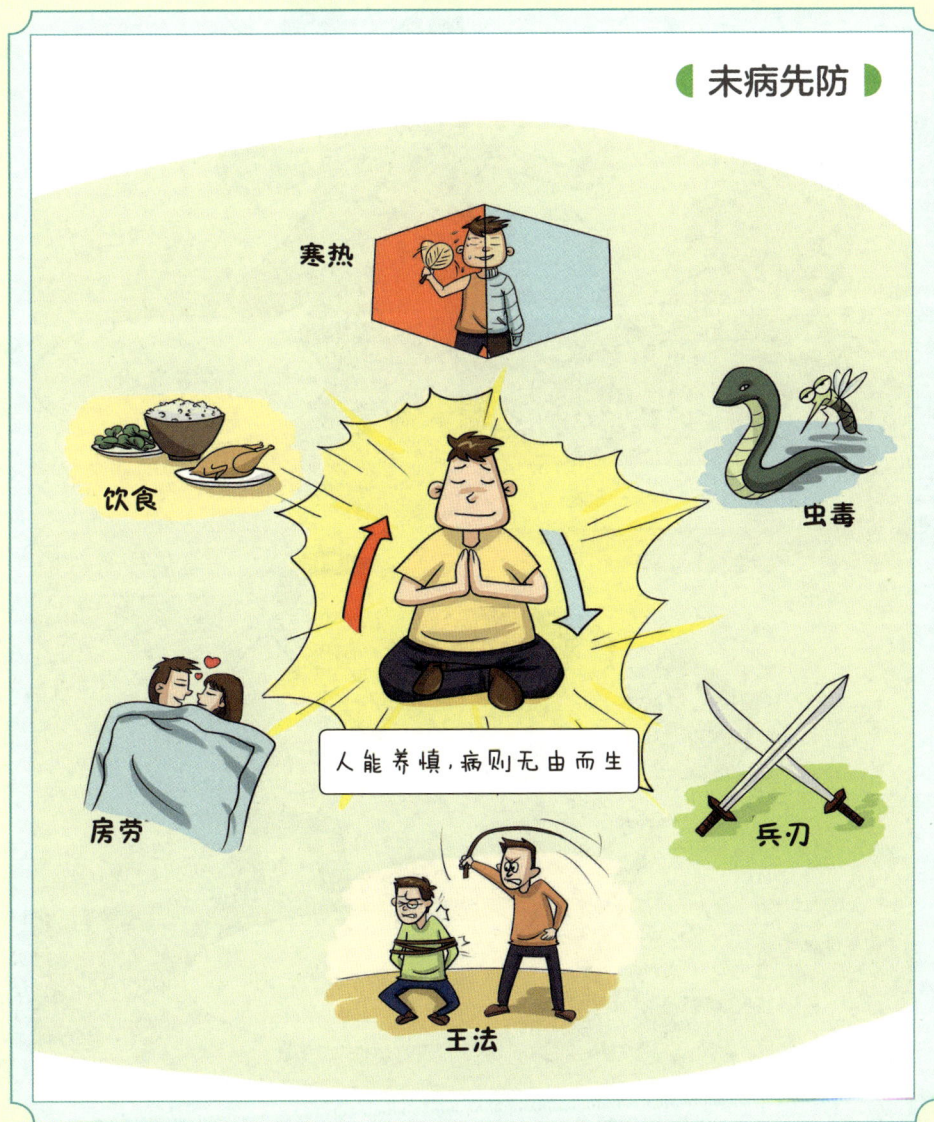

未病先防

寒热

饮食

虫毒

人能养慎，病则无由而生

房劳

兵刃

王法

## 2. 既病防传

夫治未病者,见肝之病,知肝传脾,当先实脾。

四季脾旺不受邪,即勿补之。(1)

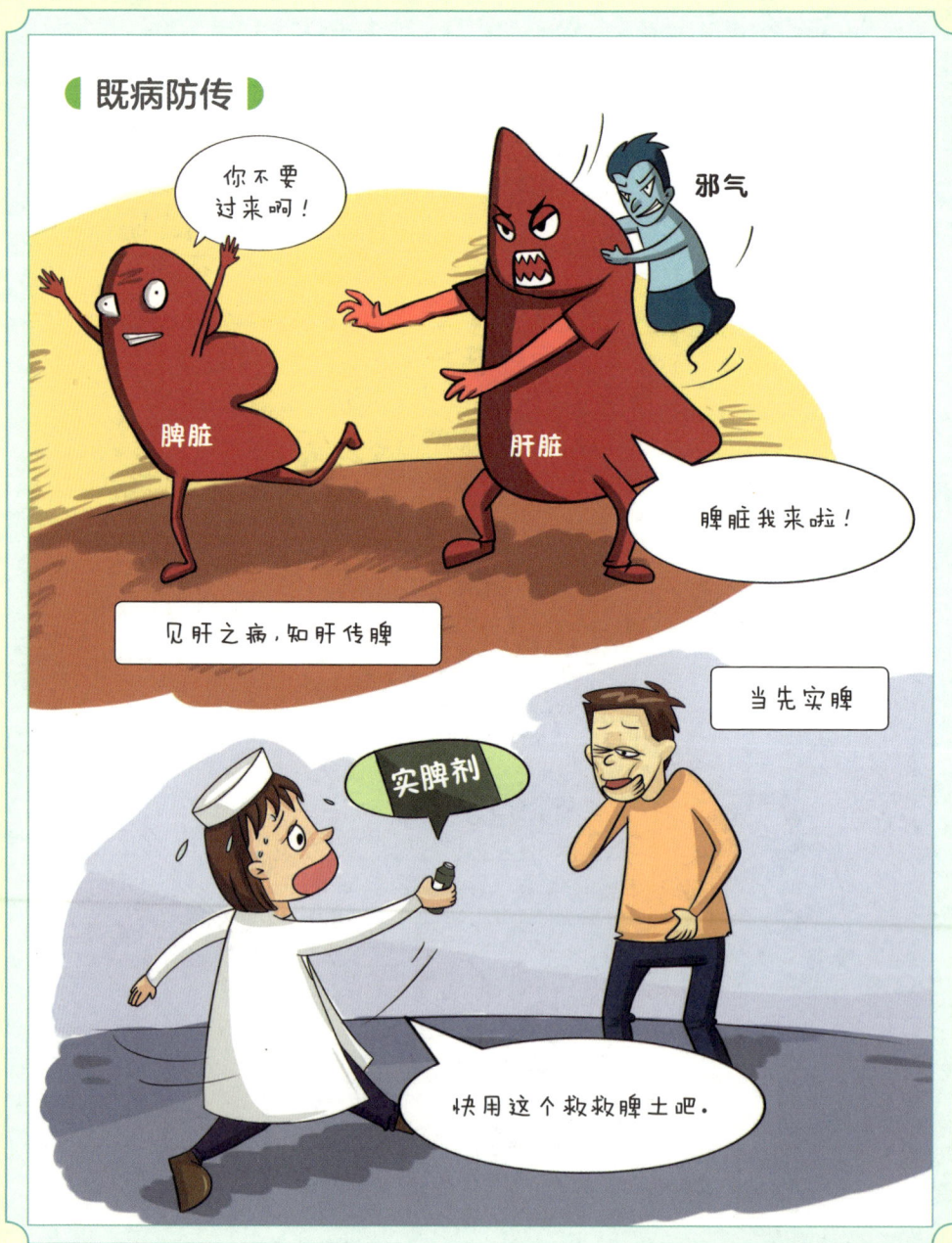

## 3. 已病早治

适中经络，未流传脏腑，即医治之。四肢才觉重滞，即导引、吐纳、针灸、膏摩，勿令九窍闭塞。(2)

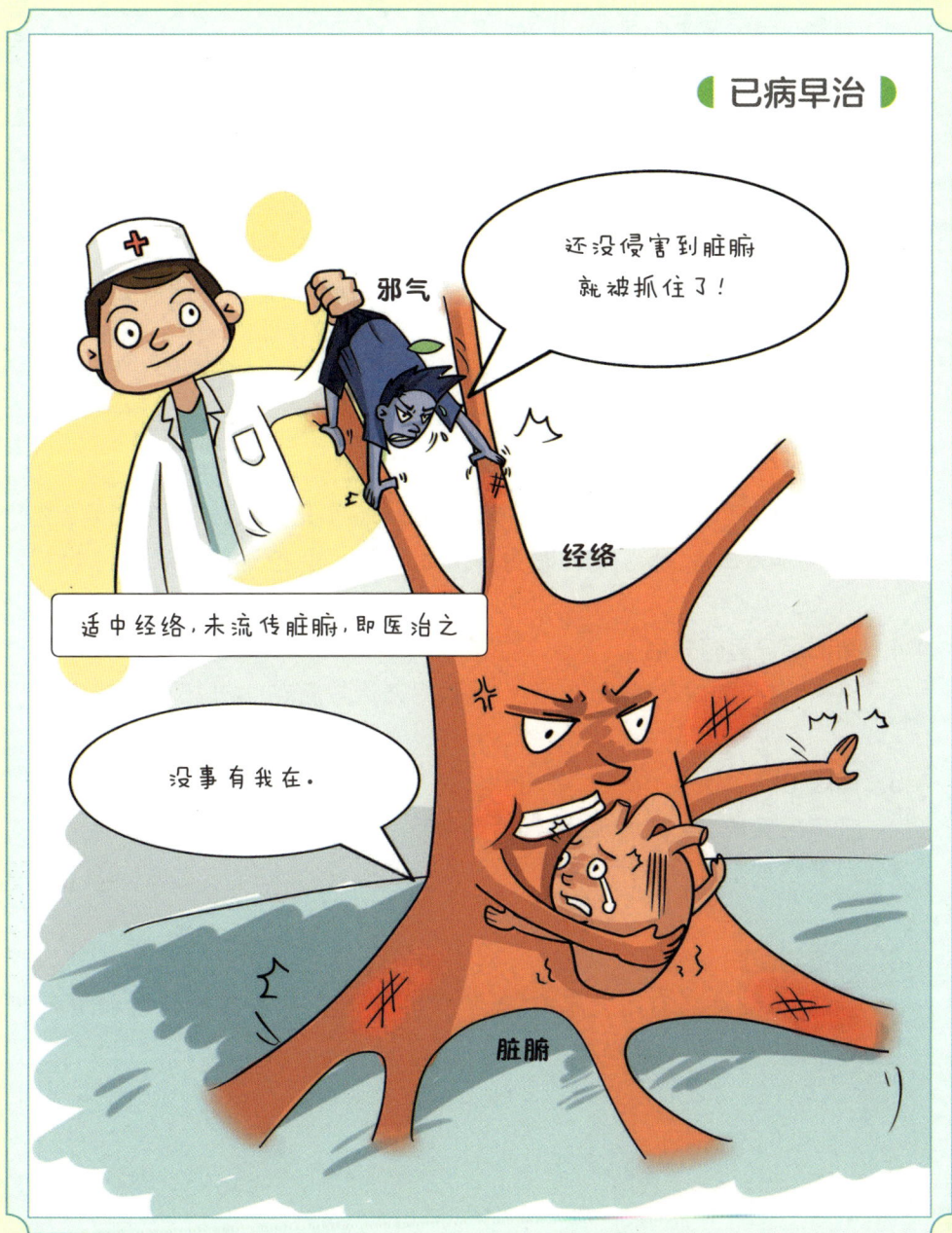

## （二）治则

### 1. 治未病

问曰：上工治未病，何也？师曰：夫治未病者，见肝之病，知肝传脾，当先实脾。四季脾王不受邪，即勿补之。(1)

若人能养慎，不令邪风干忤经络；适中经络，未流传脏腑，即医治之。(2)

### 2. 虚实异治

夫肝之病，补用酸，助用焦苦，益用甘味之药调之。酸入肝，焦苦入心，甘入脾。脾能伤肾，肾气微弱，则水不行；水不行，则心火气盛，则伤肺；肺被伤，则金气不行；金气不行，则肝气盛，则肝自愈。此治肝补脾之要妙也。肝虚则用此法，实则不在用之。

经曰："虚虚实实，补不足，损有余"，是其义也。余脏准此。(1)

### 3. 表里当分缓急

问曰：病有急当救里、救表者何谓也？师曰：病，医下之，续得下利清谷不止，身体疼痛者，急当救里；后身体疼痛，清便自调者，急当救表也。(14)

### 4. 新旧疾病宜有先后

夫病痼疾，加以卒病，当先治其卒病，后乃治其痼疾也。(15)

### 5. 审因论治

夫诸病在脏，欲攻之，当随其所得而攻之。如渴者，与猪苓汤。余皆仿此。(17)

### 6. 饮食与调护

师曰：五脏病各有所得者愈，五脏病各有所恶，各随其所不喜者为病。病者素不应食，而反暴思之，必发热也。(16)

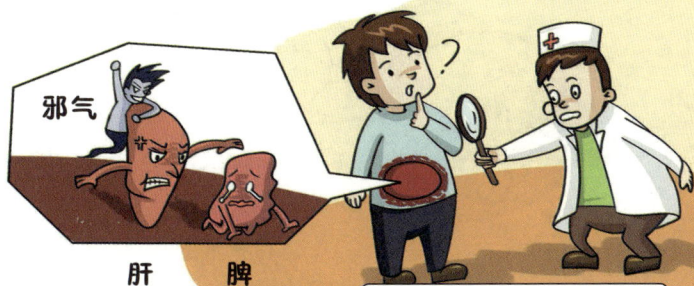

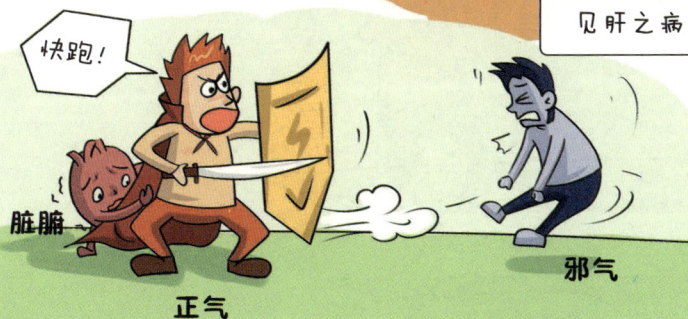

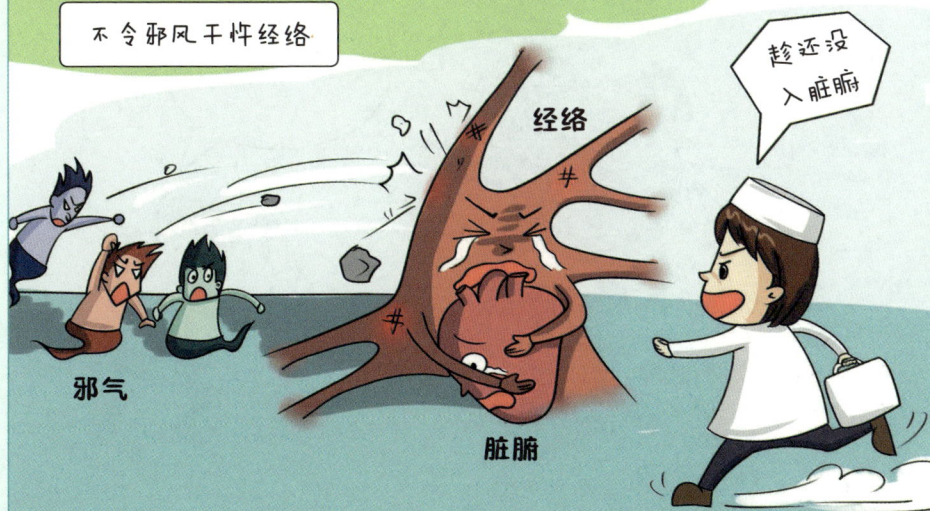

## 虚实异治

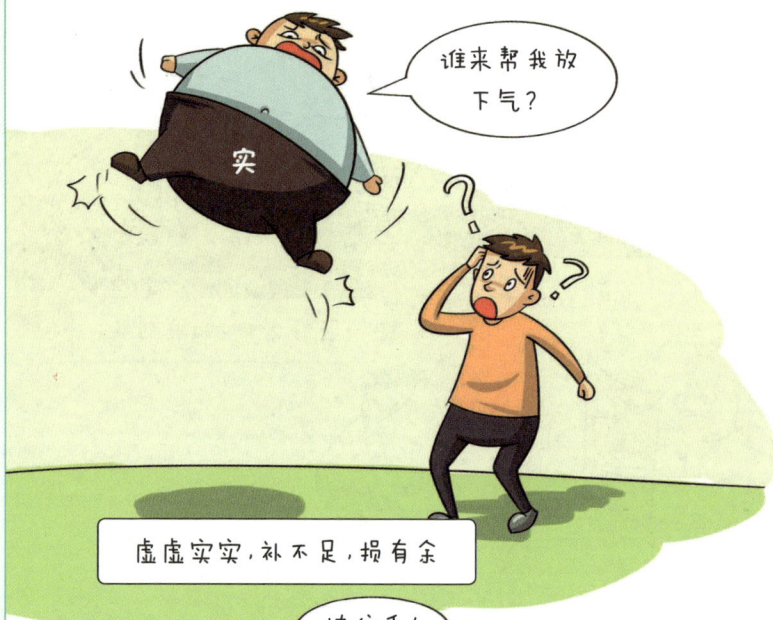

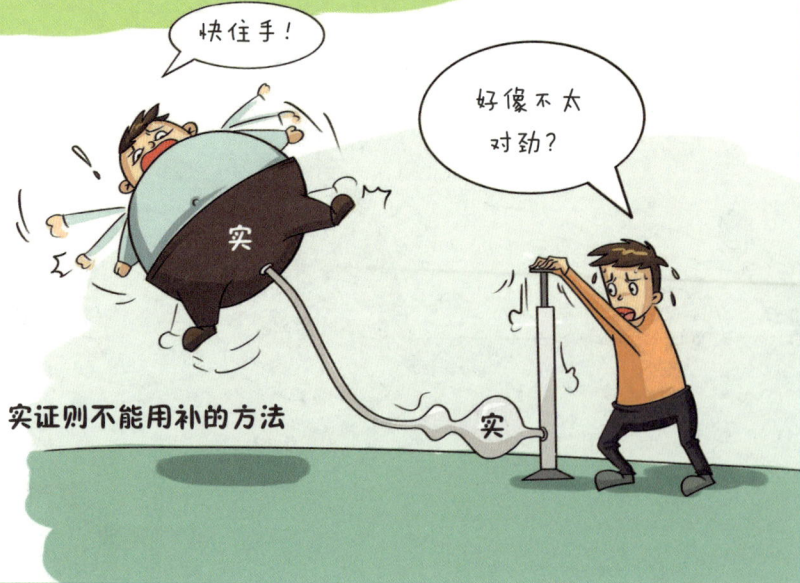

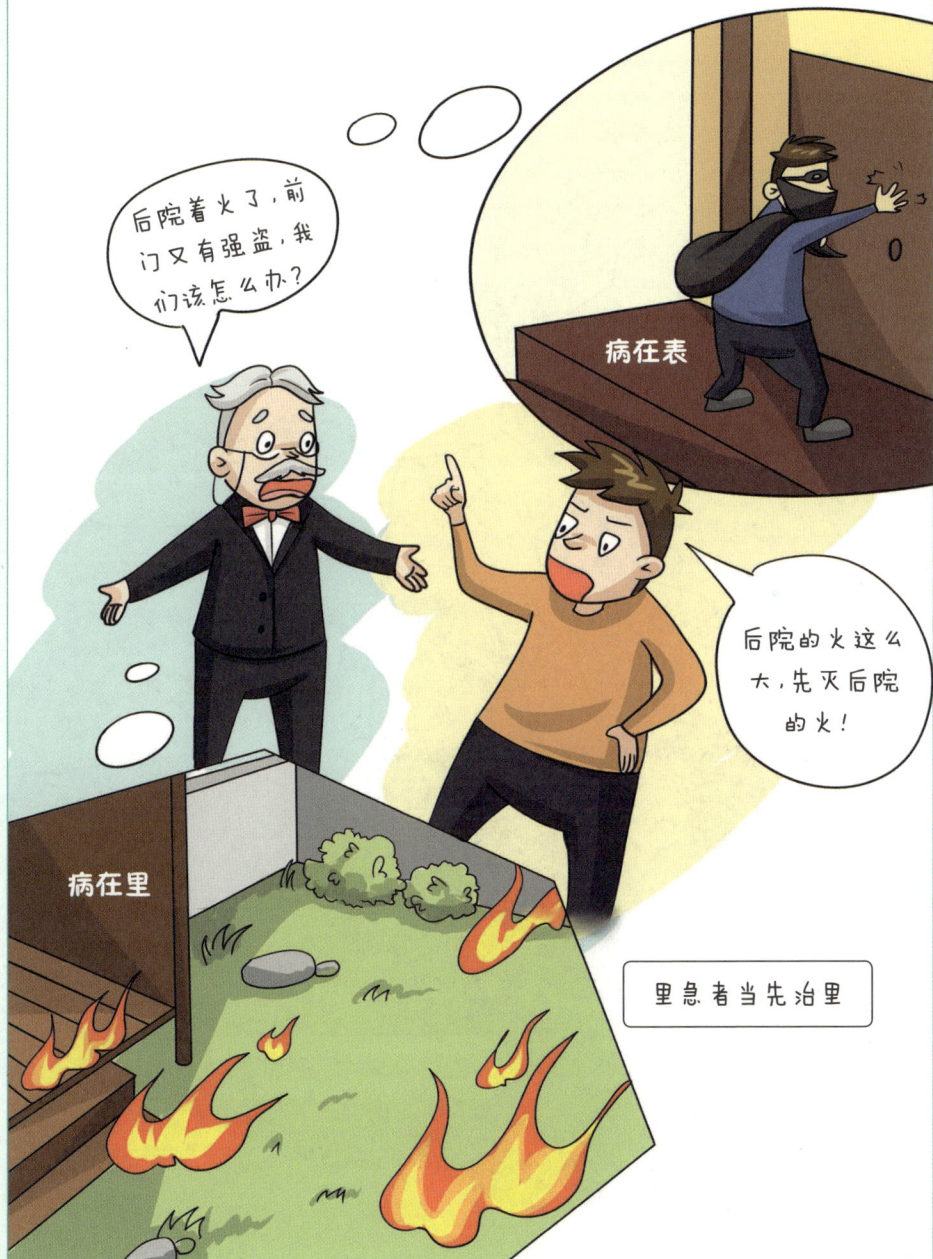

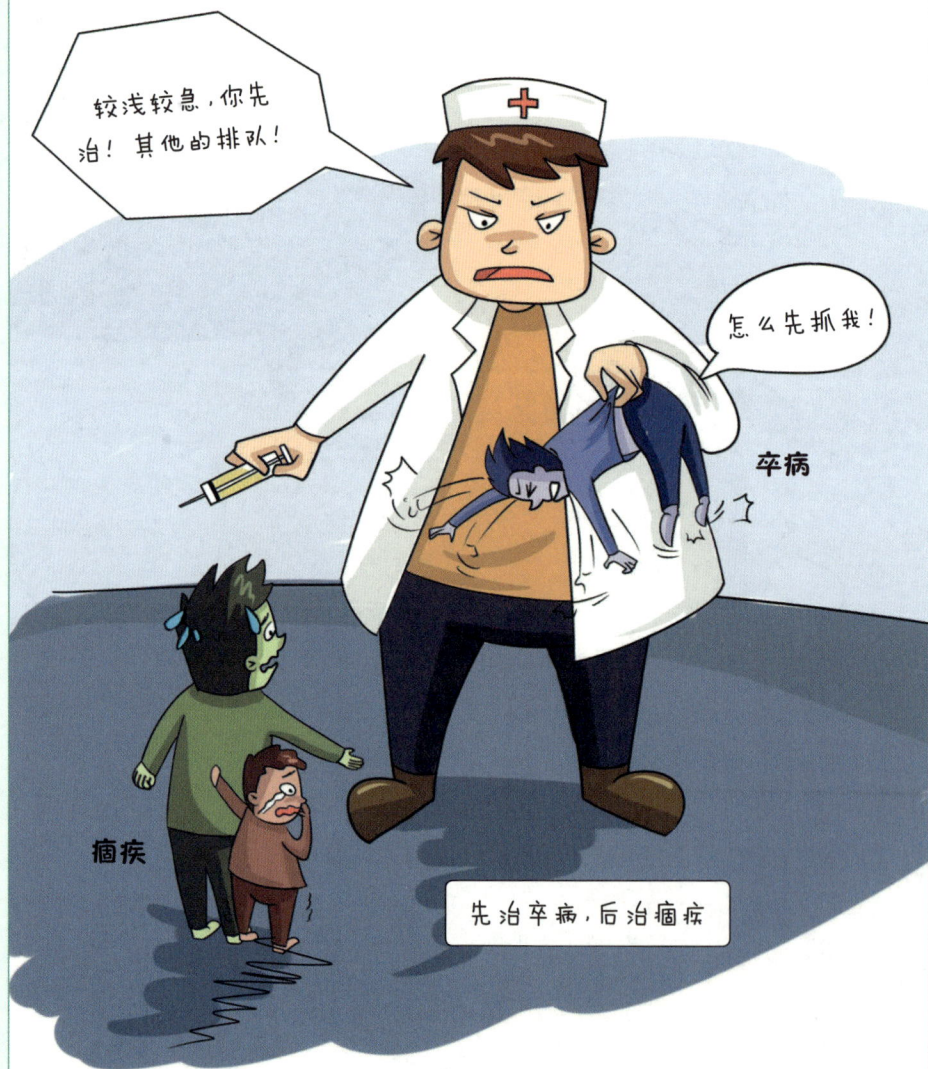

新旧疾病有先后

较浅较急，你先治！其他的排队！

怎么先抓我！

卒病

痼疾

先治卒病，后治痼疾

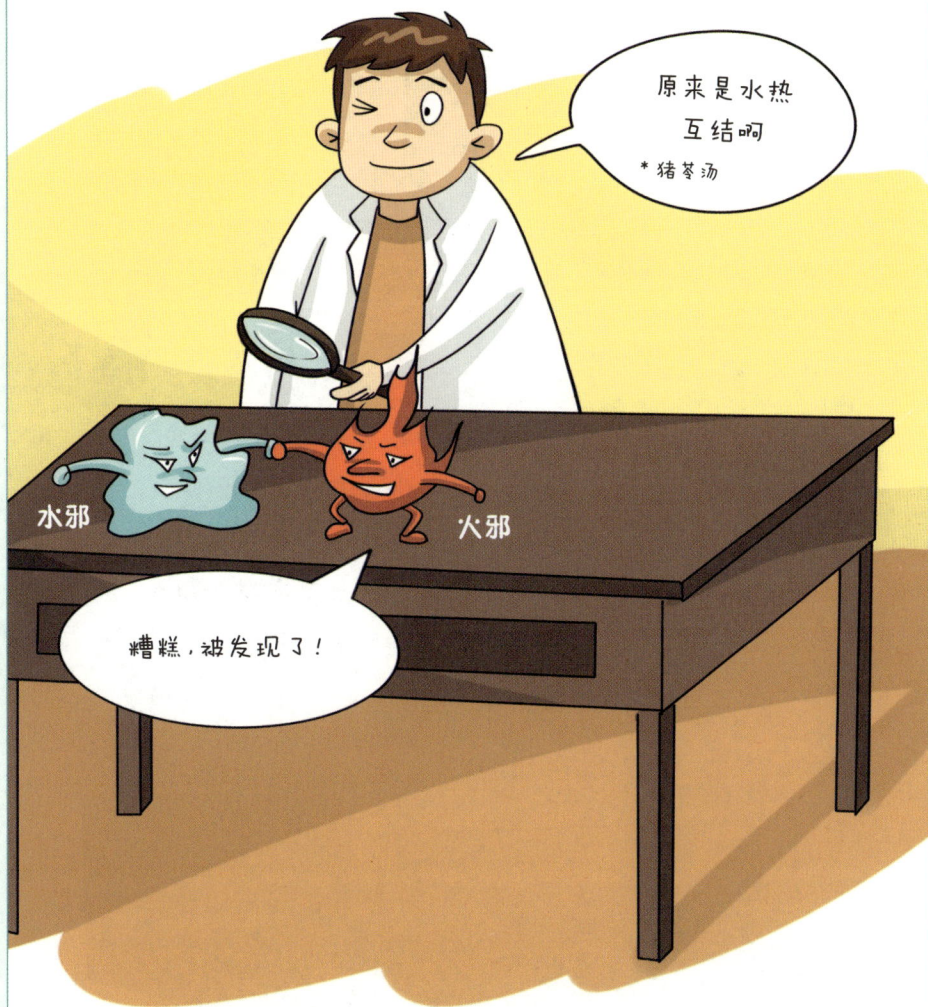

### 饮食与调护

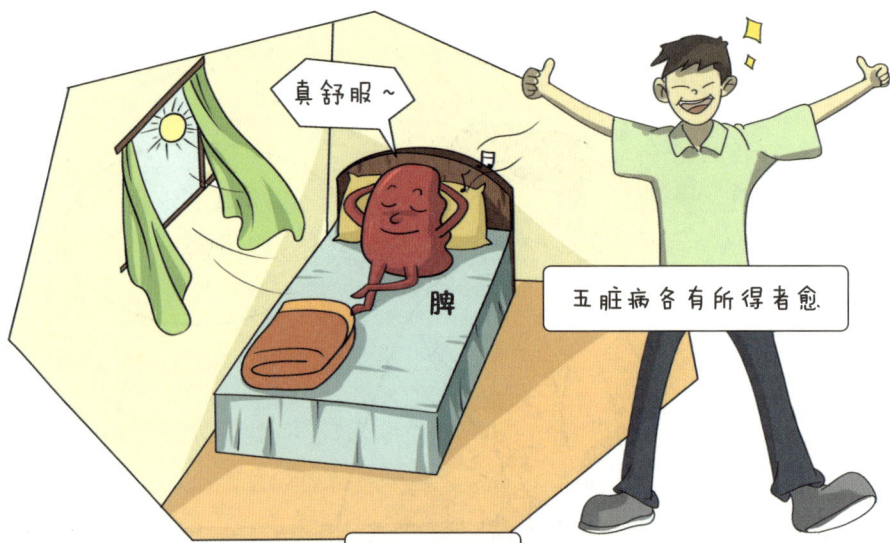

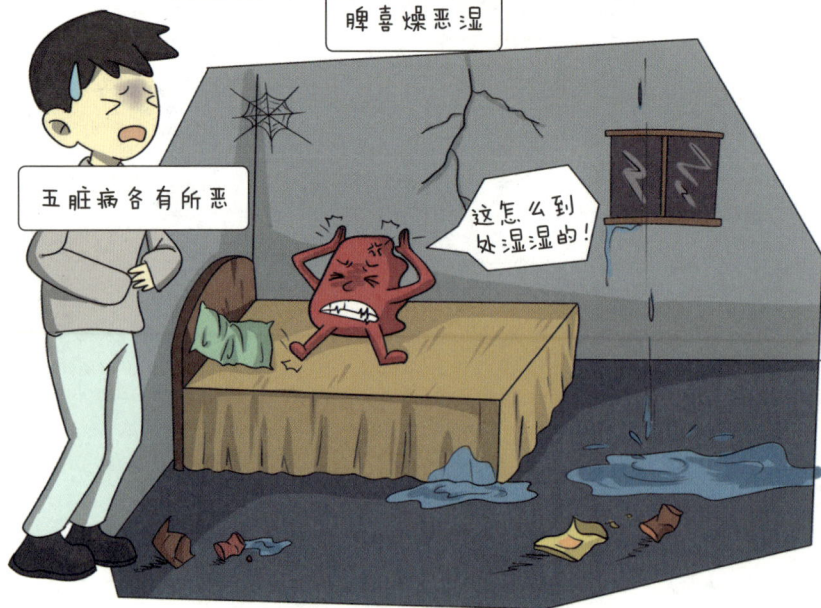

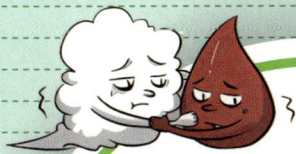

## 第二章

# 痉湿暍病脉证治

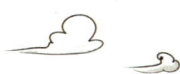

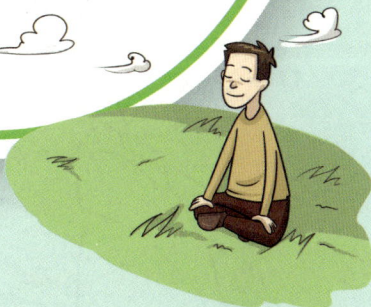

# 一、痉病

## (一) 成因

### 误治成痉

太阳病,发汗太多,因致痉。(4)

夫风病,下之则痉。复发汗,必拘急。(5)

疮家,虽身疼痛,不可发汗,汗出则痉。(6)

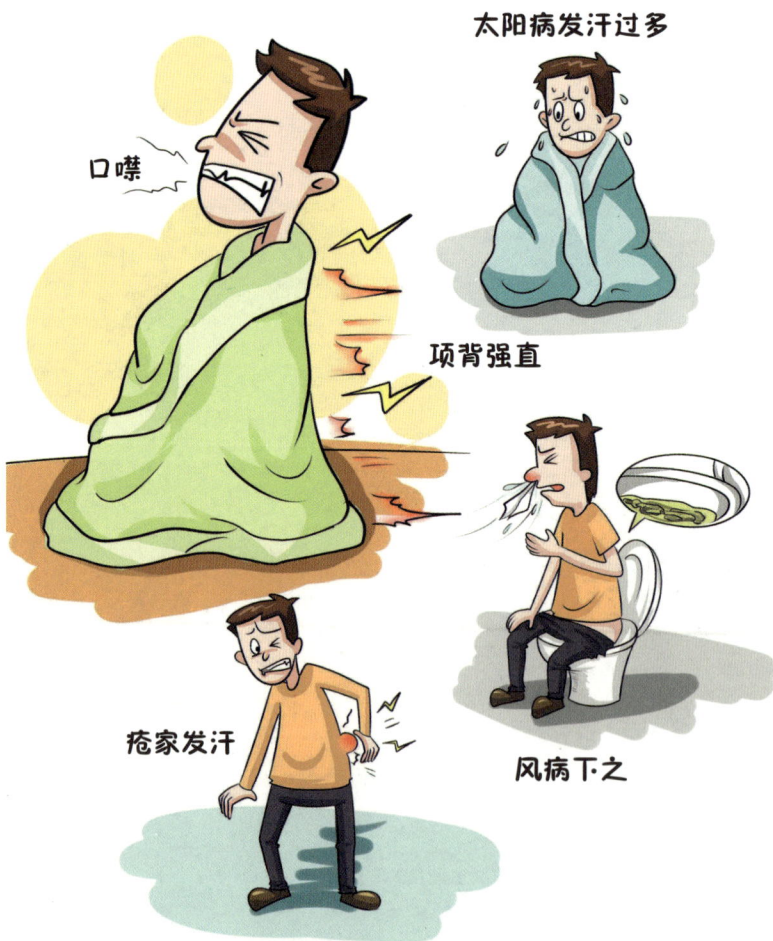

痉病成因:误治成痉

口噤

太阳病发汗过多

项背强直

疮家发汗

风病下之

## （二）证治

### 1. 表虚津伤柔痉——栝蒌桂枝汤证

太阳病，发热汗出而不恶寒，名曰柔痉。（2）

太阳病，其证备，身体强，几几然，脉反沉迟，此为痉。
栝蒌桂枝汤主之。（11）

栝蒌根二两　桂枝三两　芍药三两　甘草二两　生姜三两　大枣十二枚
上六味，以水九升，煮取三升，分温三服，取微汗。汗不出，食顷，啜热
粥发之。

### 2. 表实郁闭刚痉——葛根汤证

太阳病，发热无汗，反恶寒者，名曰刚痉。（1）

太阳病，无汗而小便反少，气上冲胸，口噤不得语，欲作刚痉。
葛根汤主之。（12）

葛根四两　麻黄三两（去节）　桂枝二两（去皮）　芍药二两　甘草二两（炙）
生姜三两　大枣十二枚
上七味，㕮咀，以水一斗，先煮麻黄、葛根，减二升，去沫，纳诸药，煮取
三升，去滓，温服一升，覆取微似汗，不须啜粥，余如桂枝汤法将息及
禁忌。

### 3. 热盛致痉——大承气汤证

痉为病（一本痉字上有刚字），胸满口噤，卧不着席，脚挛急，必齘齿，
可与大承气汤。（13）

大黄四两（酒洗）　厚朴半斤（炙，去皮）　枳实五枚（炙）　芒硝三合
上四味，以水一斗，先煮二物，取五升，去滓，纳大黄，煮取二升，去滓，
纳芒硝，更上火微一二沸，分温再服，得下止服。

# 栝蒌桂枝汤证

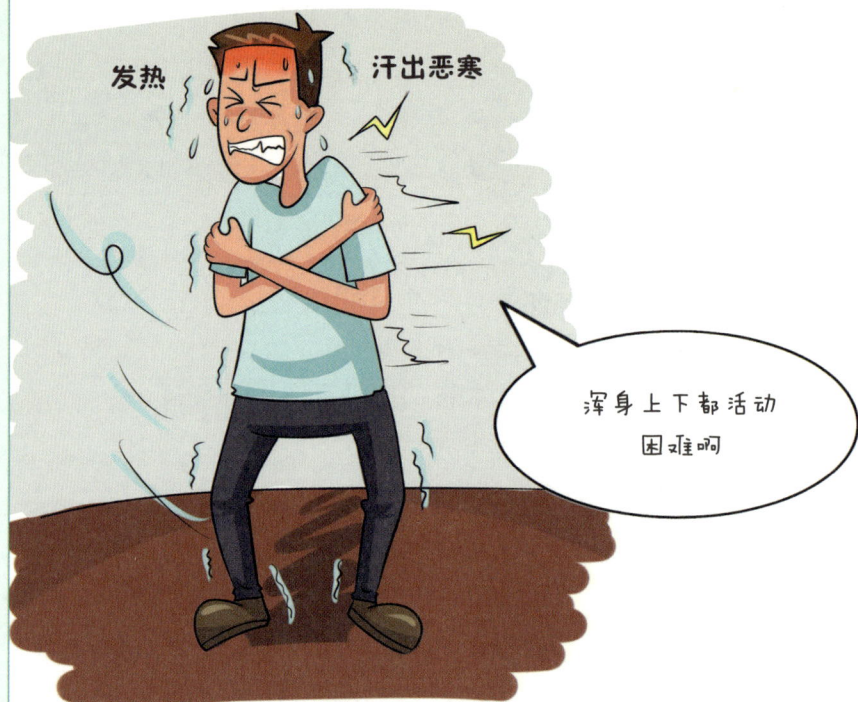

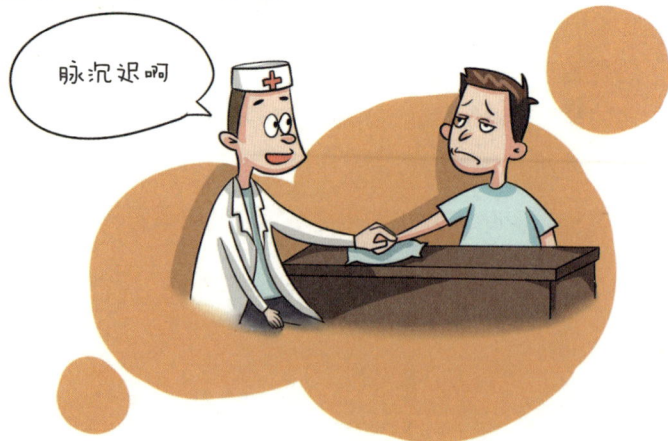

图说
**金匮要略** ● 第二章 痉湿暍病脉证治

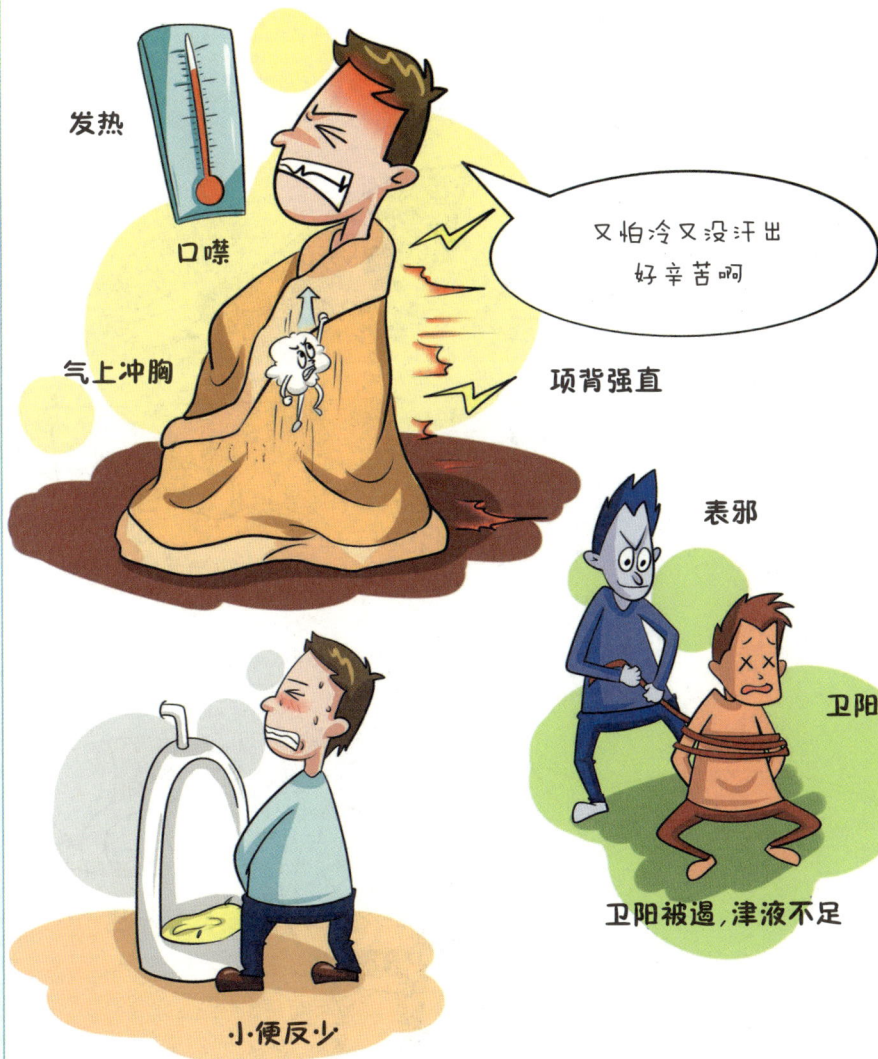

葛根汤证

发热

口噤

气上冲胸

又怕冷又没汗出
好辛苦啊

项背强直

表邪

卫阳

卫阳被遏，津液不足

小便反少

第二章　痉湿暍病脉证治

# 大承气汤证

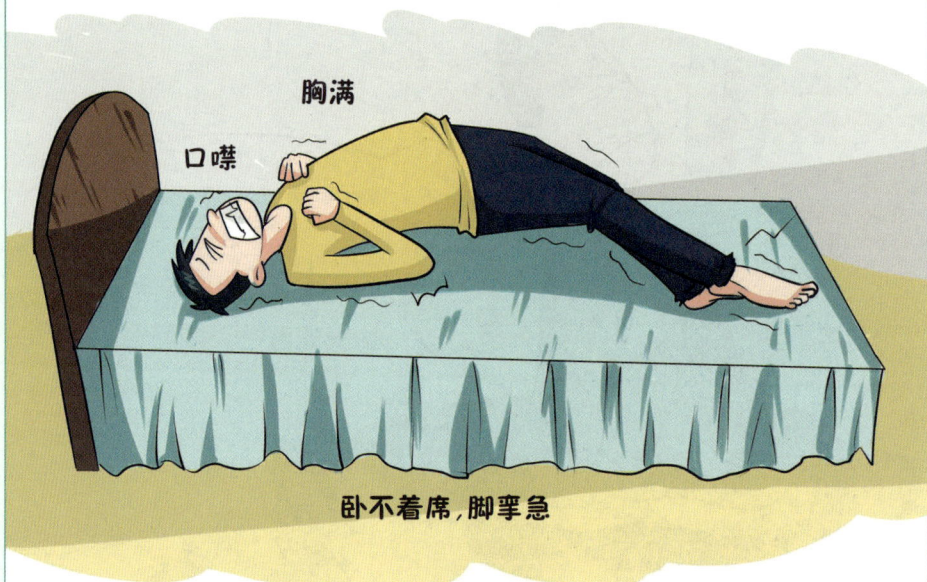

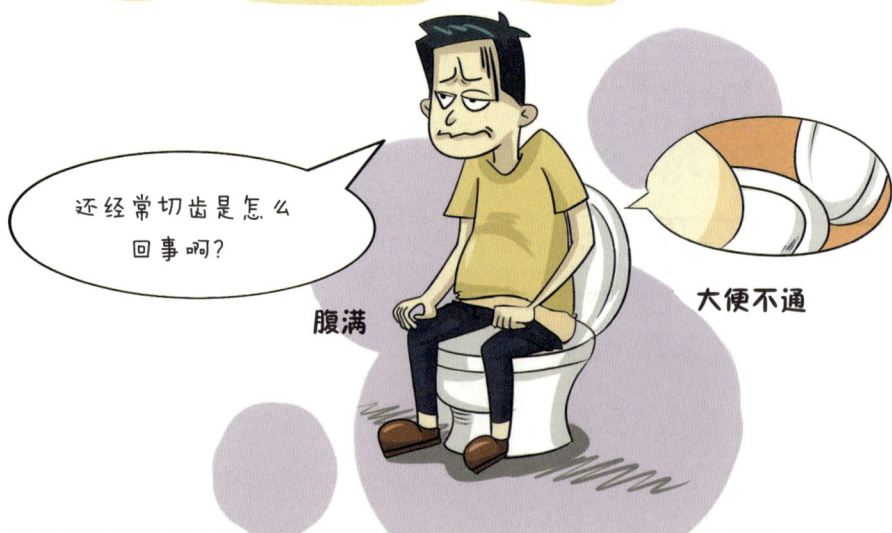

图说
**金匮要略** ● 第二章 痉湿暍病脉证治

# 二、湿病

## （一）总纲

湿家之为病，一身尽疼（一云：疼烦），发热，身色如熏黄也。(15)

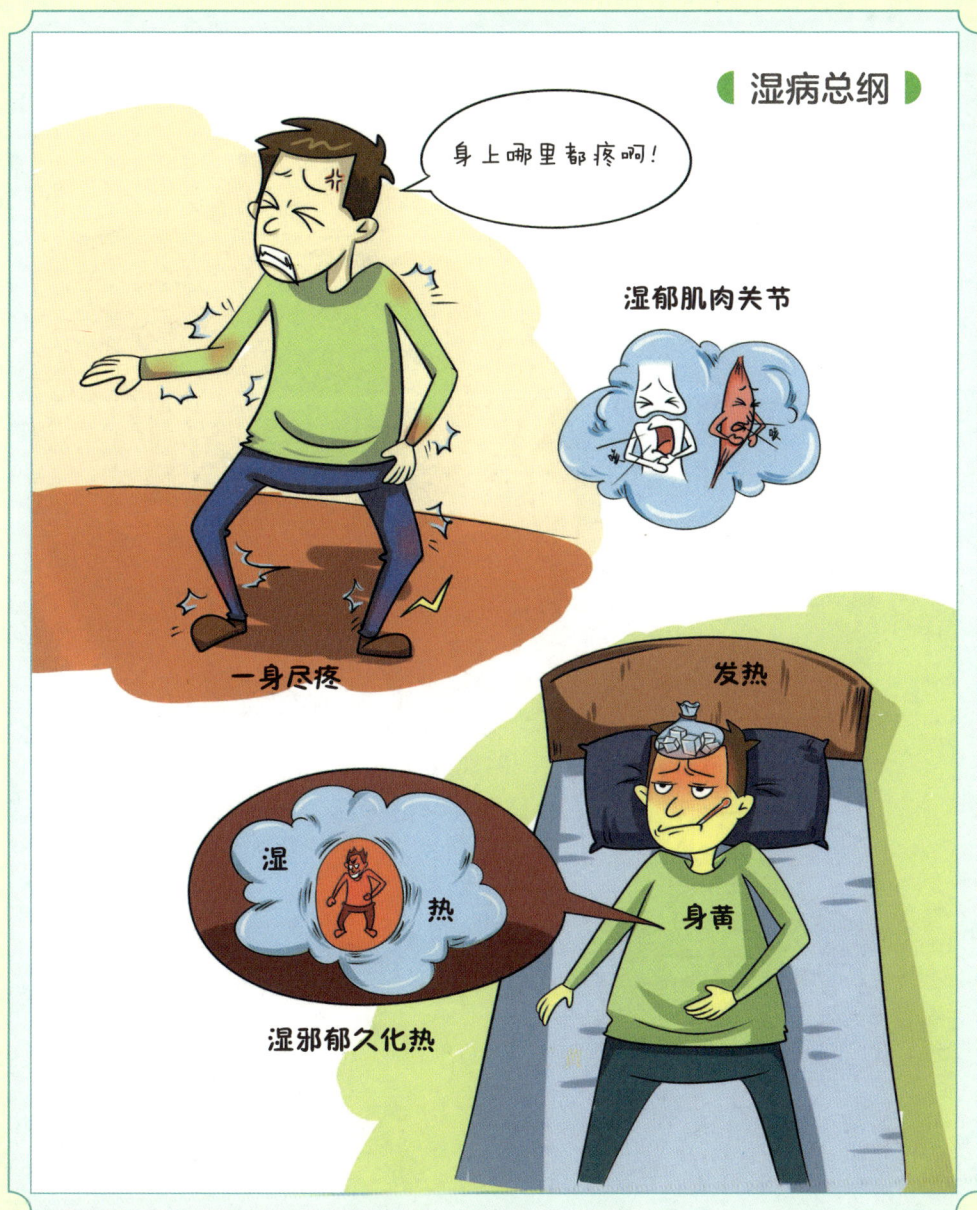

湿病总纲

身上哪里都疼啊！

湿郁肌肉关节

一身尽疼

发热

湿

热

湿邪郁久化热

身黄

## （二）治则

### 1. 微发汗

风湿相搏，一身尽疼痛，法当汗出而解，值天阴雨不止，医云：此可发汗。汗之，病不愈者，何也？盖发其汗，汗大出者，但风气去，湿气在，是故不愈也。若治风湿者，发其汗，但微微似欲出汗者，风湿俱去也。(18)

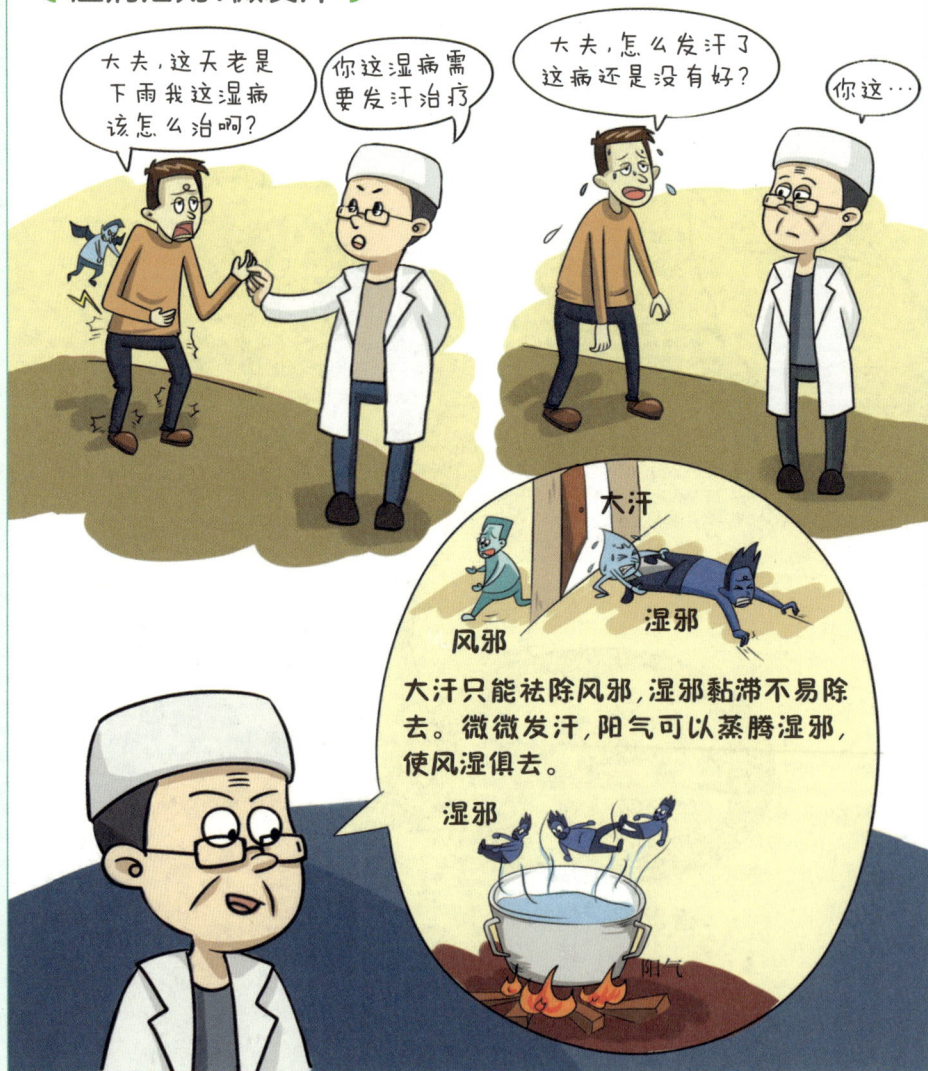

湿病治则：微发汗

图说

金匮要略 ● 第二章 痉湿暍病脉证治

## 2. 利小便

太阳病，关节疼痛而烦，脉沉而细(一作缓)者，此名湿痹(《玉函》云中湿)。
湿痹之候，小便不利，大便反快，但当利其小便。(14)

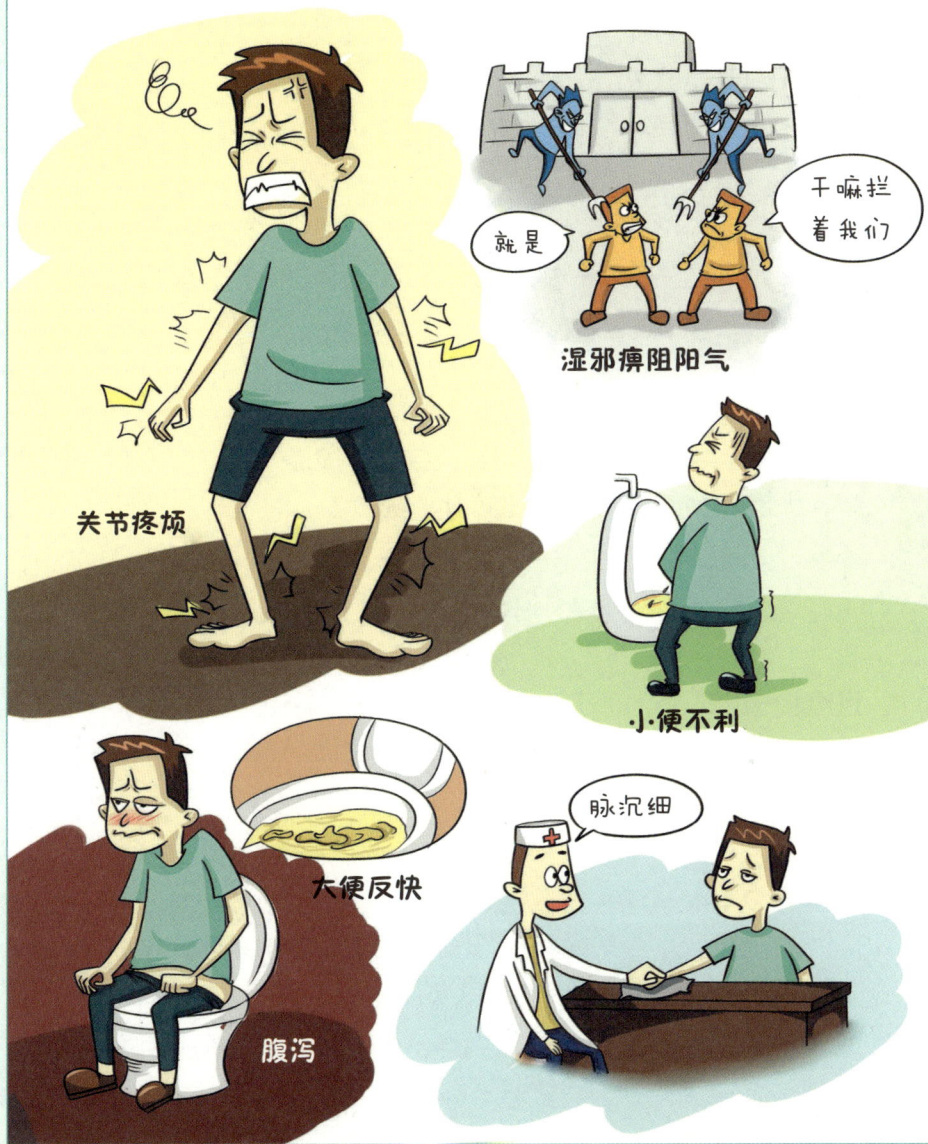

湿病治则：利小便

湿邪痹阻阳气

就是

干嘛拦着我们

关节疼烦

小便不利

大便反快

腹泻

脉沉细

## （三）证治

### 1. 头中寒湿证

湿家，病身疼发热，面黄而喘，头痛，鼻塞而烦，其脉大，自能饮食，腹中和无病，病在头中寒湿，故鼻塞，纳药鼻中则愈。（《脉经》云：病人喘。而无"湿家病"以下至"而喘"十一字。）(19)

### 2. 寒湿表实证

湿家身烦疼，可与麻黄加术汤发其汗为宜，慎不可以火攻之。(20)

麻黄三两(去节)　桂枝二两(去皮)　甘草一两(炙)　杏仁七十个(去皮尖)
白术四两
上五味，以水九升，先煮麻黄，减二升，去上沫，纳诸药，煮取二升半，去滓，温服八合，覆取微似汗。

### 3. 风湿表实证

病者一身尽疼，发热，日晡所剧者，名风湿。此病伤于汗出当风，或久伤取冷所致也。可与麻黄杏仁薏苡甘草汤。(21)

麻黄(去节)半两(汤泡)　甘草一两(炙)　薏苡仁半两　杏仁十个(去皮尖，炒)
上锉麻豆大，每服四钱匕，水盏半，煮八分，去滓，温服，有微汗，避风。

### 4. 风湿兼气虚证

风湿，脉浮身重，汗出恶风者，防己黄芪汤主之。(22)

防己一两　甘草半两(炒)　白术七钱半　黄芪一两一分(去芦)
上锉麻豆大，每抄五钱匕，生姜四片，大枣一枚，水盏半，煎八分，去滓，温服，良久再服。喘者，加麻黄半两；胃中不和者，加芍药三分；气上冲者，加桂枝三分；下有陈寒者，加细辛三分。服后当如虫行皮中，从腰下如冰，后坐被上，又以一被绕腰以下，温令微汗，瘥。

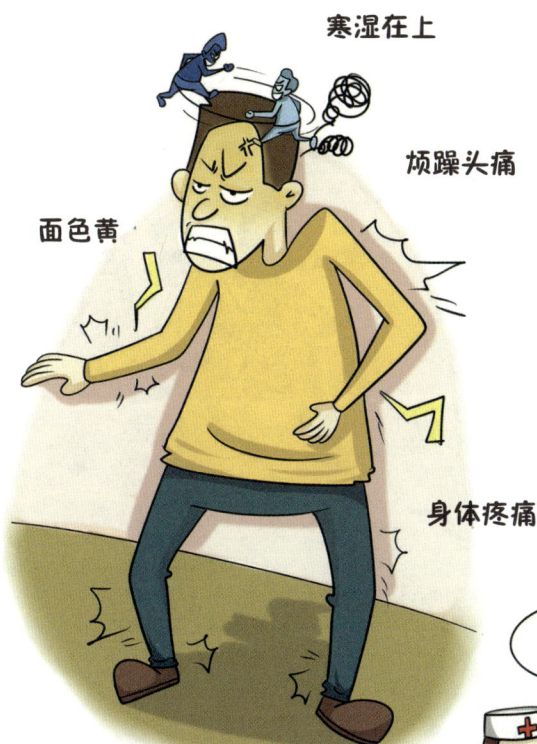

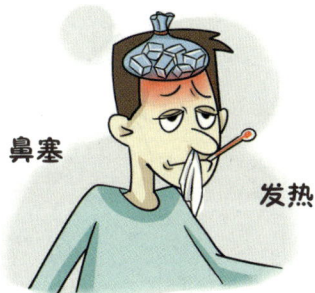

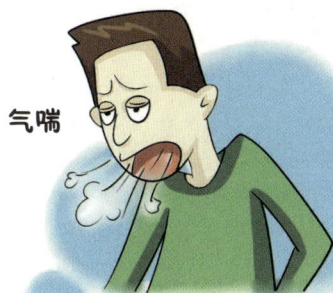

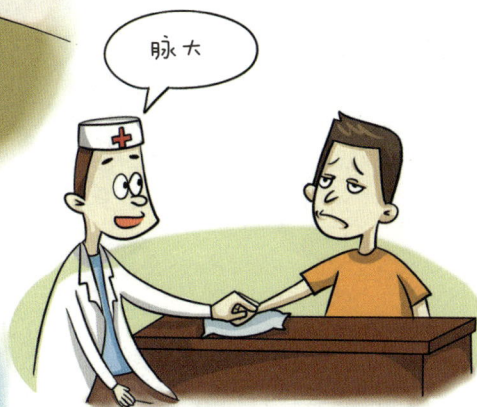

头中寒湿证

寒湿在上

烦躁头痛

面色黄

鼻塞

发热

身体疼痛

脉大

气喘

第二章 痉湿暍病脉证治

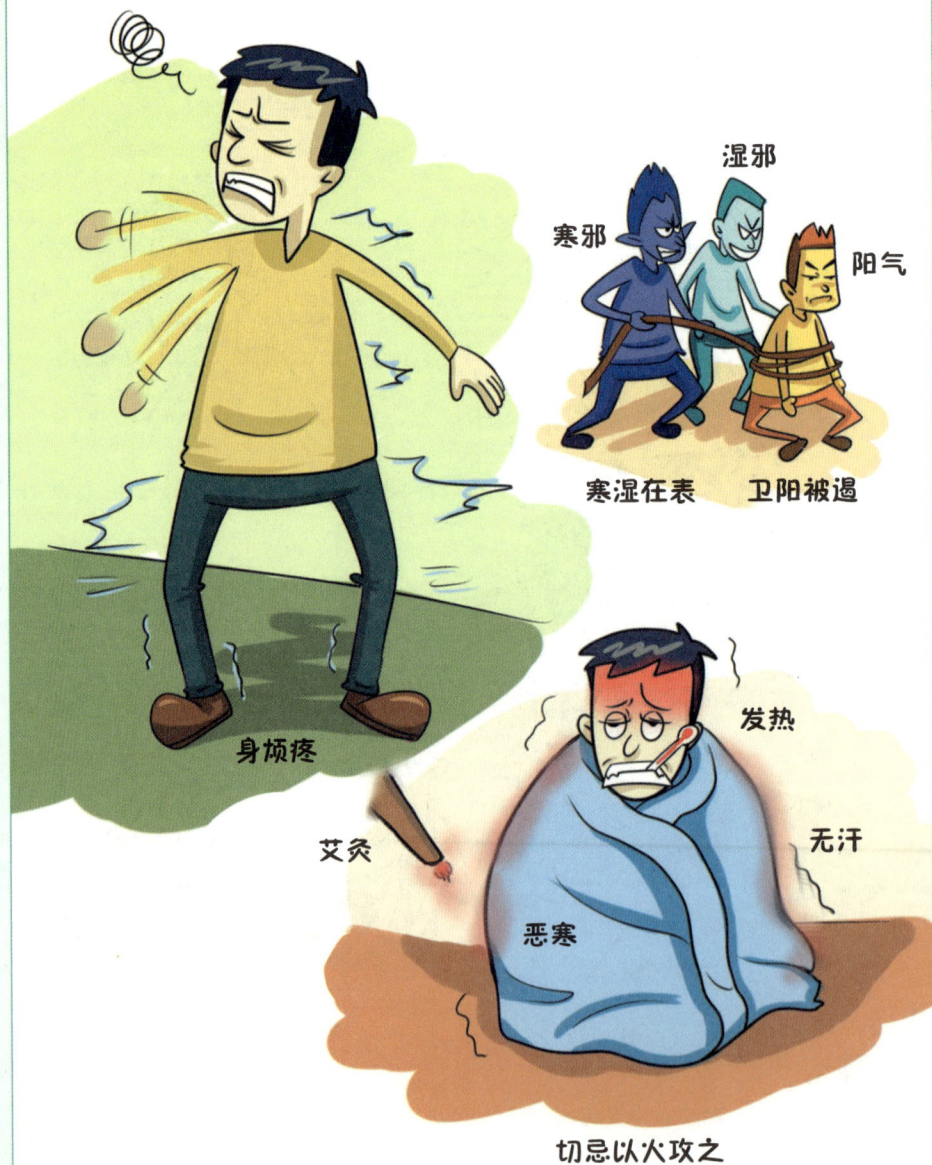

麻黄加术汤证

寒邪　湿邪　阳气

寒湿在表　卫阳被遏

身烦疼

艾灸

发热

无汗

恶寒

切忌以火攻之

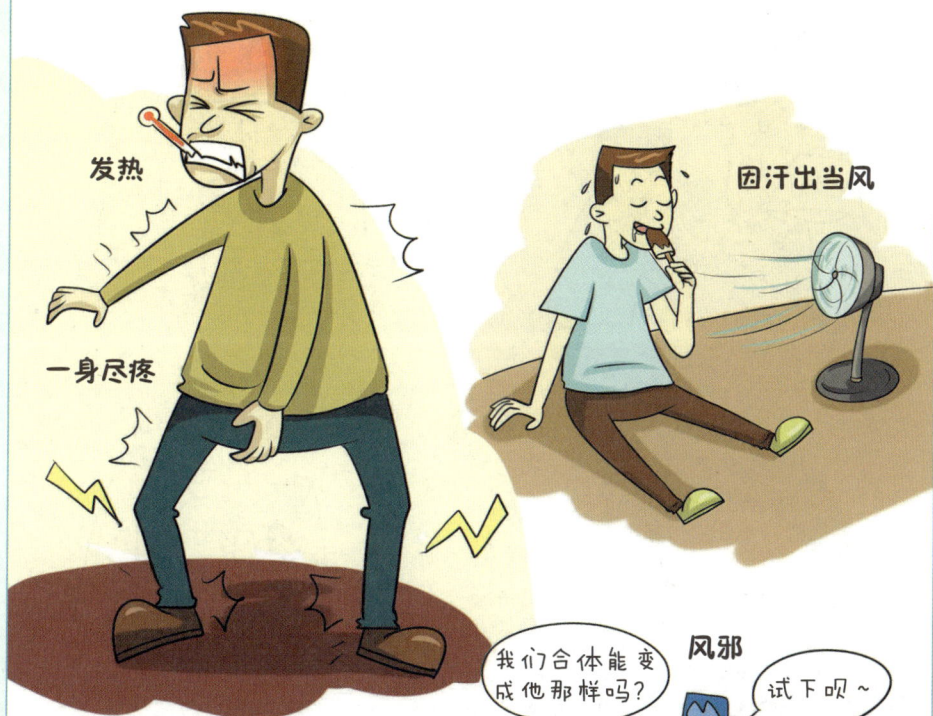

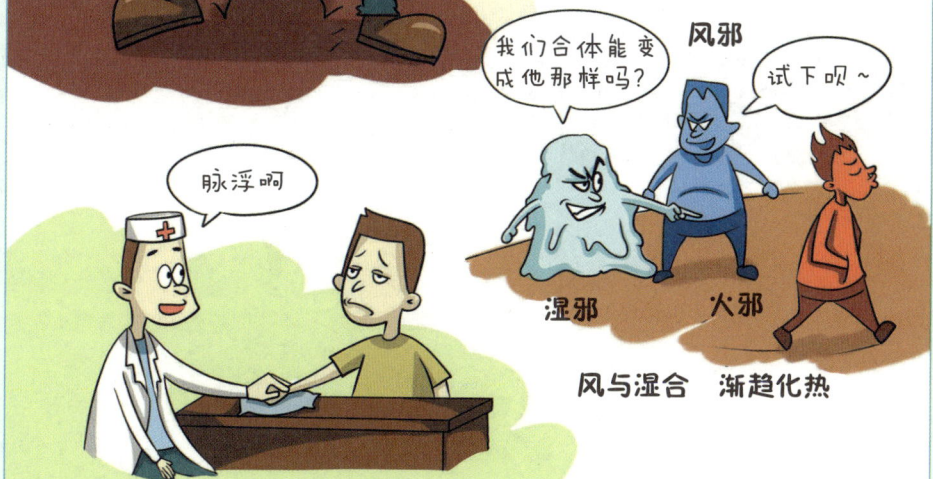

29

● 第二章 痉湿暍病脉证治

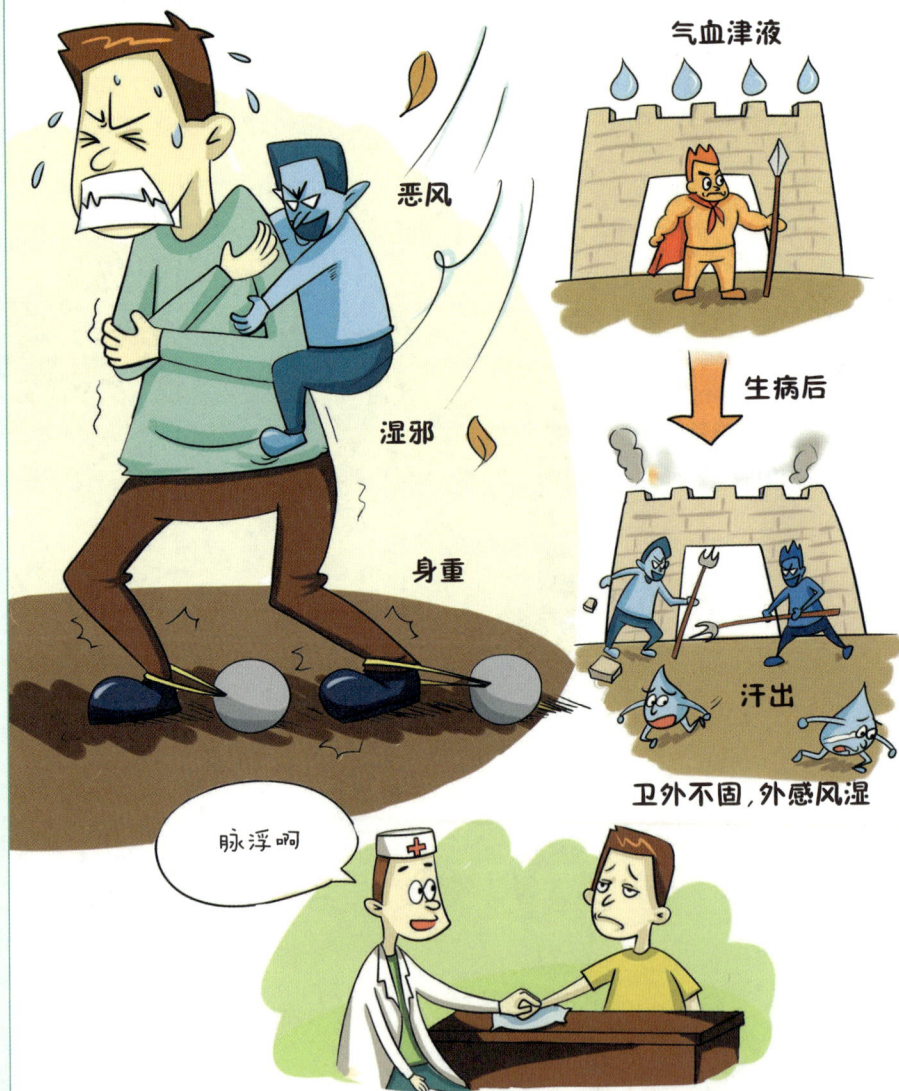

防己黄芪汤证

气血津液

恶风

湿邪

身重

生病后

汗出

卫外不固，外感风湿

脉浮啊

## 5. 风湿兼阳虚证——桂枝附子汤、白术附子汤证

伤寒八九日，风湿相搏，身体疼烦，不能自转侧，不呕，不渴，脉浮虚而涩者，桂枝附子汤主之。若大便坚，小便自利者，去桂加白术汤主之。(23)

**桂枝附子汤方**

桂枝四两(去皮)　生姜三两(切)　附子三枚(炮去皮,破八片)　甘草二两(炙)

大枣十二枚(擘)

上五味，以水六升，煮取二升，去滓，分温三服。

**白术附子汤方**

白术二两　附子一枚半(炮,去皮)　甘草一两(炙)　生姜一两半(切)　大枣六枚

上五味，以水三升，煮取一升，去滓，分温三服。一服觉身痹，半日许再服，三服都尽，其人如冒状，勿怪，即是术附并走皮中，逐水气，未得除故耳。

## 6. 风湿表里阳气俱虚证——甘草附子汤证

风湿相搏，骨节疼烦，掣痛不得屈伸，近之则痛剧，汗出短气，小便不利，恶风，不欲去衣，或身微肿者，甘草附子汤主之。(24)

甘草二两(炙)　白术二两　附子二枚(炮,去皮)　桂枝四两(去皮)

上四味，以水六升，煮取三升，去滓，温服一升，日三服，初服得微汗则解，能食，汗出复烦者，服五合。恐一升多者，服六、七合为妙。

桂枝附子汤证

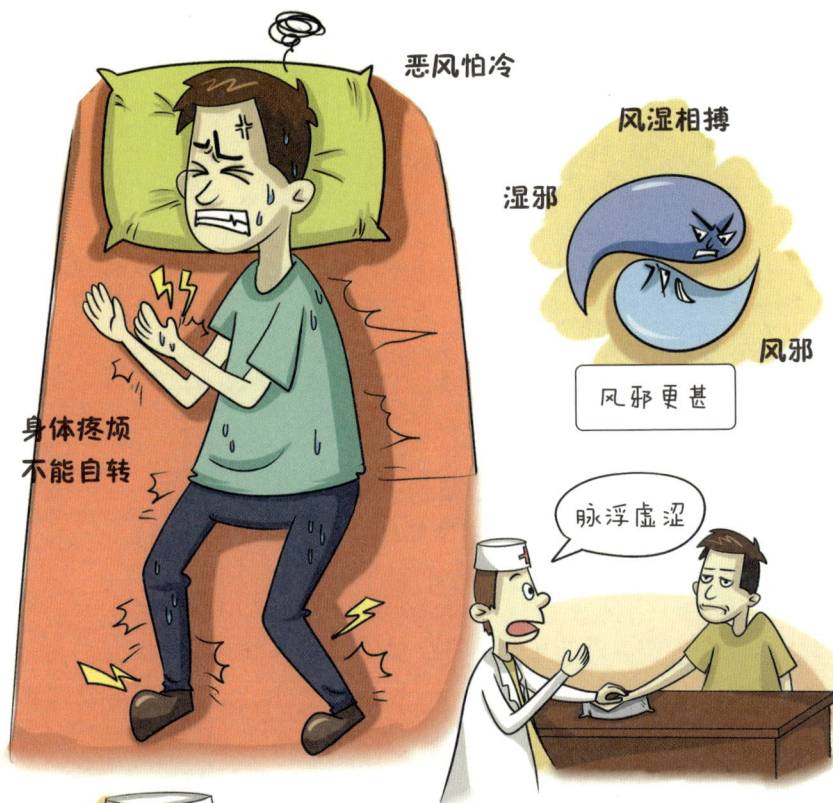

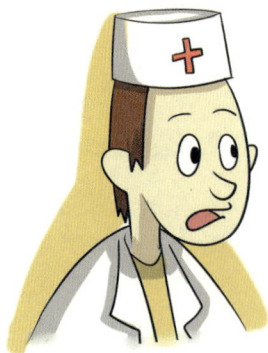

恶风怕冷

风湿相搏

湿邪

风邪

风邪更甚

身体疼烦
不能自转

脉浮虚涩

若大便坚，小便自利者，此
乃外在风邪微，湿邪甚于
里也，去桂加术汤主之

湿邪重，风邪轻

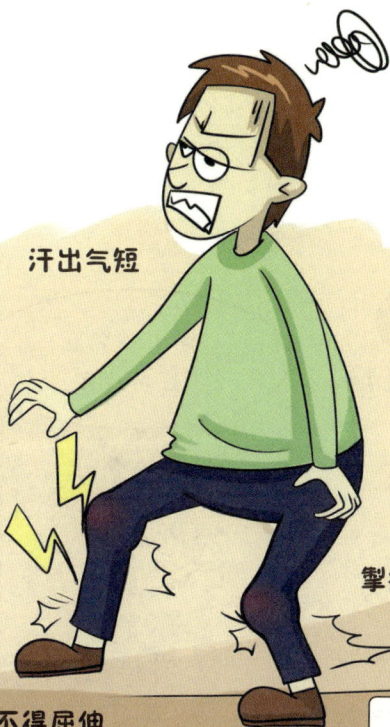
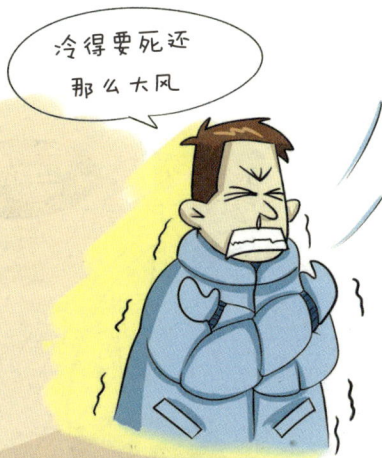
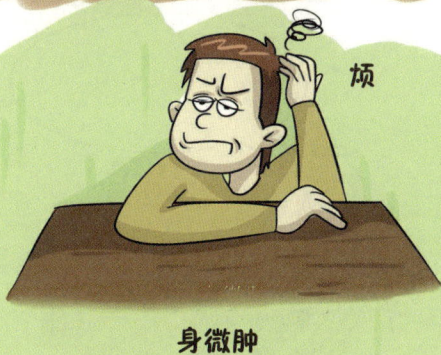
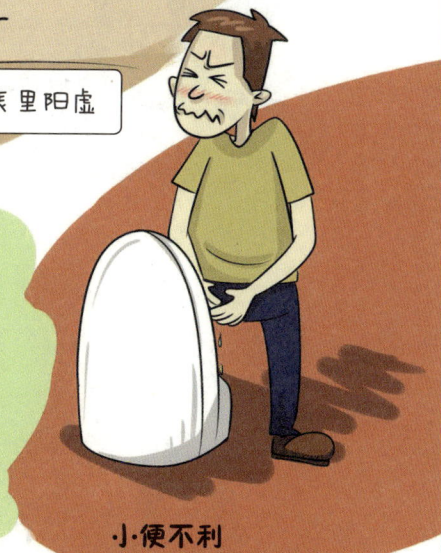

# 三、暍病

## (一) 总纲

太阳中暍,发热恶寒,身重而疼痛,其脉弦细芤迟。小便已,洒洒然毛耸,手足逆冷,小有劳,身即热,口开,前板齿燥。若发其汗,则其恶寒甚;加温针,则发热甚;数下之,则淋甚。(25)

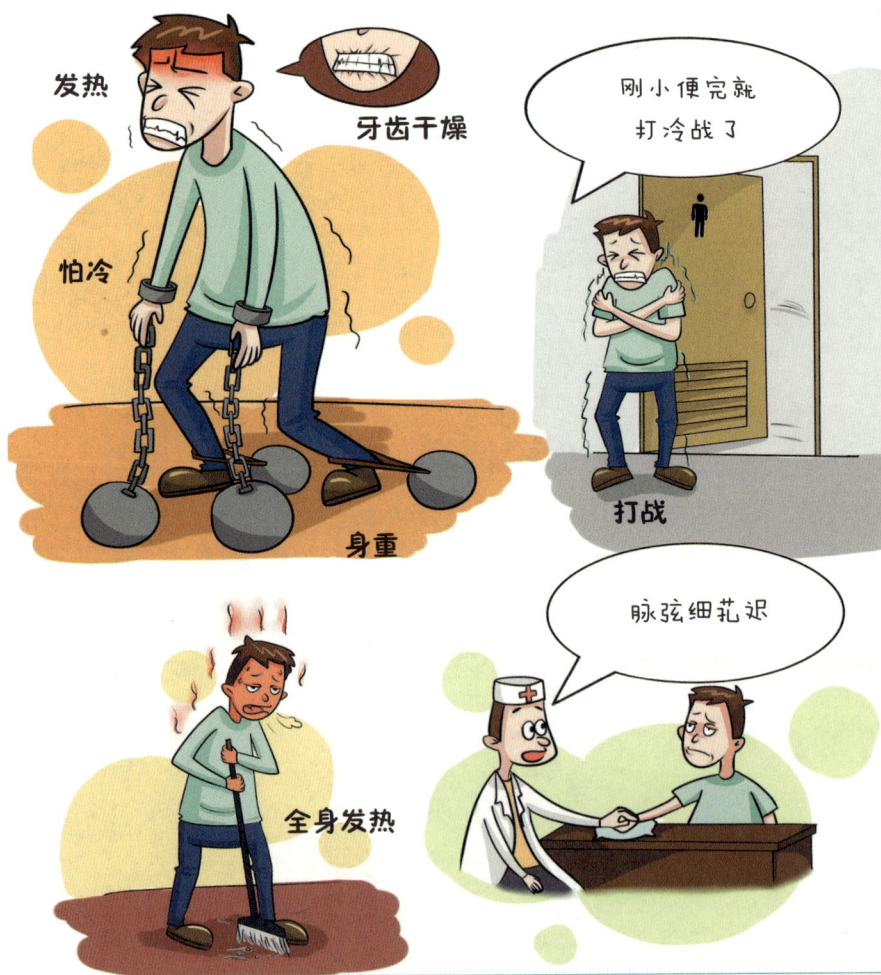

## （二）证治

**暑热耗气伤津——白虎加人参汤证**

太阳中热者,暍是也。汗出恶寒,身热而渴,白虎加人参汤主之。(26)

知母六两　石膏一斤(碎)　甘草二两　粳米六合　人参三两

上五味,以水一斗,煮米熟汤成,去滓,温服一升,日三服。

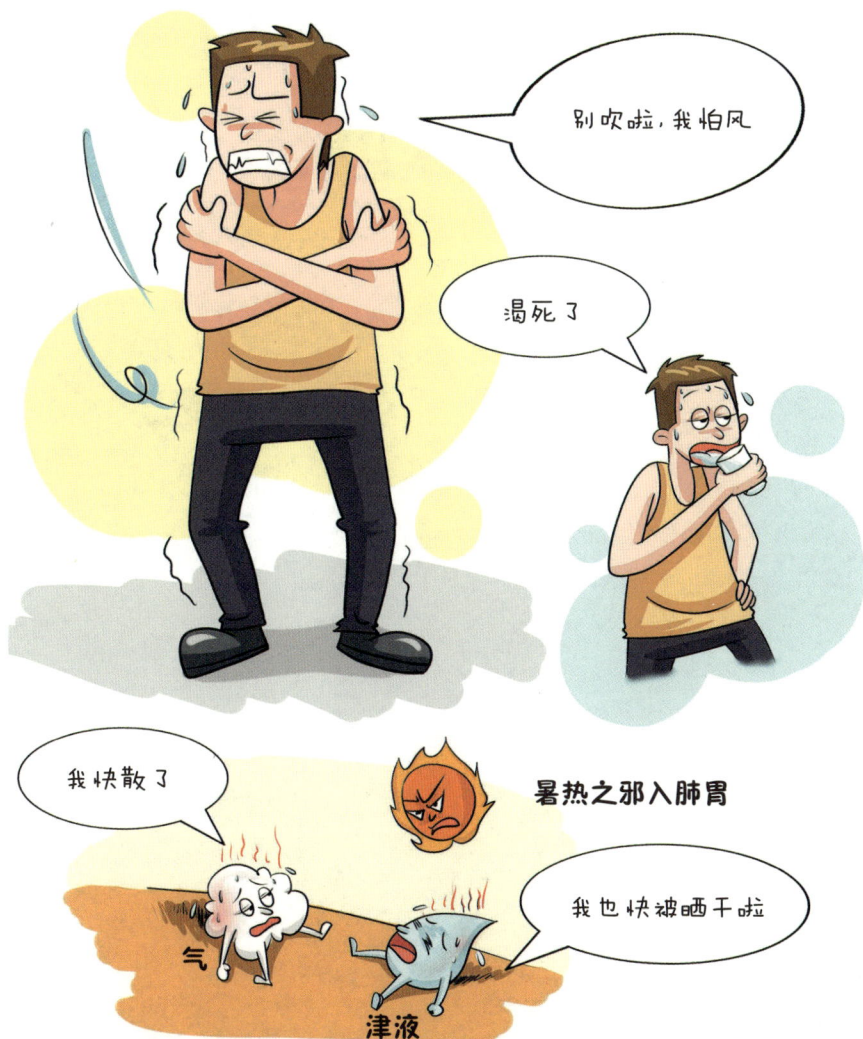

白虎加人参汤证

别吹啦,我怕风

渴死了

我快散了

气

暑热之邪入肺胃

我也快被晒干啦

津液

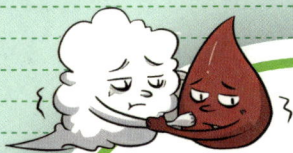

# 百合狐惑阴阳毒病脉证治

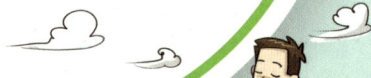

# 一、百合病

## （一）总纲

论曰：百合病者，百脉一宗，悉致其病也。意欲食，复不能食，常默默，欲卧不能卧，欲行不能行，饮食或有美时，或有不用闻食臭时，如寒无寒，如热无热，口苦，小便赤，诸药不能治，得药则剧吐利，如有神灵者，身形如和，其脉微数。(1)

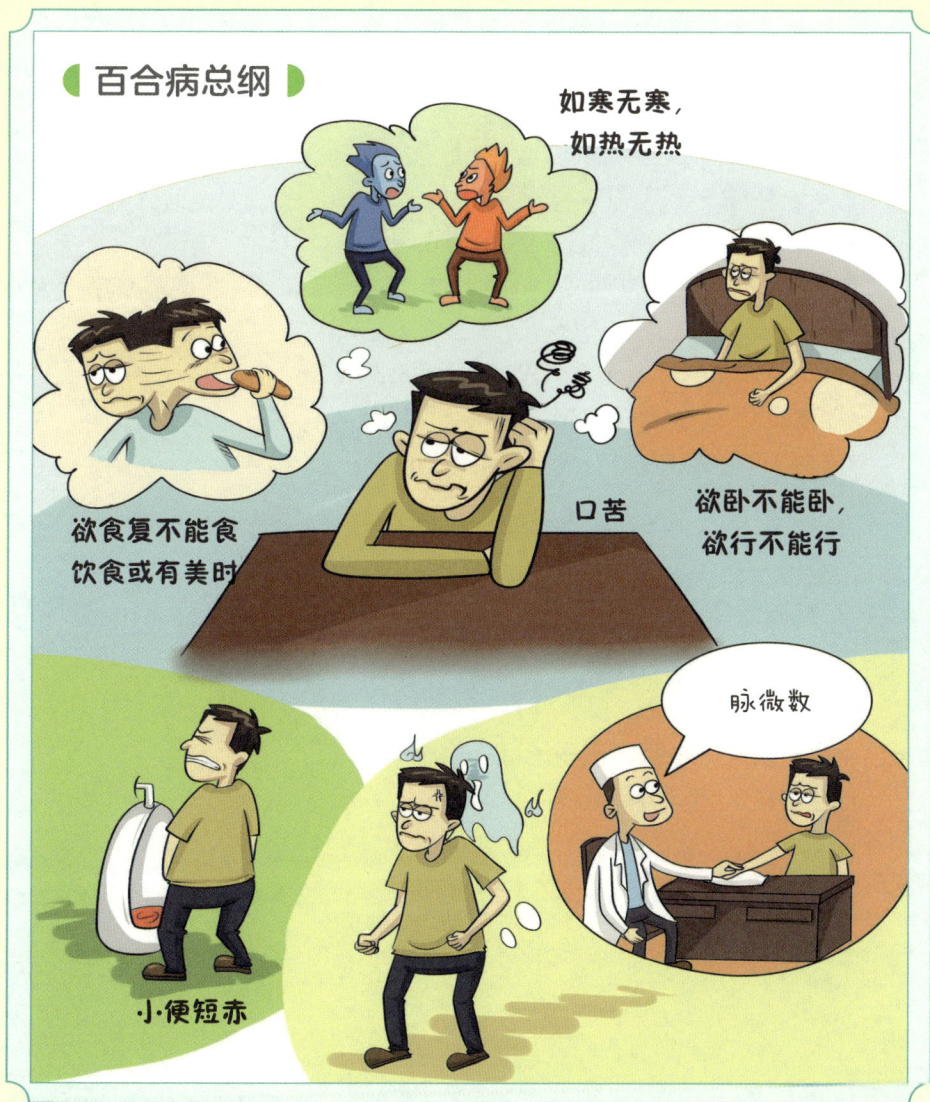

百合病总纲

如寒无寒，如热无热

欲食复不能食
饮食或有美时

口苦

欲卧不能卧，欲行不能行

小便短赤

脉微数

## （二）证治

### 1. 百合病主方——百合地黄汤证

百合病,不经吐、下、发汗,病形如初者,百合地黄汤主之。(5)

百合七枚(擘) 生地黄汁一升

上以水洗百合,渍一宿,当白沫出,去其水,更以泉水二升,煎取一升,去滓,纳地黄汁,煎取一升五合,分温再服。中病勿更服,大便常如漆。

### 2. 百合病误汗——百合知母汤证

百合病,发汗后者,百合知母汤主之。(2)

百合七枚(擘) 知母三两(切)

上先以水洗百合,渍一宿,当白沫出,去其水,更以泉水二升,煎取一升,去滓;别以泉水二升煎知母,取一升,去滓,后合和,煎取一升五合,分温再服。

### 3. 百合病误下——滑石代赭汤证

百合病,下之后者,滑石代赭汤主之。(3)

百合七枚(擘) 滑石三两(碎,绵裹) 代赭石如弹丸大一枚(碎,绵裹)

上先以水洗百合,渍一宿,当白沫出,去其水,更以泉水二升,煎取一升,去滓;别以泉水二升煎滑石、代赭,取一升,去滓,后合和重煎,取一升五合,分温服。

### 4. 百合病误吐——百合鸡子汤证

百合病,吐之后者,用后方主之。(4)

百合七枚(擘) 鸡子黄一枚

上先以水洗百合,渍一宿,当白沫出,去其水,更以泉水二升,煎取一升,去滓,纳鸡子黄,搅匀,煎五分,温服。

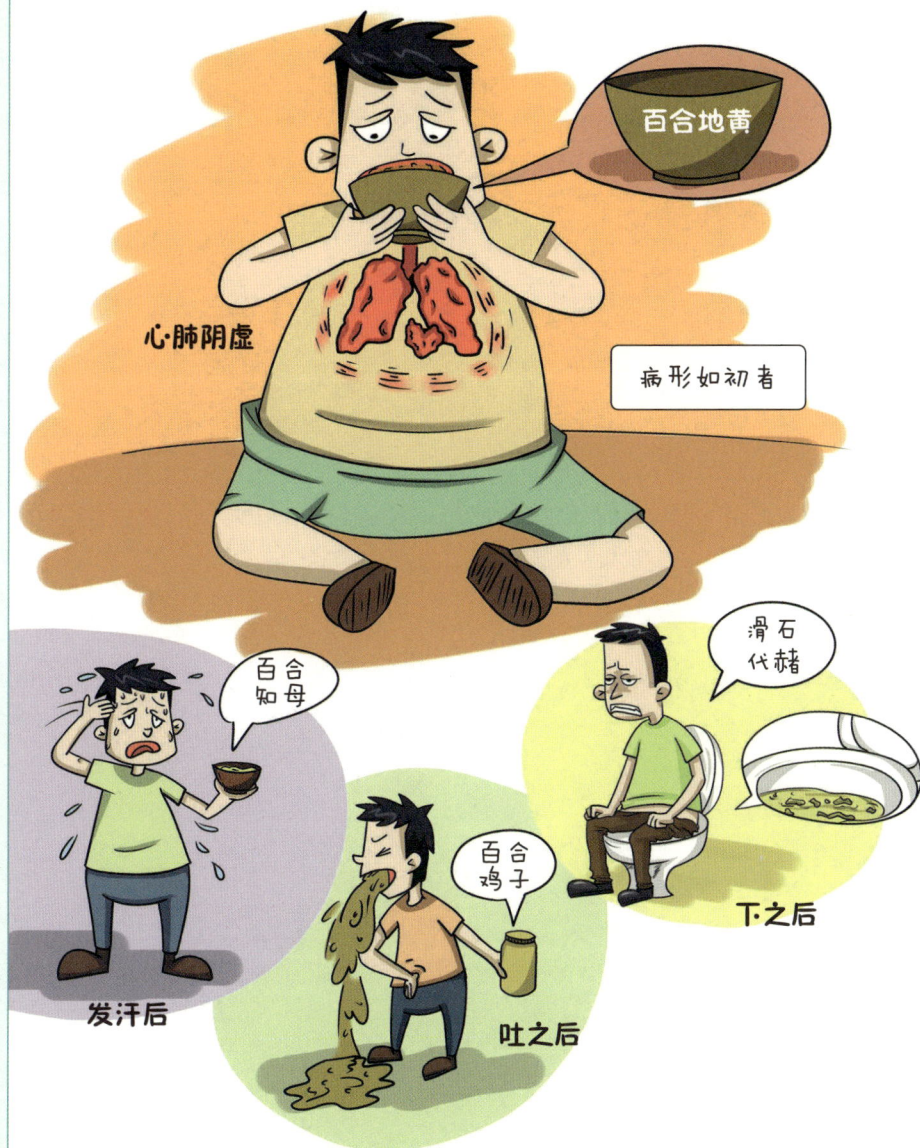

百合病主方变方

心·肺阴虚

百合地黄

病形如初者

百合知母

发汗后

百合鸡子

吐之后

滑石代赭

下之后

第三章　百合狐惑阴阳毒病脉证治

## 5. 百合病变渴——百合洗方、栝蒌牡蛎散证

百合病，一月不解，变成渴者，百合洗方主之。(6)

上以百合一升，以水一斗渍之一宿，以洗身，洗已，食煮饼，勿以盐豉也。

百合病，渴不瘥者，栝蒌牡蛎散主之。(7)

栝蒌根　　牡蛎熬,等分

上为细末，饮服方寸匕，日三服。

## 6. 百合病变发热——百合滑石散证

百合病，变发热者（一作：发寒热），百合滑石散主之。(8)

百合一两（炙）　滑石三两

上为散，饮服方寸匕，日三服。当微利者，止服，热则除。

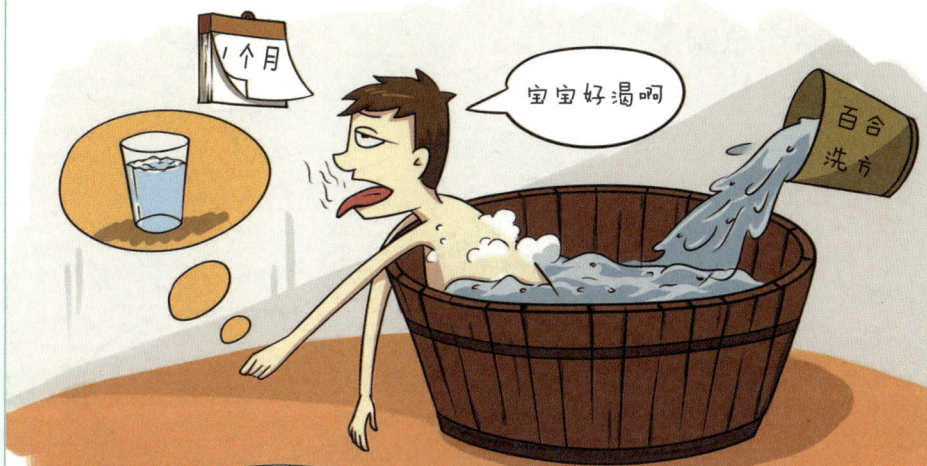

百合病变渴变热

宝宝好渴啊

百合洗方

1个月

一月不解，变成渴者

大夫,我怎么用了百合洗方还是这么口渴

宝宝别哭,你需要栝蒌牡蛎散

栝蒌牡蛎散

渴不瘥者

喝了百合滑石散就舒畅多了

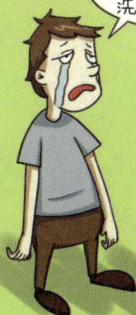

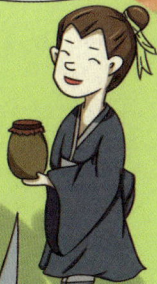

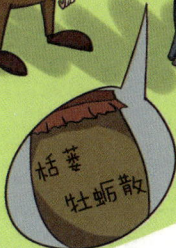

百合病变发热

发热

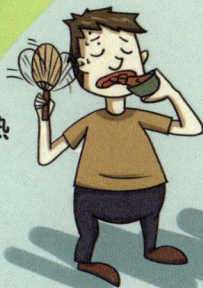

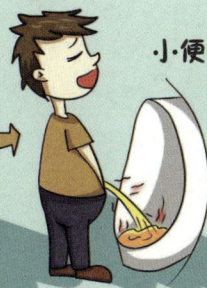

小便短涩

41

● 第三章　百合狐惑阴阳毒病脉证治

## （一）总纲

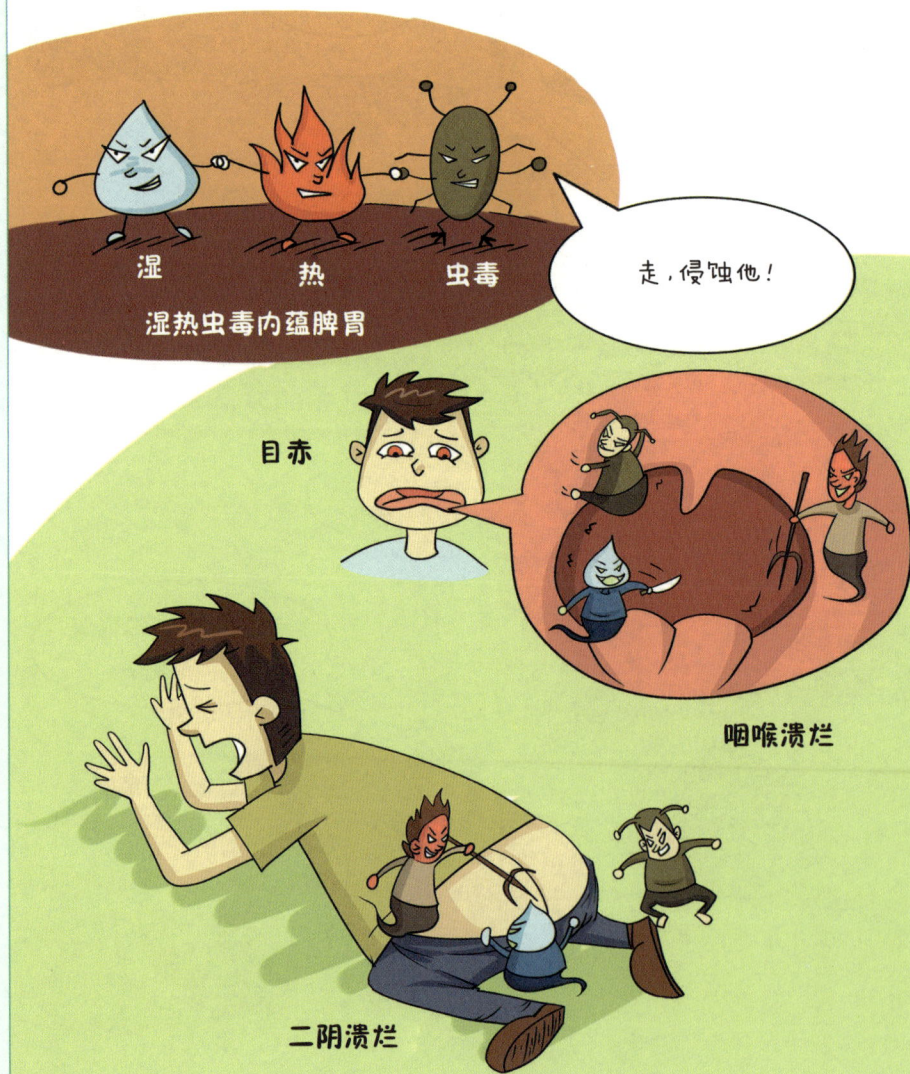

◀ 狐惑病总纲 ▶

湿　　热　　虫毒

湿热虫毒内蕴脾胃

走，侵蚀他！

目赤

咽喉溃烂

二阴溃烂

## （二）证治

### 1. 内治法

#### （1）甘草泻心汤证

狐惑之为病，状如伤寒，默默欲眠，目不得闭，卧起不安，蚀于喉为惑，蚀于阴为狐。不欲饮食，恶闻食臭，其面目乍赤、乍黑、乍白。蚀于上部则声喝（一作嗄），甘草泻心汤主之。(10)

甘草四两　黄芩三两　人参三两　干姜三两　黄连一两　大枣十二枚
半夏半升

上七味，水一斗，煮取六升，去滓再煎，温服一升，日三服。

#### （2）赤小豆当归散证

病者脉数，无热微烦，默默但欲卧，汗出。初得之三四日，目赤如鸠眼；七八日目四眦黑。若能食者，脓已成也。赤小豆当归散主之。(13)

赤小豆三升（浸，令芽出，曝干）　当归
上二味，杵为散，浆水服方寸匕，日三服。

### 2. 外治法

蚀于下部则咽干，苦参汤洗之。(11)

苦参一升
以水一斗，煎取七升，去滓。熏洗，日三。

蚀于肛者，雄黄熏之。(12)

上一味为末，筒瓦二枚合之烧，向肛熏之。《脉经》云：病人或从呼吸上蚀其咽，或从下焦蚀其肛阴，蚀上为惑，蚀下为狐。狐惑病者，猪苓散主之。

### ◀ 甘草泻心汤证 ▶

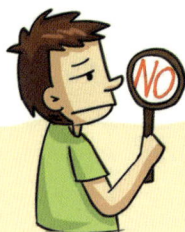 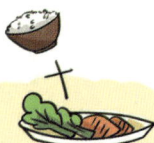
不欲饮食，
恶闻食臭

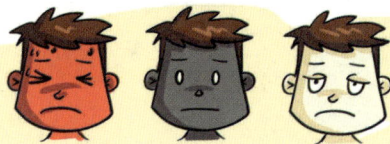
面目乍赤、乍黑、乍白

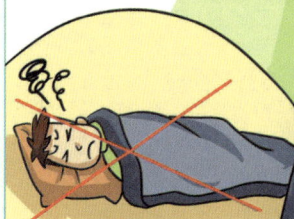

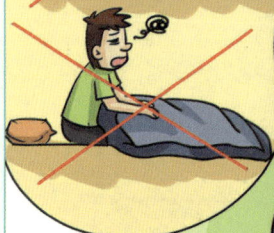
卧起不安

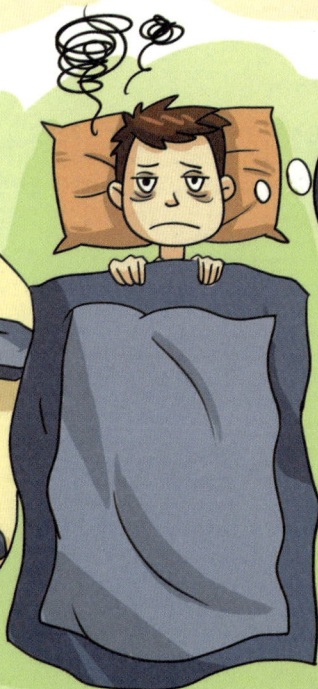

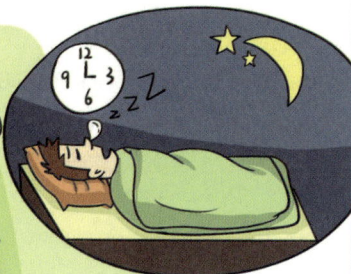
默默欲眠
目不得闭

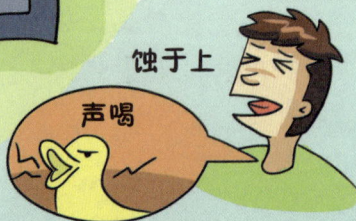
蚀于上
声喝

赤小豆当归散证

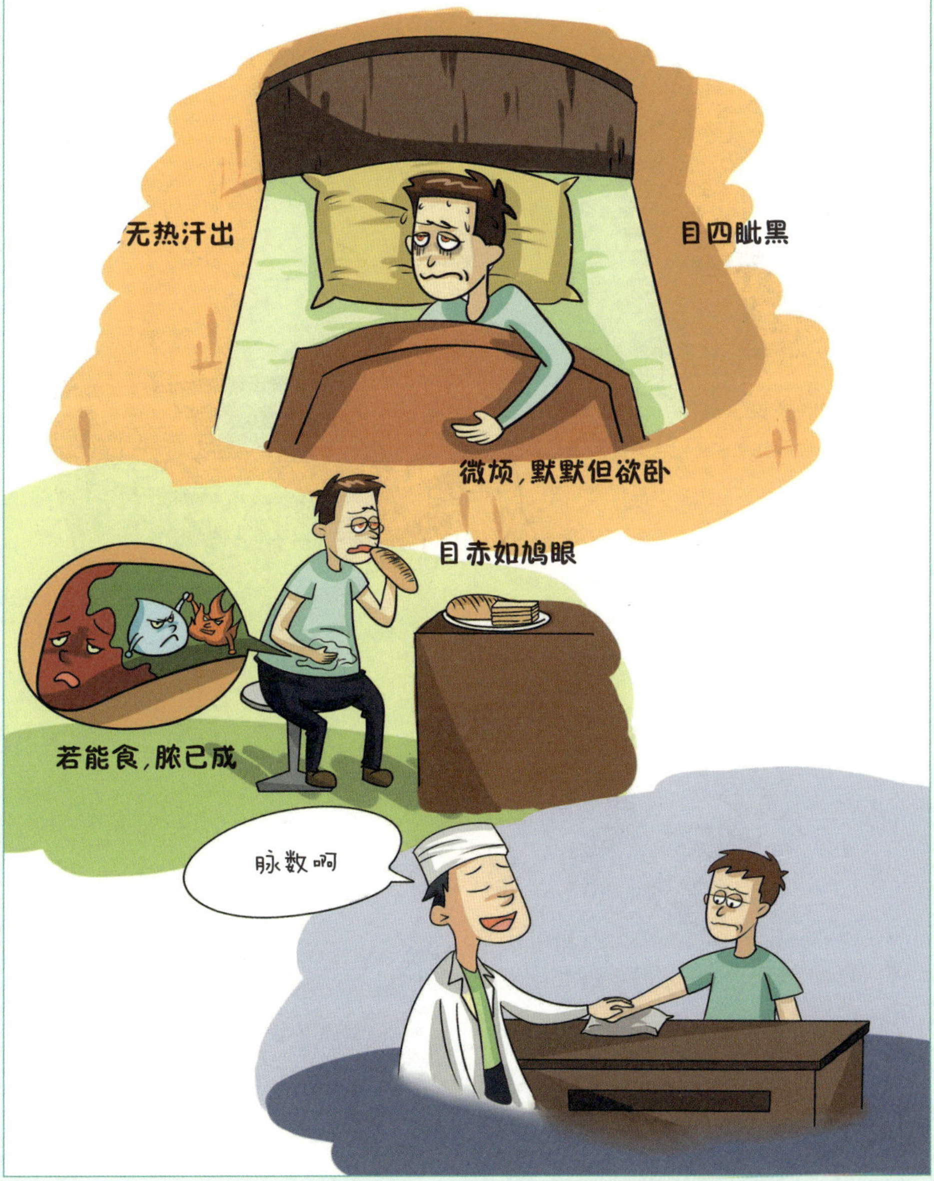

无热汗出

目四眦黑

微烦，默默但欲卧

目赤如鸠眼

若能食，脓已成

脉数啊

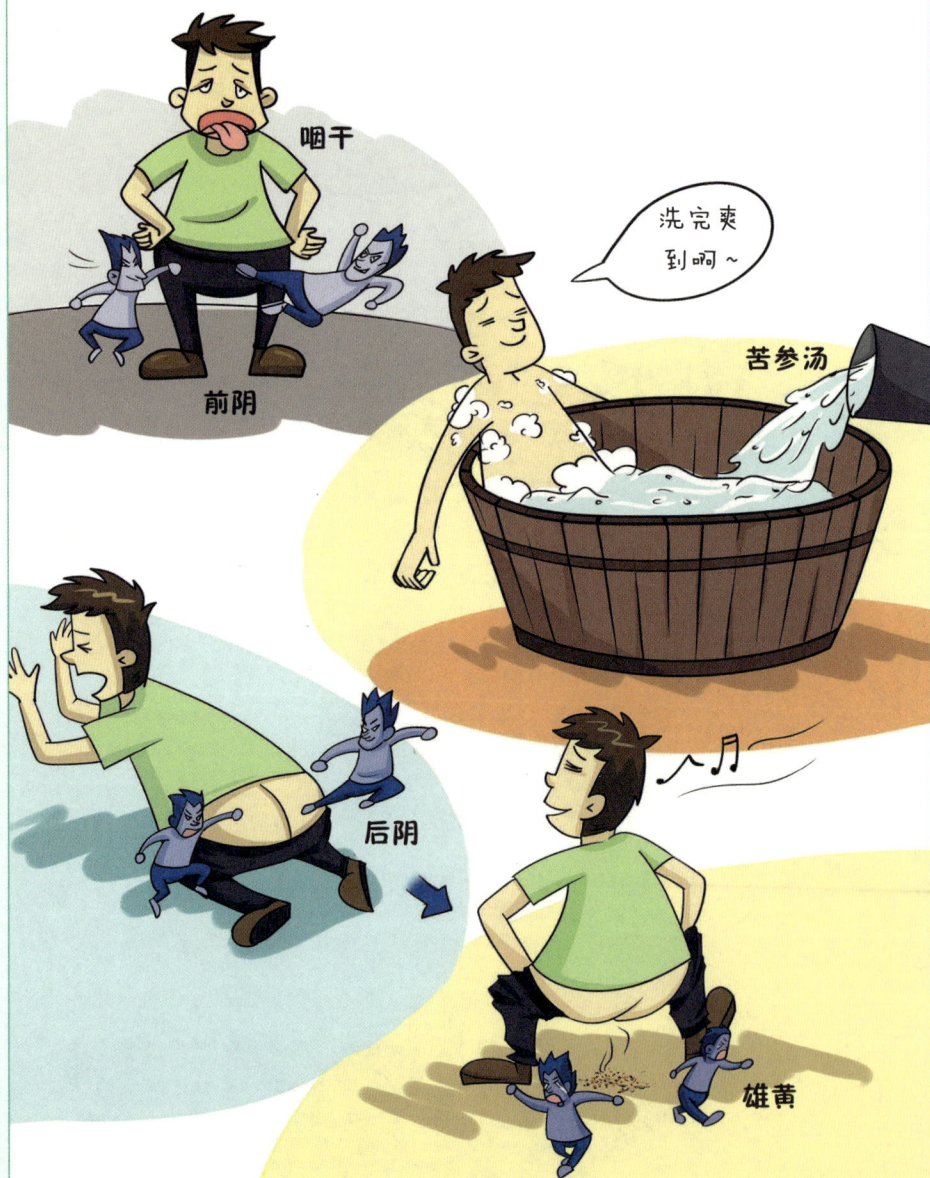

狐惑病外治

咽干

前阴

洗完爽
到啊~

苦参汤

后阴

雄黄

# 三、阴阳毒病

## （一）总纲

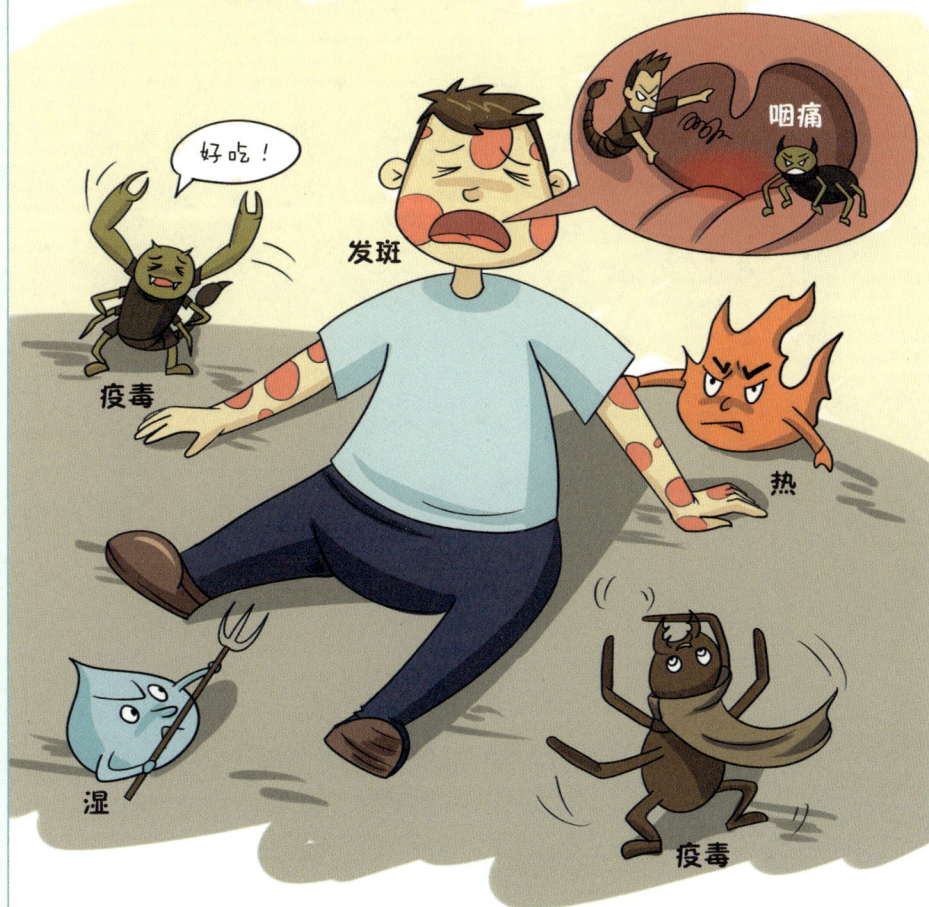

阴阳毒病总纲

### （二）证治

#### 1. 阳毒——升麻鳖甲汤证

阳毒之为病，面赤斑斑如锦文，咽喉痛，唾脓血。五日可治，七日不可治，升麻鳖甲汤主之。(14)

升麻二两　当归一两　雄黄半两(研)　蜀椒(炒去汗)一两　甘草二两
鳖甲手指大一片(炙)

上六味，以水四升，煮取一升，顿服之，老小再服，取汗。

《肘后》《千金方》：阳毒用升麻汤，无鳖甲有桂；阴毒用甘草汤，无雄黄。

#### 2. 阴毒——加减升麻鳖甲汤证

阴毒之为病，面目青，身痛如被杖，咽喉痛。五日可治，七日不可治，升麻鳖甲汤去雄黄、蜀椒主之。(15)

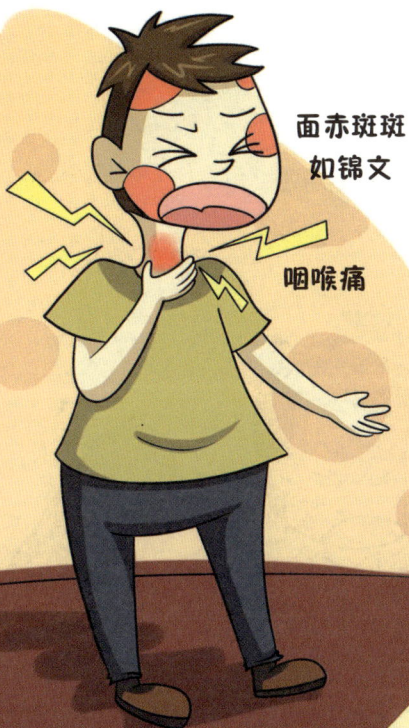

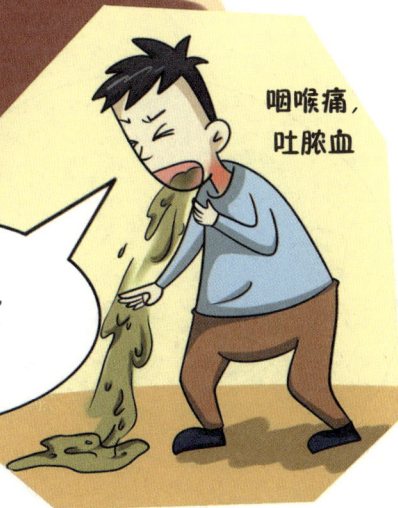

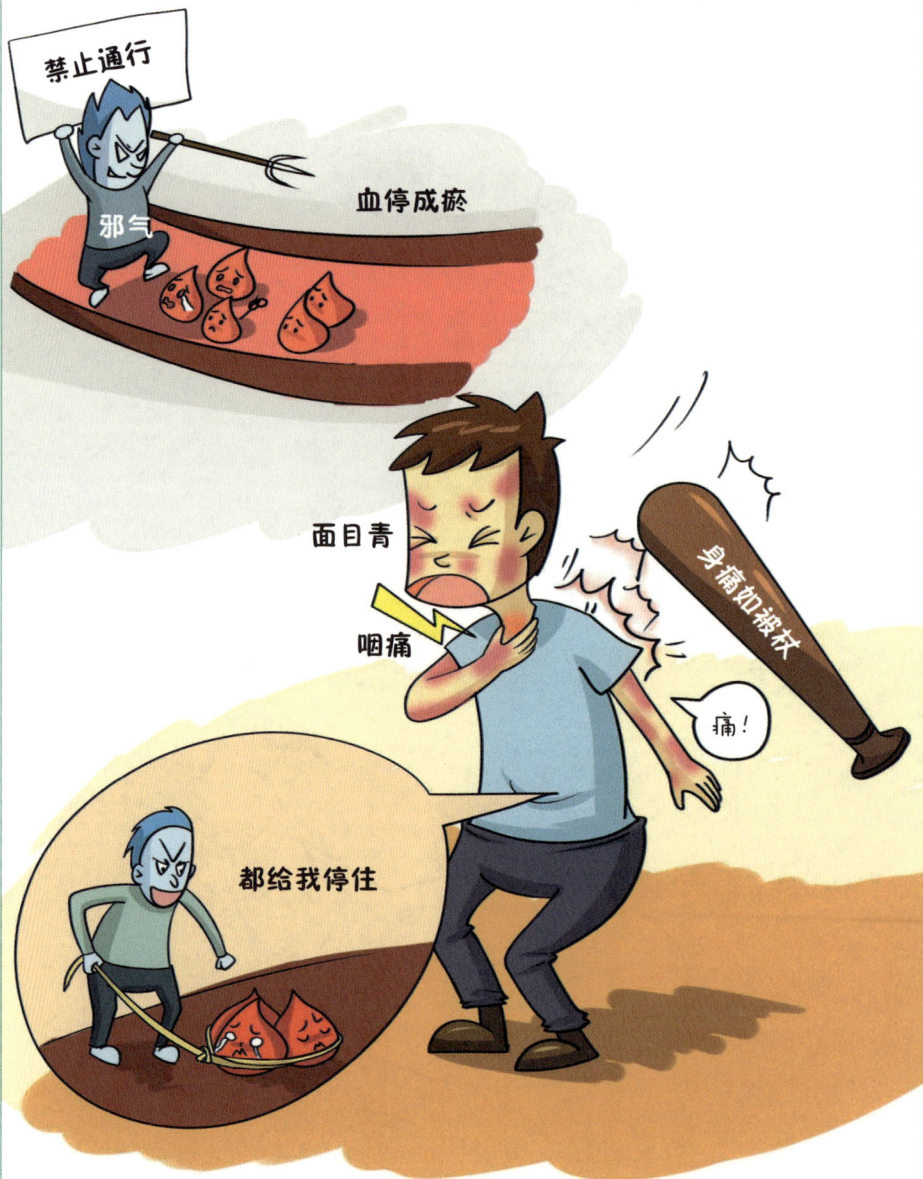

阴毒

禁止通行

邪气

血停成瘀

面目青

咽痛

身痛如被杖

痛!

都给我停住

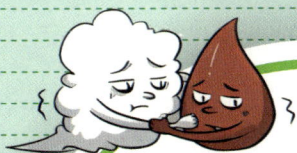

# 第四章

# 中风历节病脉证治

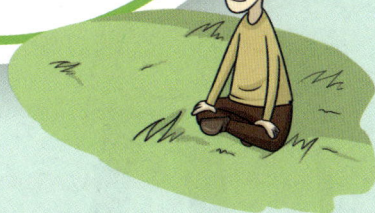

# 一、中风病

## (一) 中风的成因与鉴别

夫风之为病,当半身不遂;或但臂不遂者,此为痹。脉微而数,中风使然。(1)
寸口脉迟而缓,迟则为寒,缓则为虚,荣缓则为亡血,卫缓则为中风。
邪气中经,则身痒而瘾疹。心气不足,邪气入中,则胸满而短气。(3)

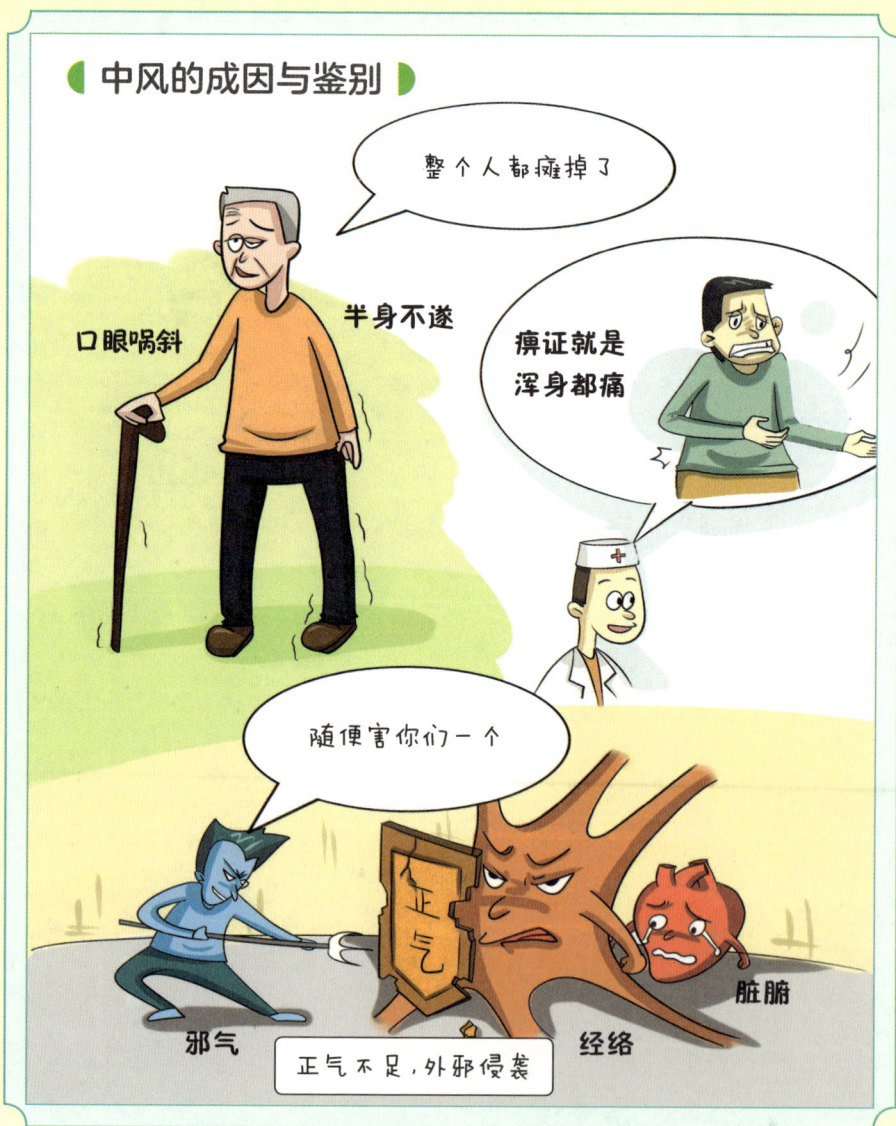

中风的成因与鉴别

## （二）辨证

### 1. 中经络

寸口脉浮而紧,紧则为寒,浮则为虚,寒虚相搏,邪在皮肤;浮者血虚,络脉空虚;贼邪不泻,或左或右。邪气反缓,正气即急,正气引邪,喎僻不遂。邪在于络,肌肤不仁;邪在于经,即重不胜。(2)

邪气中经,则身痒而瘾疹;心气不足,邪气入中,则胸满而短气。(3)

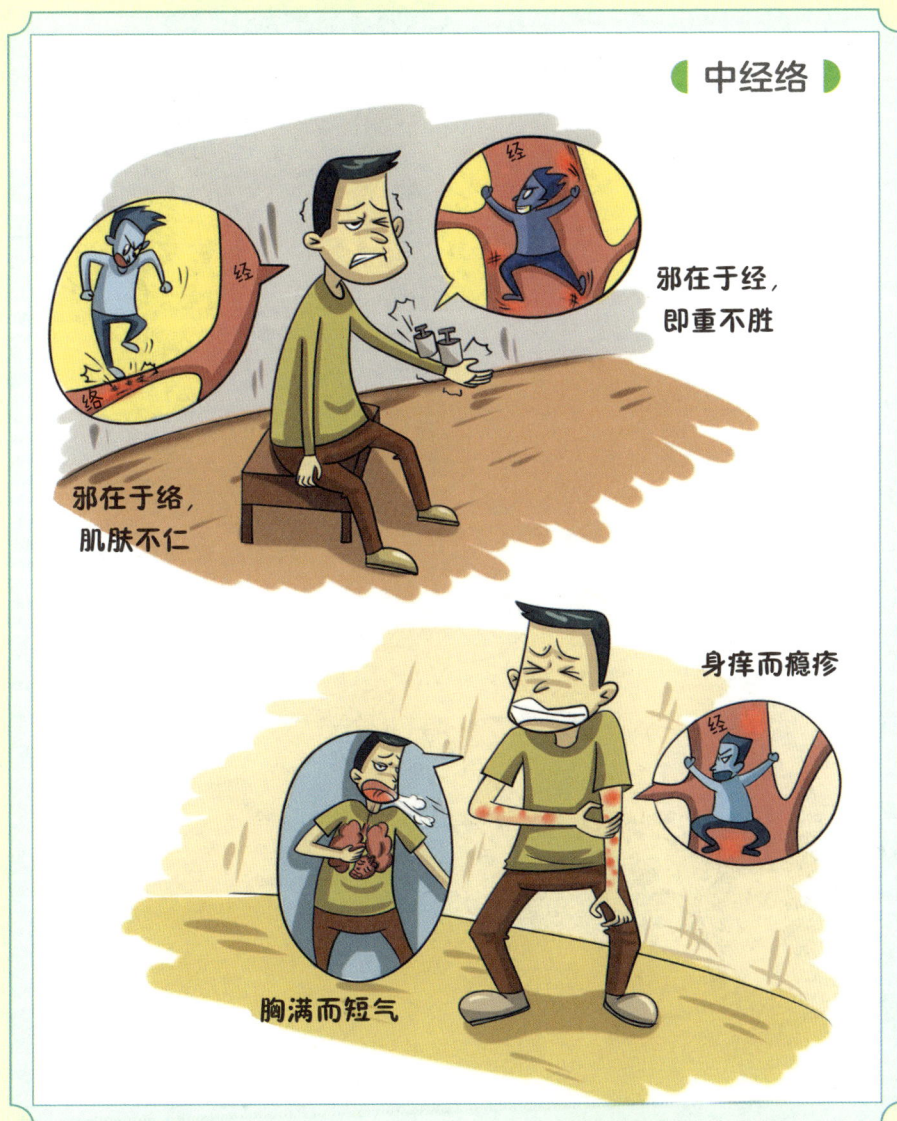

## 2. 中脏腑

邪入于腑,即不识人;邪入于脏,舌即难言,口吐涎。(2)

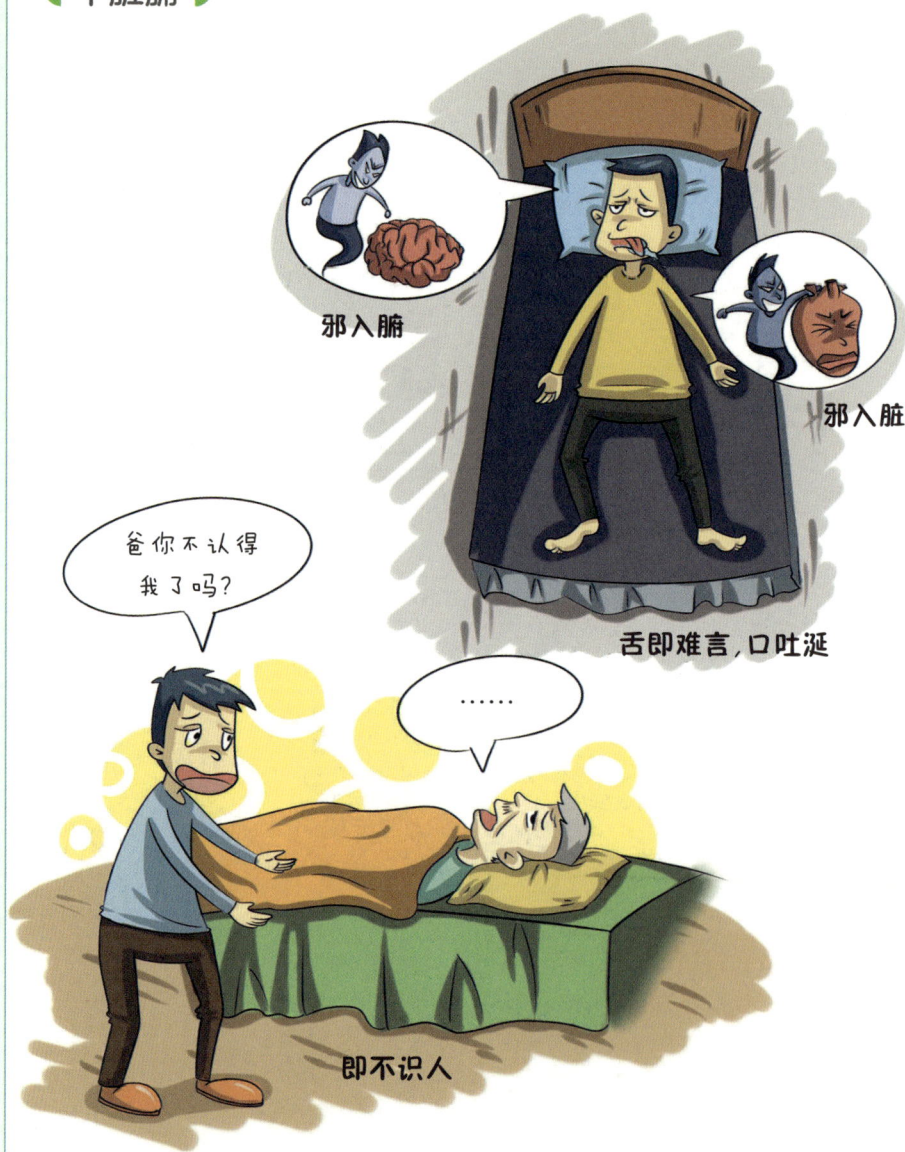

中脏腑

邪入腑

邪入脏

舌即难言,口吐涎

爸你不认得我了吗?

……

即不识人

## 二、历节病

### （一）成因

寸口脉沉而弱,沉即主骨,弱即主筋,沉即为肾,弱即为肝。汗出入水中,如水伤心,历节黄汗出,故曰历节。(4)

趺阳脉浮而滑,滑则谷气实,浮则汗自出。(5)

少阴脉浮而弱,弱则血不足,浮则为风,风血相搏,即疼痛如掣。(6)

盛人脉涩小,短气,自汗出,历节疼,不可屈伸,此皆饮酒汗出当风所致。(7)

味酸则伤筋,筋伤则缓,名曰泄。咸则伤骨,骨伤则痿,名曰枯。枯泄相搏,名曰断泄。荣气不通,卫不独行,荣卫俱微,三焦无所御,四属断绝,身体羸瘦,独足肿大,黄汗出,胫冷。假令发热,便为历节也。(9)

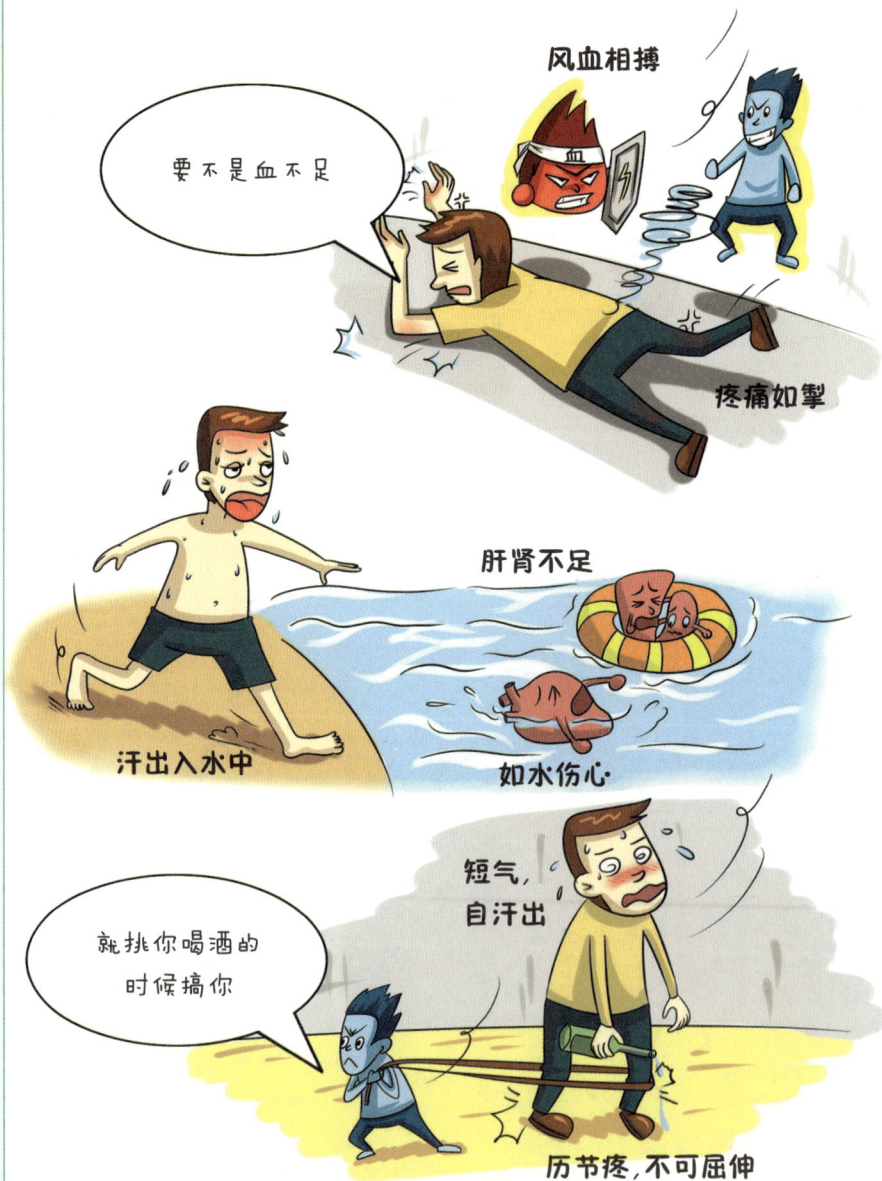

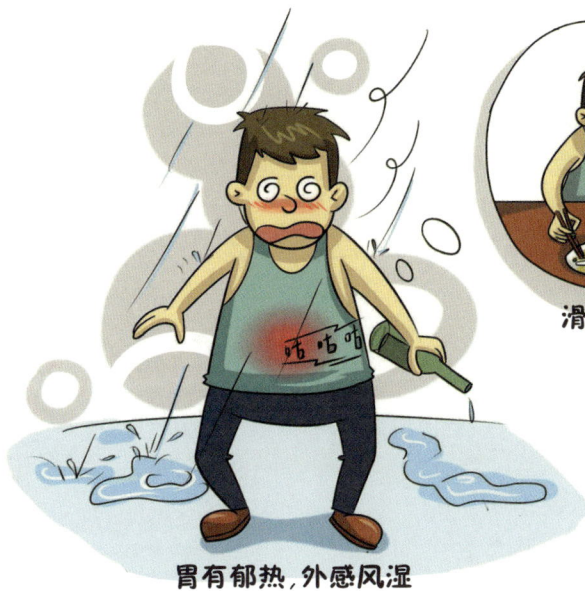

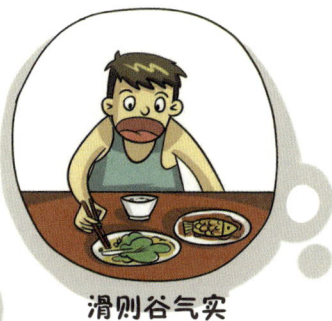

滑则谷气实

胃有郁热，外感风湿

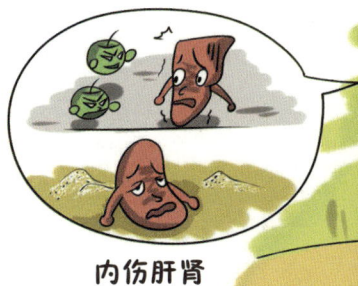

内伤肝肾

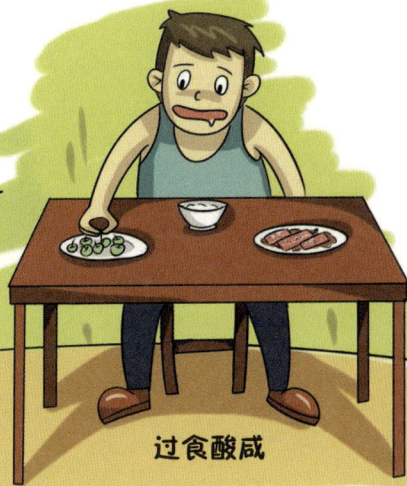

过食酸咸

## （二）证治

### 1. 风湿历节——桂枝芍药知母汤证

诸肢节疼痛，身体尪羸，脚肿如脱，头眩短气，温温欲吐，桂枝芍药知母汤主之。(8)

桂枝四两　芍药三两　甘草二两　麻黄二两　生姜五两　白术五两

知母四两　防风四两　附子二枚(炮)

上九味，以水七升，煮取二升，温服七合，日三服。

### 2. 寒湿历节——乌头汤证

病历节不可屈伸，疼痛，乌头汤主之。(10)

麻黄　芍药　黄芪各三两　甘草三两(炙)　川乌五枚(㕮咀，以蜜二升，煎取一升，即出乌头)

上五味，㕮咀四味，以水三升，煮取一升，去滓，纳蜜煎中，更煎之，服七合，不知，尽服之。

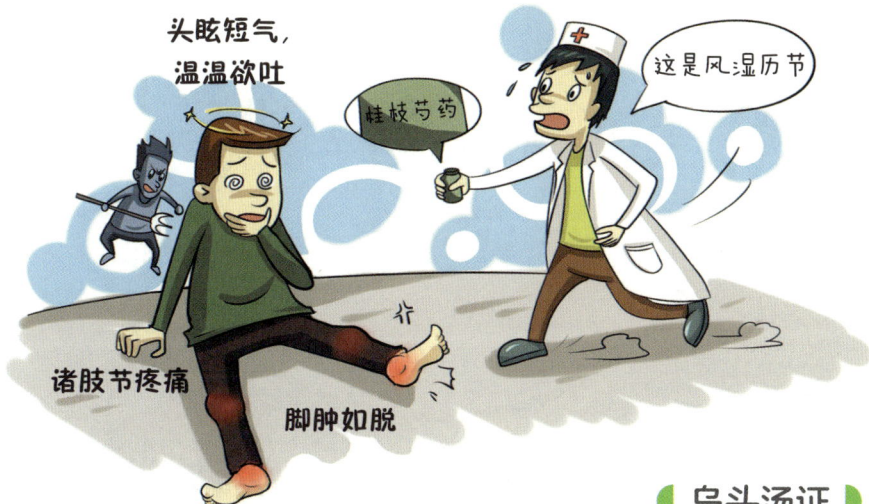

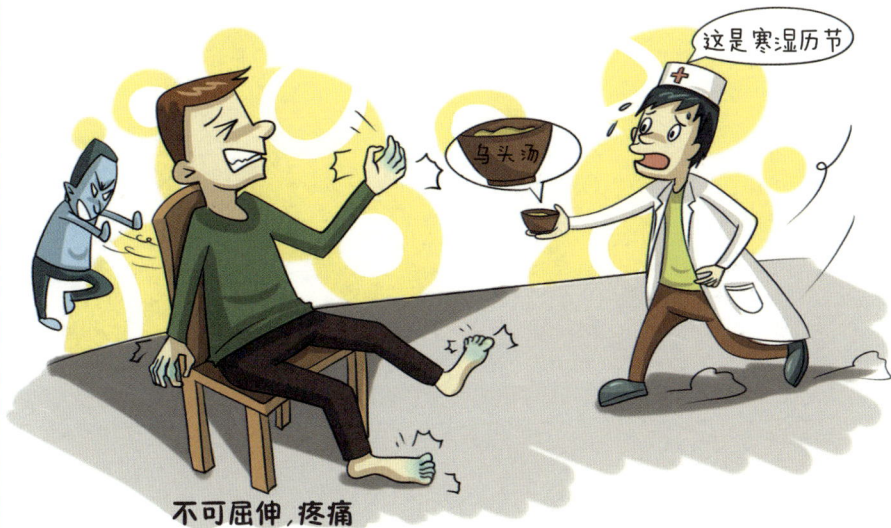

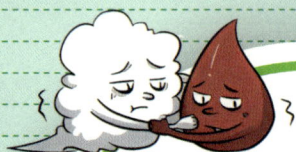

# 第五章

# 血痹虚劳病脉证治

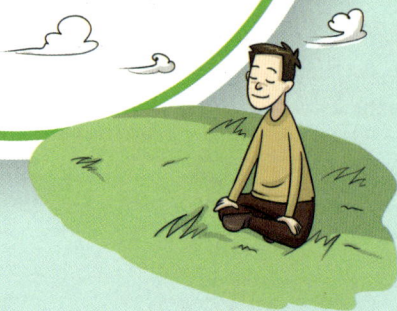

## 一、血痹病

### （一）成因

问曰：血痹病从何得之？师曰：夫尊荣人骨弱肌肤盛，重因疲劳汗出，卧不时动摇，加被微风，遂得之。(1)

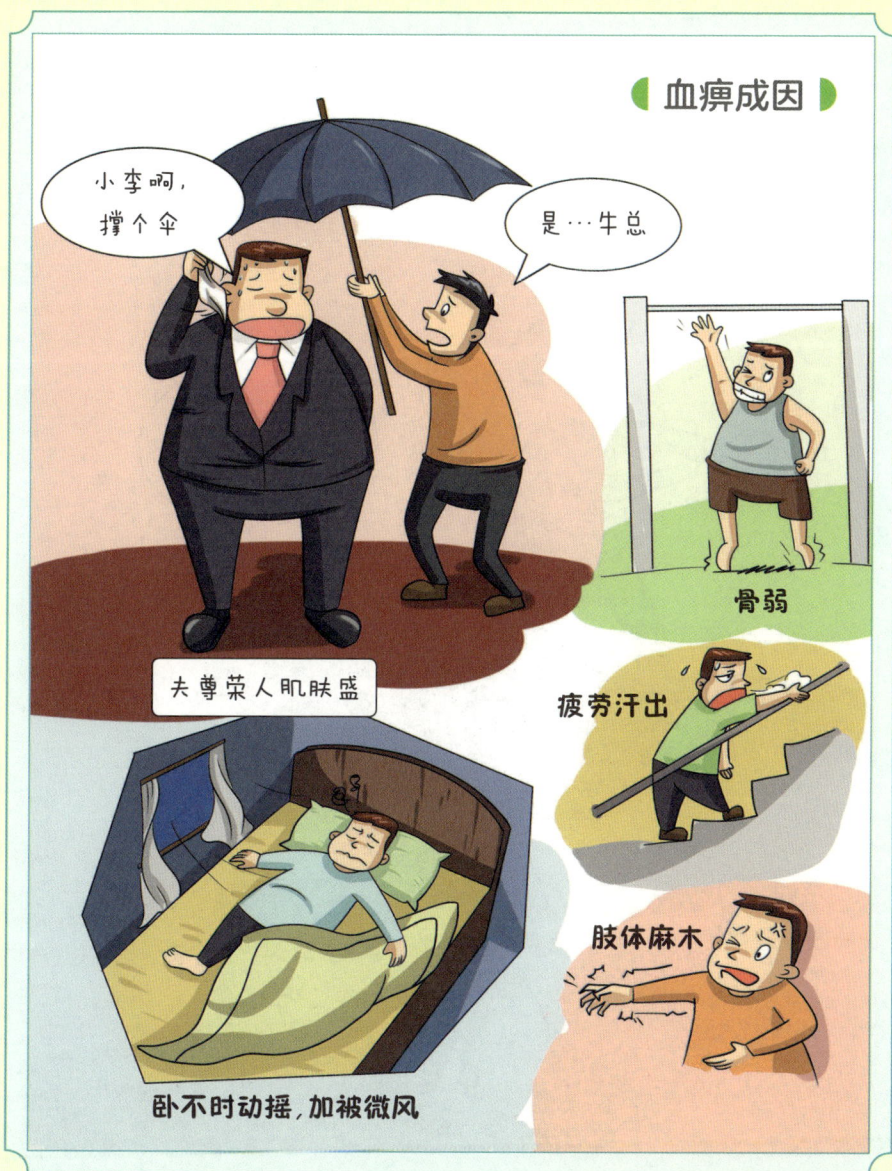

## （二）证治

1. **血痹轻证**

   但以脉自微涩，在寸口、关上小紧，宜针引阳气，令脉和，紧去则愈。(1)

2. **血痹重证——黄芪桂枝五物汤证**

   血痹阴阳俱微，寸口关上微，尺中小紧，外证身体不仁，如风痹状，黄芪桂枝五物汤主之。(2)

   黄芪三两　芍药三两　桂枝三两　生姜六两　大枣十二枚

   上五味，以水六升，煮取二升，温服七合，日三服。一方有人参。

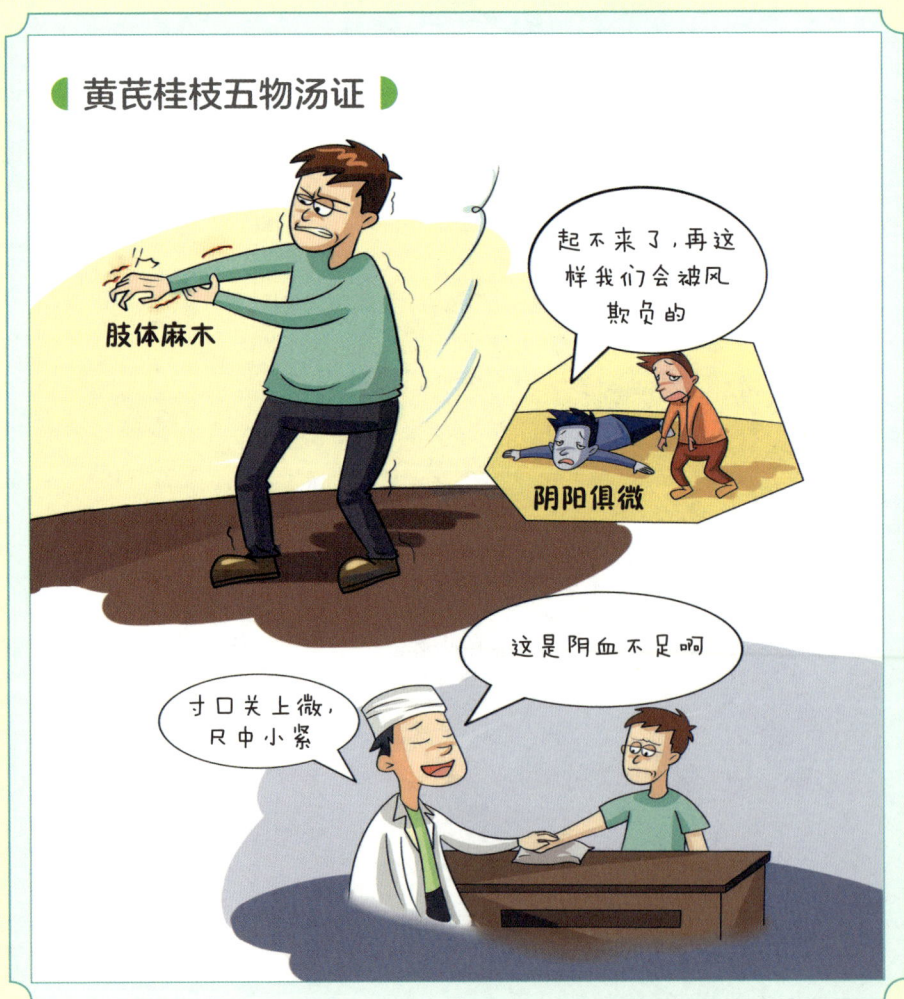

黄芪桂枝五物汤证

## 二、虚劳病

夫男子平人,脉大为劳,极虚亦为劳。(3)

### (一) 辨证

#### 1. 阴虚证

男子面色薄者,主渴及亡血,卒喘悸。脉浮者,里虚也。(4)

劳之为病,其脉浮大,手足烦,春夏剧,秋冬瘥,阴寒精自出,酸削不能行。(6)

#### 2. 阳虚证

脉沉小迟,名脱气,其人疾行则喘喝,手足逆寒,腹满,甚至溏泄,食不消化也。(11)

#### 3. 阴阳两虚证

男子脉虚沉弦,无寒热,短气里急,小便不利,面色白,时目瞑兼衄,少腹满,此为劳使之然。(5)

男子脉浮弱而涩,为无子,精气清冷。(7)

男子平人,脉虚弱细微者,喜盗汗也。(9)

# ◀ 虚劳辨证 ▶

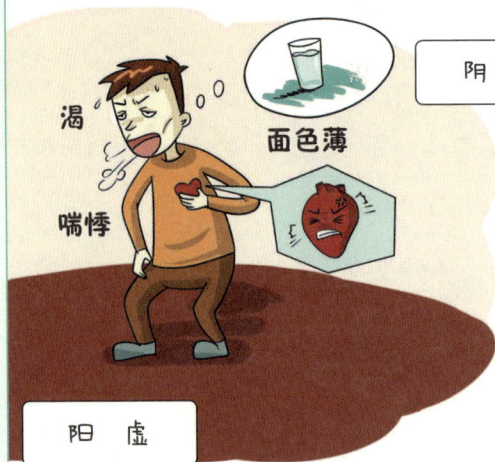

渴

喘悸

面色薄

阴　虚

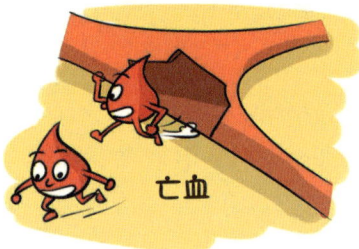

亡血

阳　虚

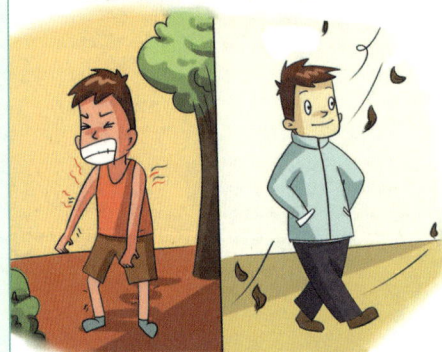

手足烦,春夏剧,秋冬瘥

阴寒精自出

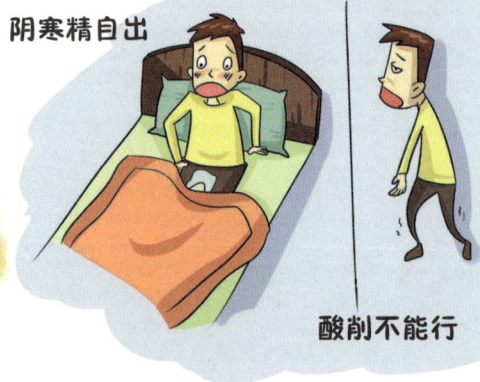

酸削不能行

精气清冷

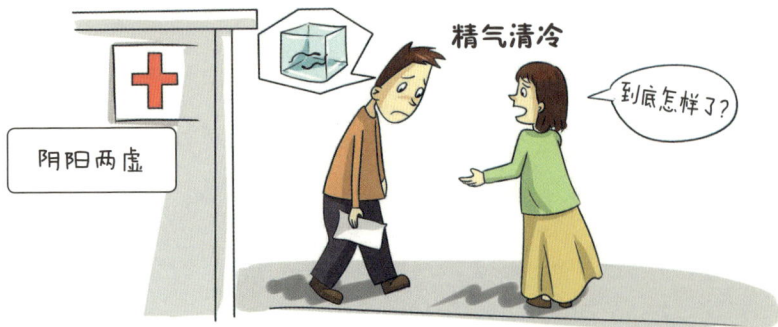

到底怎样了?

阴阳两虚

## （二）证治

### 1. 虚劳失精——桂枝加龙骨牡蛎汤证

夫失精家,少腹弦急,阴头寒,目眩,发落,脉极虚芤迟,为清谷、亡血、失精。脉得诸芤动微紧,男子失精,女子梦交,桂枝龙骨牡蛎汤主之。(8)

桂枝　芍药　生姜各三两　甘草二两　大枣十二枚　龙骨　牡蛎各三两

上七味,以水七升,煮取三升,分温三服。

### 2. 虚劳腹痛——小建中汤证

虚劳里急,悸,衄,腹中痛,梦失精,四肢酸疼,手足烦热,咽干口燥,小建中汤主之。(13)

桂枝三两(去皮)　甘草三两(炙)　大枣十二枚　芍药六两　生姜三两
胶饴一升

上六味,以水七升,煮取三升,去滓,纳胶饴,更上微火消解,温服一升,日三服。呕家不可用建中汤,以甜故也。

### 3. 虚劳腹痛偏气虚——黄芪建中汤证

虚劳里急,诸不足,黄芪建中汤主之。(于小建中汤内加黄芪一两半,余依上法。气短胸满者,加生姜;腹满者去枣,加茯苓一两半;及疗肺虚损不足,补气加半夏三两。)(14)

### 4. 虚劳腰痛——肾气丸证

虚劳腰痛,少腹拘急,小便不利者,八味肾气丸主之。(15)

干地黄八两　山茱萸　薯蓣各四两　泽泻　茯苓　牡丹皮各三两　桂枝
附子(炮)各一两

上八味,末之,炼蜜和丸,梧子大。酒下十五丸,日再服。

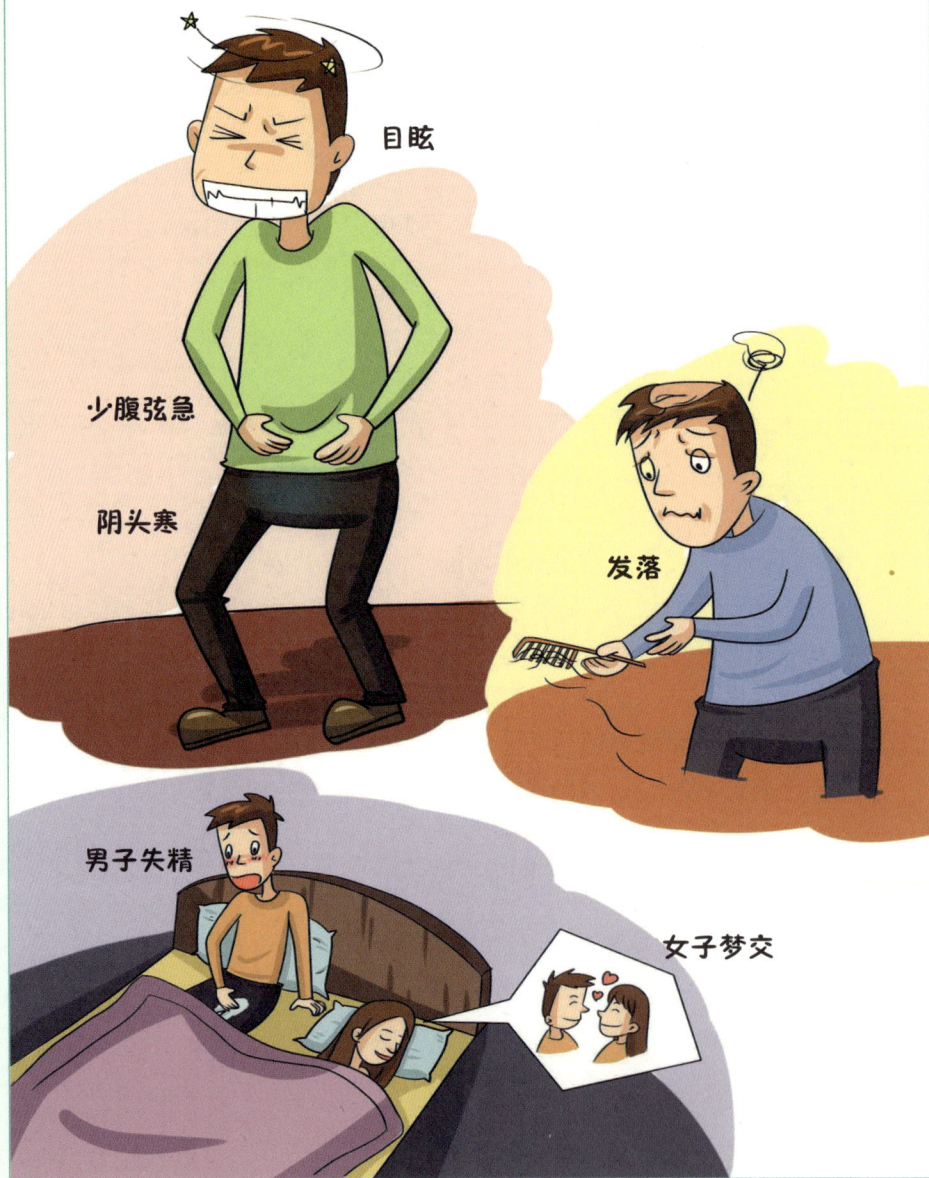

桂枝加龙骨牡蛎汤证

目眩

少腹弦急

阴头寒

发落

男子失精

女子梦交

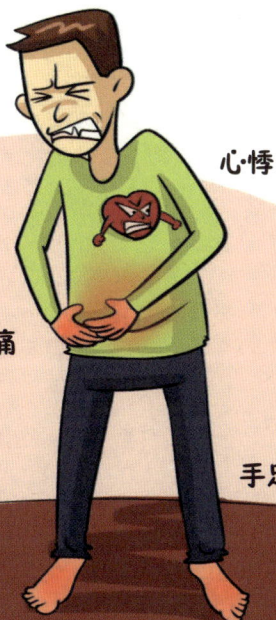

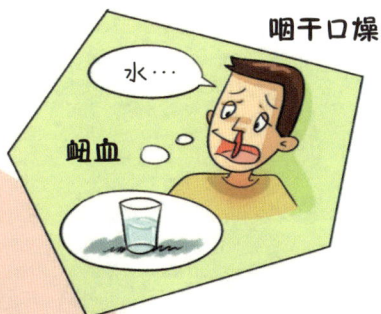

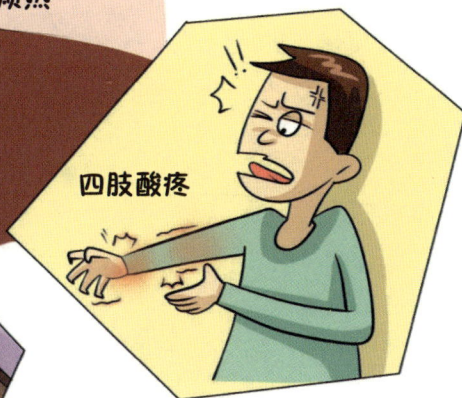

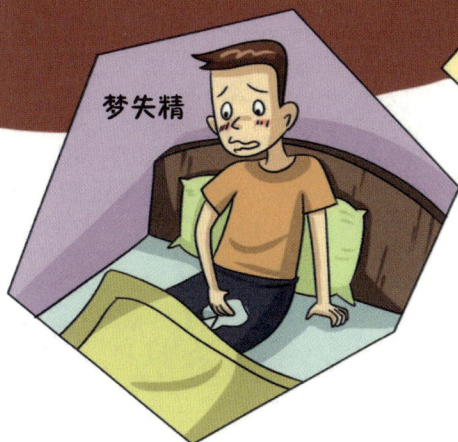

小建中汤证

心悸

腹中痛

咽干口燥

手足烦热

四肢酸疼

梦失精

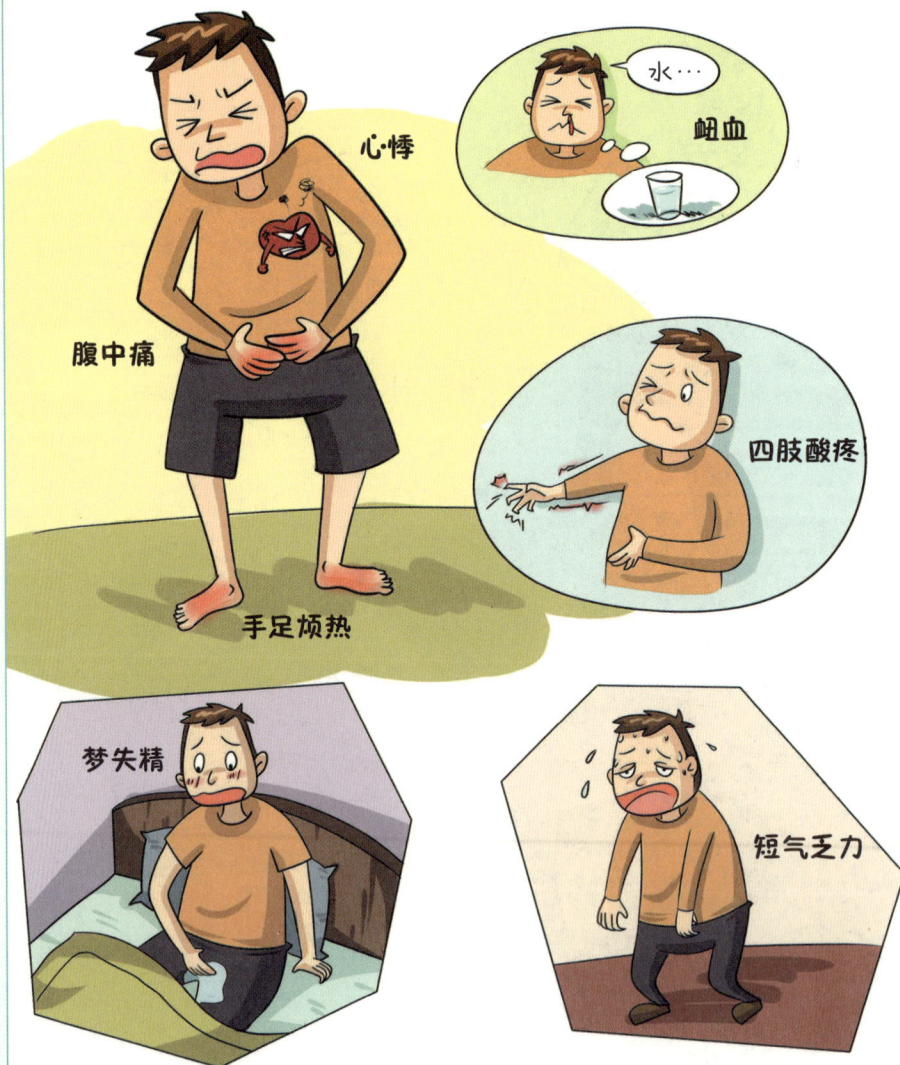

黄芪建中汤证

心悸

腹中痛

手足烦热

水···

衄血

四肢酸疼

梦失精

短气乏力

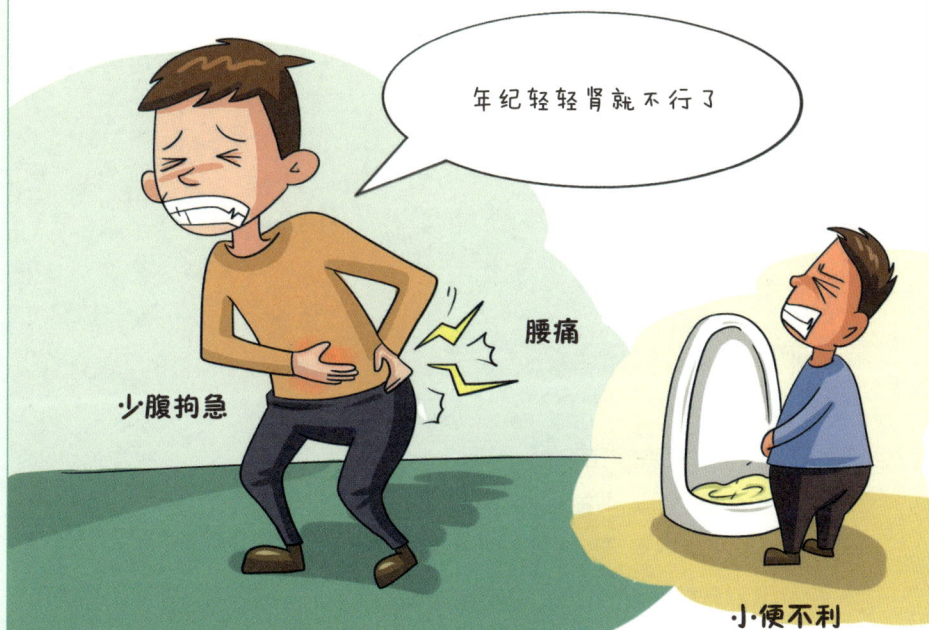

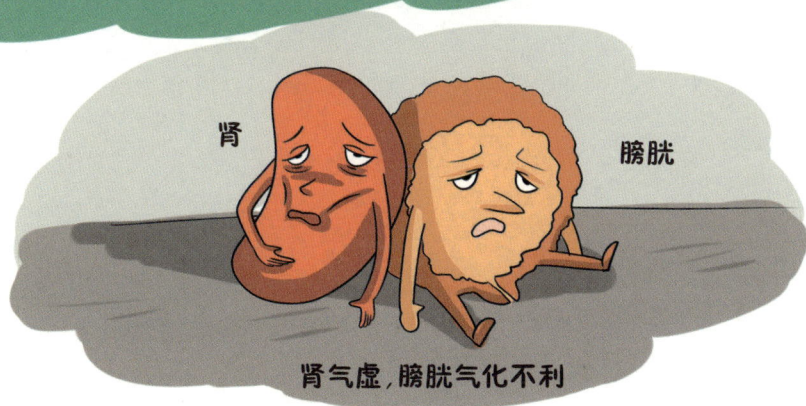

### 5. 虚劳不眠——酸枣仁汤证

虚劳虚烦不得眠,酸枣汤主之。(17)

酸枣仁二升　甘草一两　知母二两　茯苓二两　川芎二两

《深师》有生姜二两

上五味,以水八升,煮酸枣仁,得六升,纳诸药,煮取三升,分温三服。

### 6. 虚劳兼风——薯蓣丸证

虚劳诸不足,风气百疾,薯蓣丸主之。(16)

薯蓣三十分　当归　桂枝　曲　干地黄　豆黄卷各十分　甘草二十八分
人参七分　川芎　芍药　白术　麦门冬　杏仁各六分　柴胡　桔梗
茯苓各五分　阿胶七分　干姜三分　白蔹二分　防风六分　大枣百枚为膏
上二十一味,末之,炼蜜和丸,如弹子大,空腹酒服一丸,一百丸为剂。

### 7. 虚劳干血——大黄䗪虫丸证

五劳虚极羸瘦,腹满不能饮食,食伤、忧伤、饮伤、房室伤、饥伤、劳伤、
经络荣卫气伤,内有干血,肌肤甲错,两目黯黑。缓中补虚,
大黄䗪虫丸主之。(17)

大黄十分(蒸)　黄芩二两　甘草三两　桃仁一升　杏仁一升　芍药四两
干地黄十两　干漆一两　虻虫一升　水蛭百枚　蛴螬一升　䗪虫半升
上十二味,末之,炼蜜和丸,小豆大,酒饮服五丸,日三服。

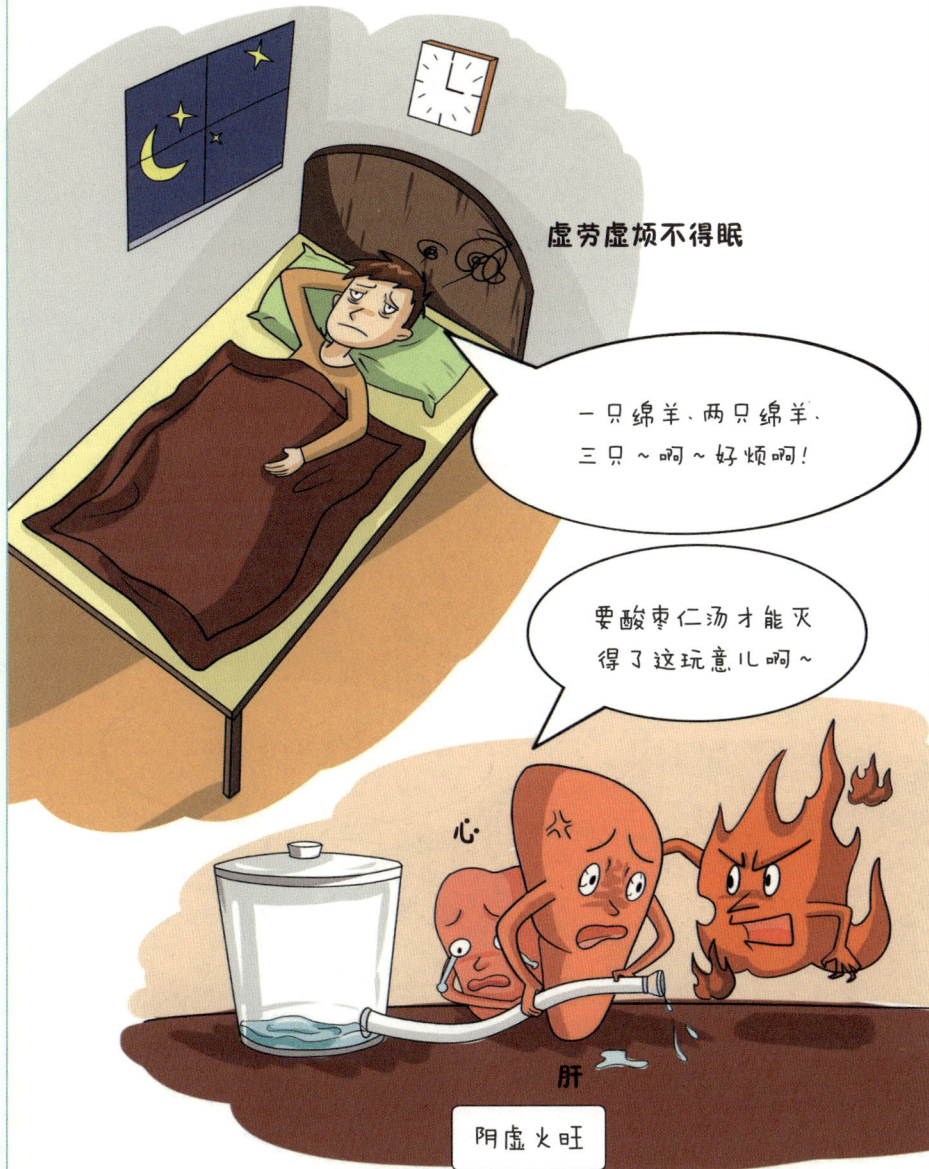

酸枣仁汤证

虚劳虚烦不得眠

一只绵羊、两只绵羊、三只～啊～好烦啊！

要酸枣仁汤才能灭得了这玩意儿啊～

心

肝

阴虚火旺

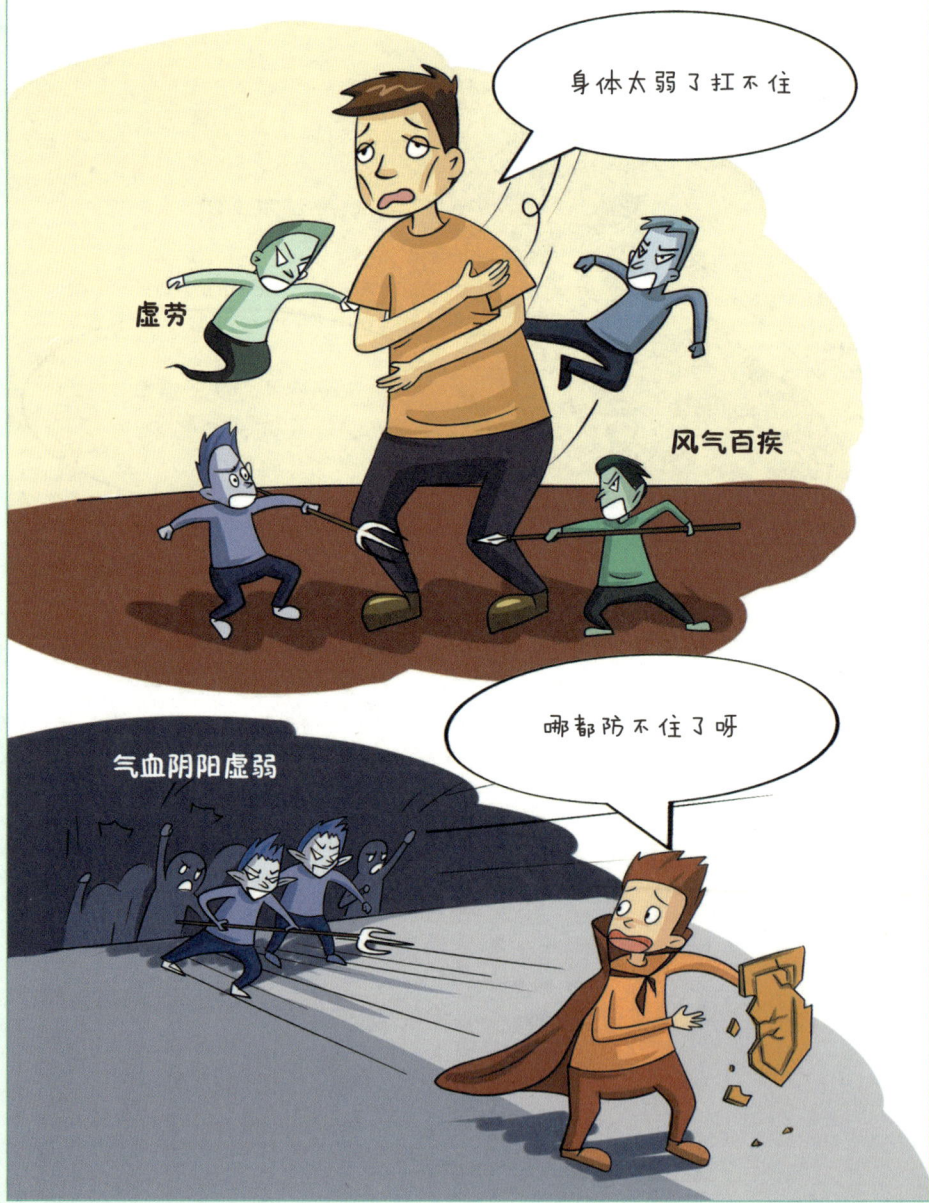

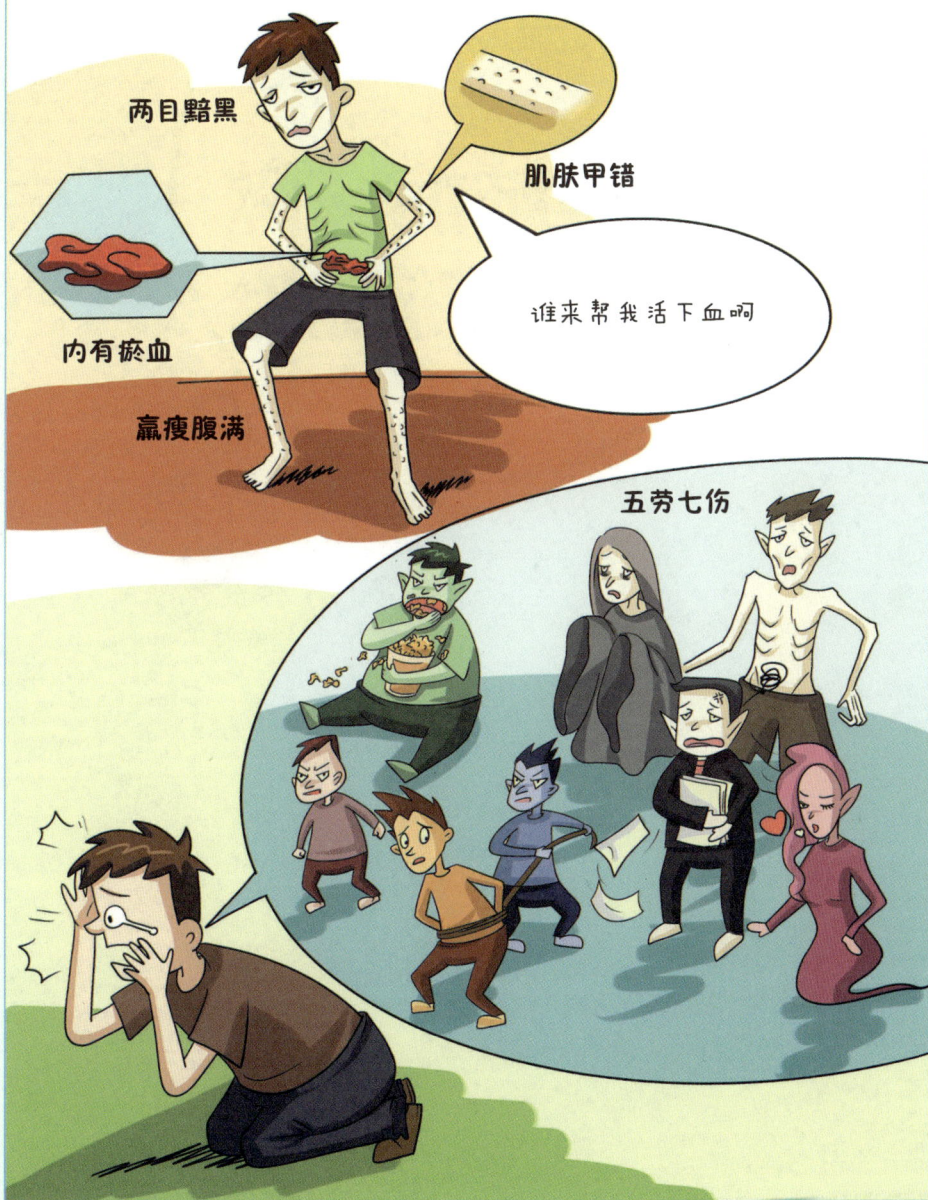

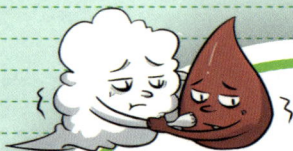

# 第六章

# 肺痿肺痈咳嗽上气病脉证治

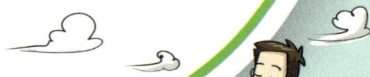

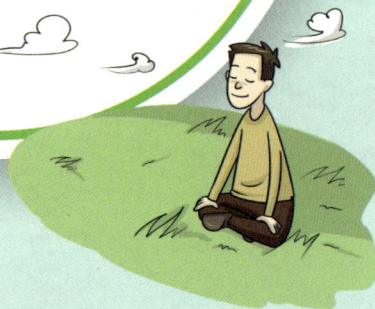

## 一、肺痿病

### (一) 成因

问曰：热在上焦者，因咳为肺痿。肺痿之病，从何得之？师曰：或从汗出，或从呕吐，或从消渴，小便利数，或从便难，又被快药下利，重亡津液，故得之。曰：寸口脉数，其人咳，口中反有浊唾涎沫者何？师曰：为肺痿之病。(1)

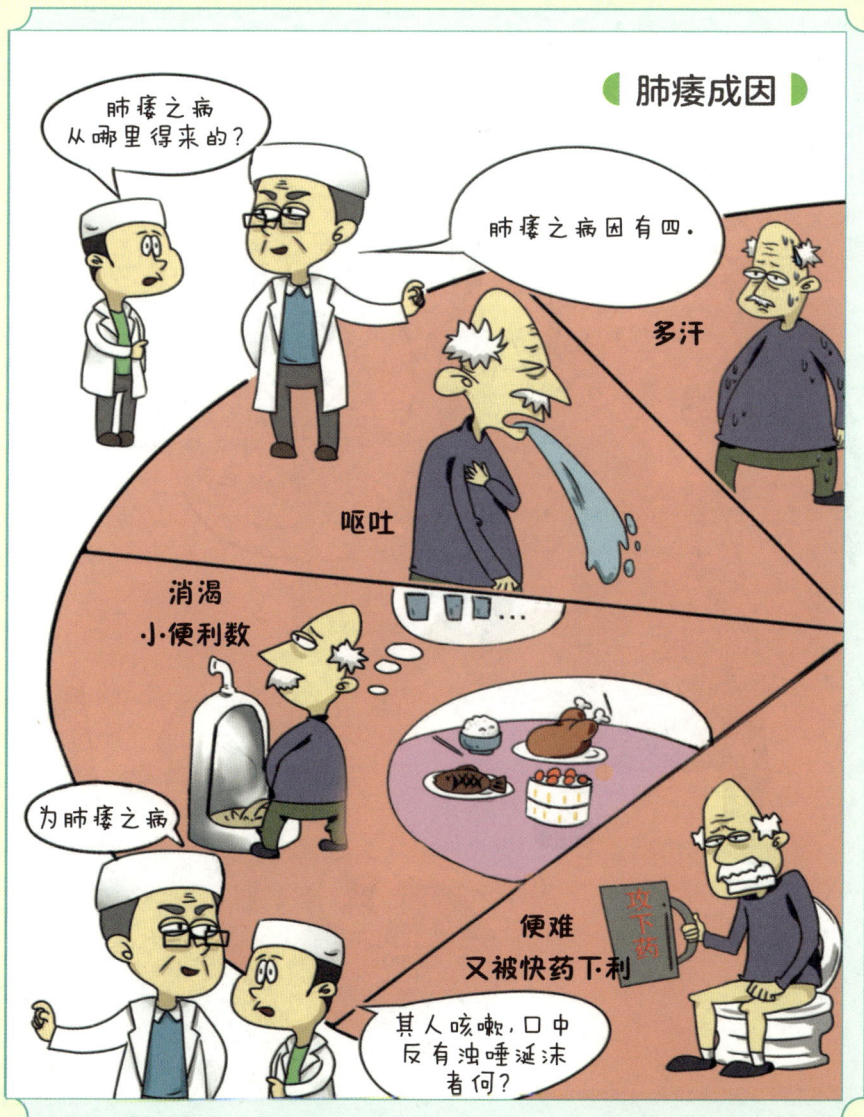

## （二）证治

肺中虚冷——甘草干姜汤证

肺痿吐涎沫而不咳者,其人不渴,必遗尿,小便数。所以然者,以上虚不能制下故也。此为肺中冷,必眩,多涎唾,甘草干姜汤以温之。若服汤已渴者,属消渴。(5)

甘草四两(炙)　干姜二两(炮)

上㕮咀,以水三升,煮取一升五合,去滓,分温再服。

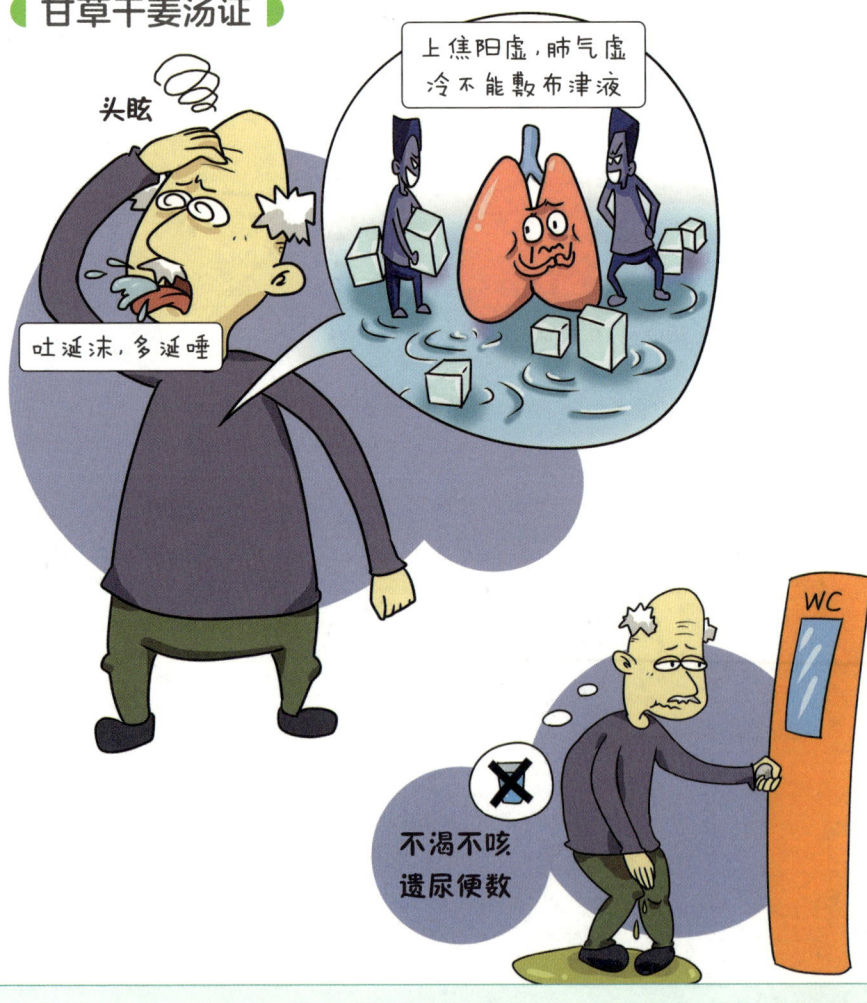

## 二、肺痈病

### （一）分期

若口中辟辟燥，咳即胸中隐隐痛，脉反滑数，此为肺痈，咳唾脓血。(1)

问曰：病咳逆，脉之何以知此为肺痈？当有脓血，吐之则死，其脉何类？

师曰：寸口脉微而数，微则为风，数则为热；微则汗出，数则恶寒。风中于卫，呼气不入；热过于荣，吸而不出。风伤皮毛，热伤血脉。风舍于肺，其人则咳，口干，喘满，咽燥不渴，时唾浊沫，时时振寒。热之所过，血为之凝滞，蓄结痈脓，吐如米粥。始萌可救，脓成则死。(2)

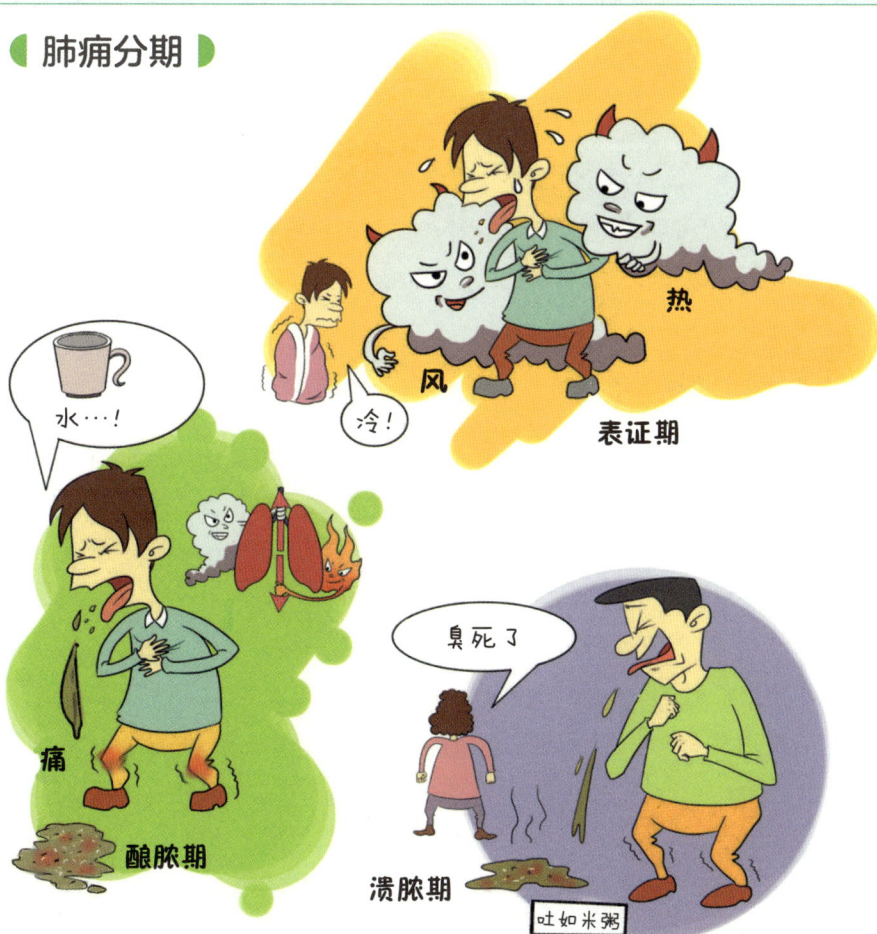

肺痈分期

热

风

水…!

冷!

表证期

痛

酿脓期

臭死了

溃脓期

吐如米粥

## （二）证治

### 1. 邪实气壅——葶苈大枣泻肺汤证

肺痈,喘不得卧,葶苈大枣泻肺汤主之。(11)

葶苈(熬令黄色,捣丸如弹子大)　大枣十二枚

上先以水三升,煮枣,取二升,去枣,纳葶苈,煮取一升,顿服。

### 2. 痰热蕴肺——苇茎汤证

《千金》苇茎汤:治咳有微热,烦满,胸中甲错,是为肺痈。

苇茎二升　薏苡仁半升　桃仁五十枚　瓜瓣半升

上四味,以水一斗,先煮苇茎,得五升,去滓,纳诸药,煮取二升,
服一升,再服,当吐如脓。

### 3. 血腐脓溃——桔梗汤证

咳而胸满,振寒,脉数,咽干不渴,时出浊唾腥臭,久久吐脓如米粥者,
为肺痈,桔梗汤主之。(12)

桔梗一两　甘草二两

上二味,以水三升,煮取一升,分温再服,则吐脓血也。

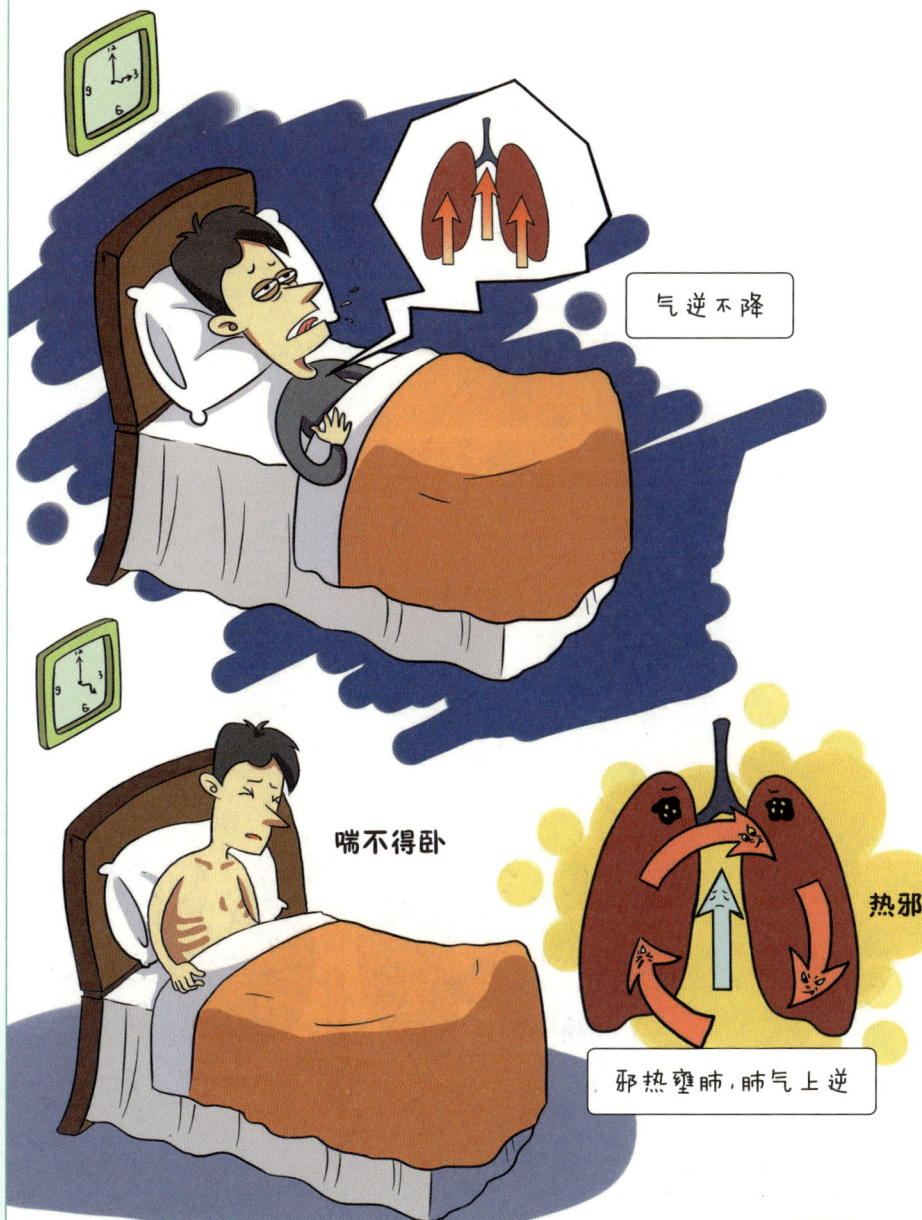

葶苈大枣泻肺汤证

气逆不降

喘不得卧

热邪

邪热壅肺，肺气上逆

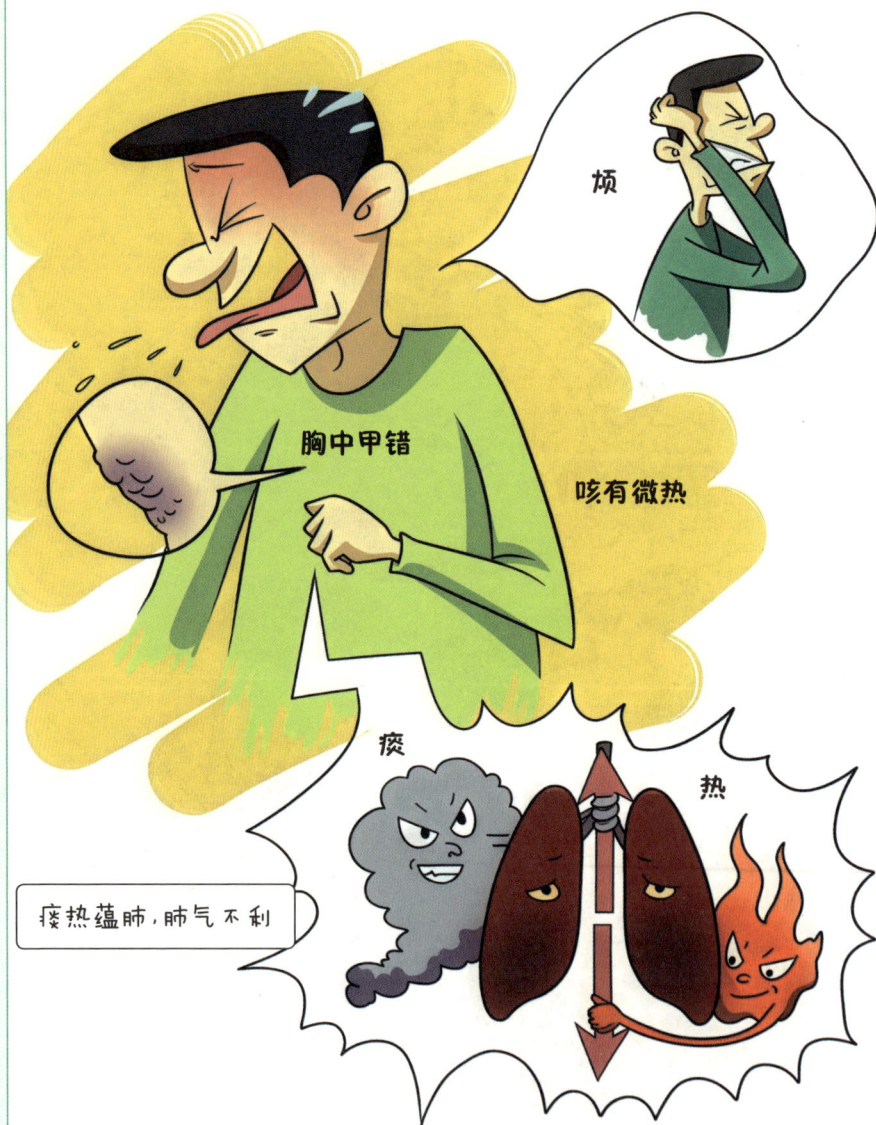

《千金》苇茎汤证

烦

胸中甲错

咳有微热

痰

热

痰热蕴肺,肺气不利

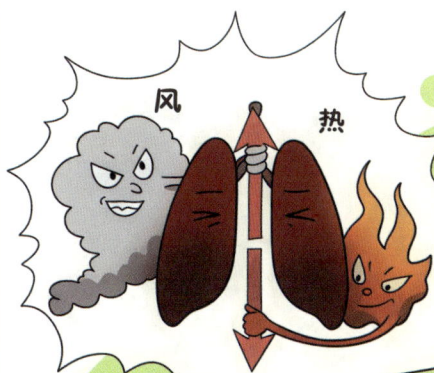

# 三、咳嗽上气病

## (一) 总纲

上气,喘而躁者,属肺胀,欲作风水,发汗则愈。(4)

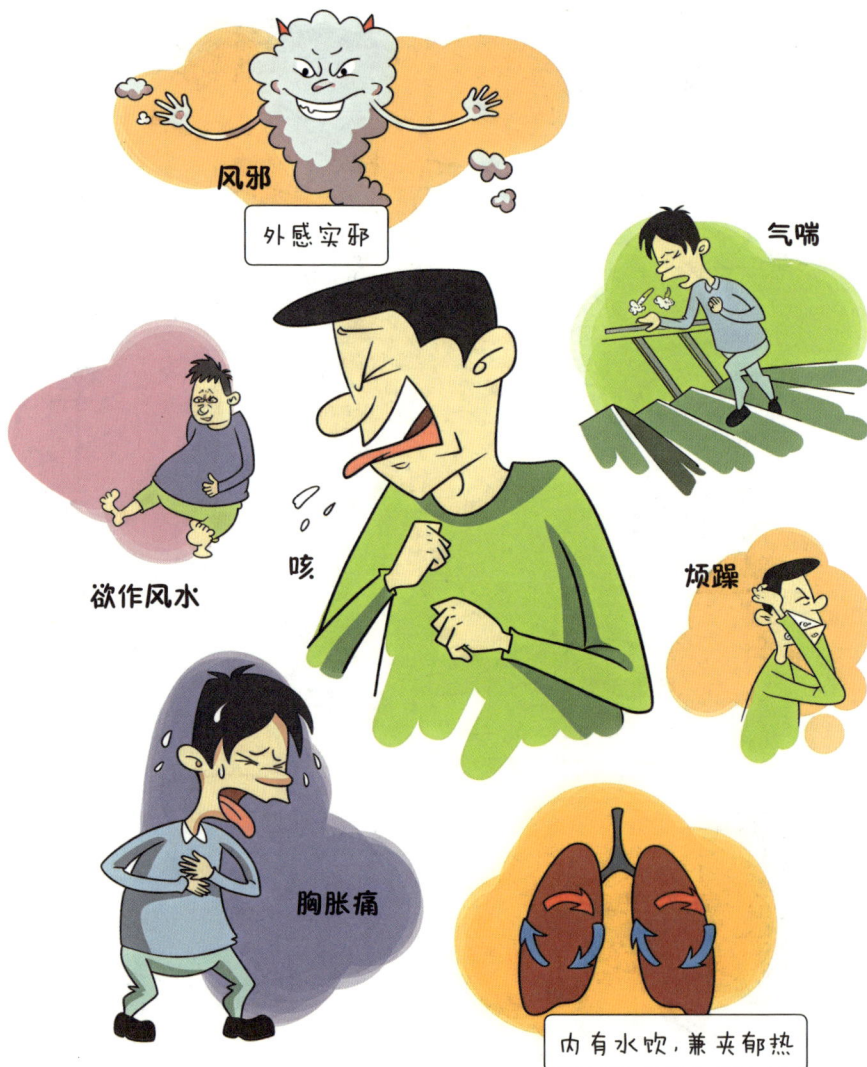

咳嗽上气总纲

风邪
外感实邪

气喘

欲作风水

咳

烦躁

胸胀痛

内有水饮,兼夹郁热

## （二）证治

### 1. 寒饮郁肺——射干麻黄汤证

咳而上气，喉中水鸡声，射干麻黄汤主之。(6)

射干十三枚，一法三两　麻黄四两　生姜四两　细辛　紫菀　款冬花各三两
五味子半升　大枣七枚　半夏(大者，洗)八枚，一法半升
上九味，以水一斗二升，先煮麻黄两沸，去上沫，纳诸药，煮取三升，
分温三服。

### 2. 痰浊壅肺——皂荚丸证

咳逆上气，时时唾浊，但坐不得眠，皂荚丸主之。(7)

皂荚八两(刮去皮，用酥炙)
上一味，末之，蜜丸梧子大，以枣膏和汤，服三丸，日三夜一服。

### 3. 饮热郁肺——越婢加半夏汤证

咳而上气，此为肺胀，其人喘，目如脱状，脉浮大者，越婢加半夏汤主之。(13)

麻黄六两　石膏半斤　生姜三两　大枣十五枚　甘草二两　半夏半升
上六味，以水六升，先煮麻黄，去上沫，纳诸药，煮取三升，分温三服。

### 4. 表寒里饮夹热——小青龙加石膏汤证

肺胀，咳而上气，烦躁而喘，脉浮者，心下有水，小青龙加石膏汤主之。(14)

麻黄　芍药　桂枝　细辛　甘草　干姜各三两　五味子　半夏各半升
石膏二两
上九味，以水一斗，先煮麻黄，去上沫，纳诸药，煮取三升。强人服一升，
羸者减之，日三服，小儿服四合。

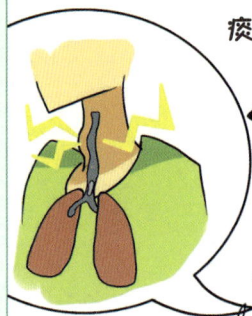

## 射干麻黄汤证

痰阻气道,痰气相击

喉中水鸡声

寒饮郁肺,肺气不降

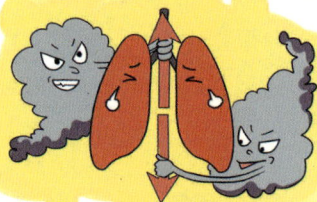

咳而上气

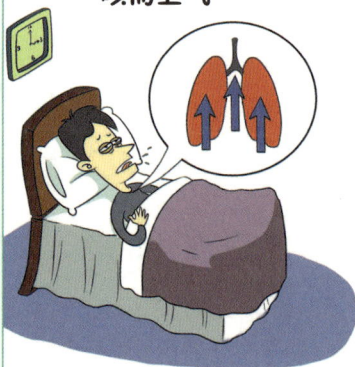

坐不得眠

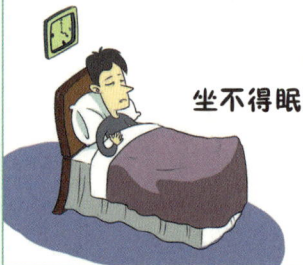

## 皂荚丸证

痰浊壅肺

好重啊

时时唾浊

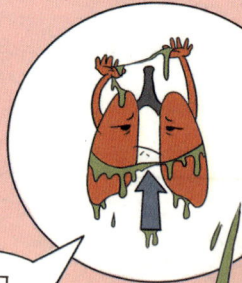

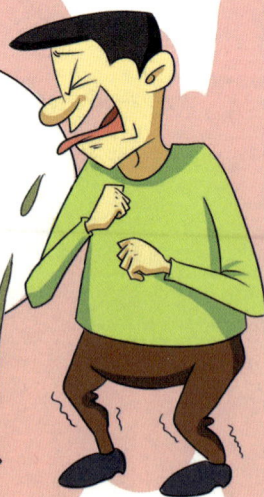

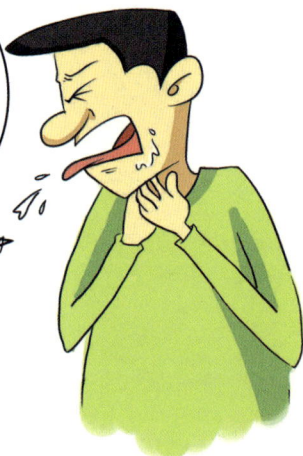

越婢加半夏汤证

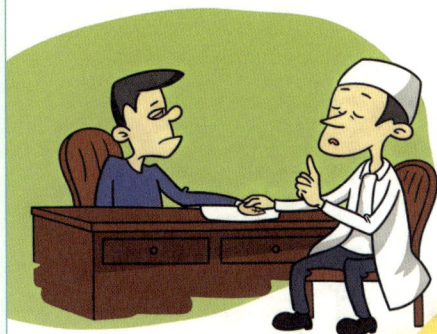

脉浮大

目如脱状

其人喘

饮热互结，热重于饮

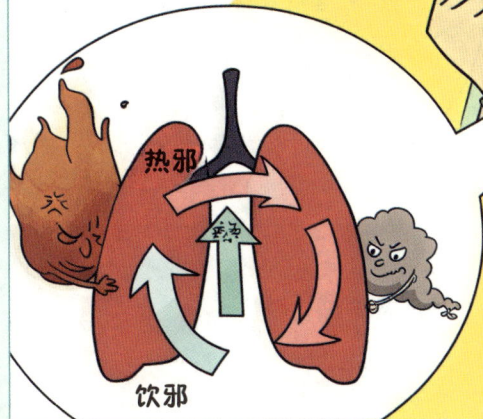

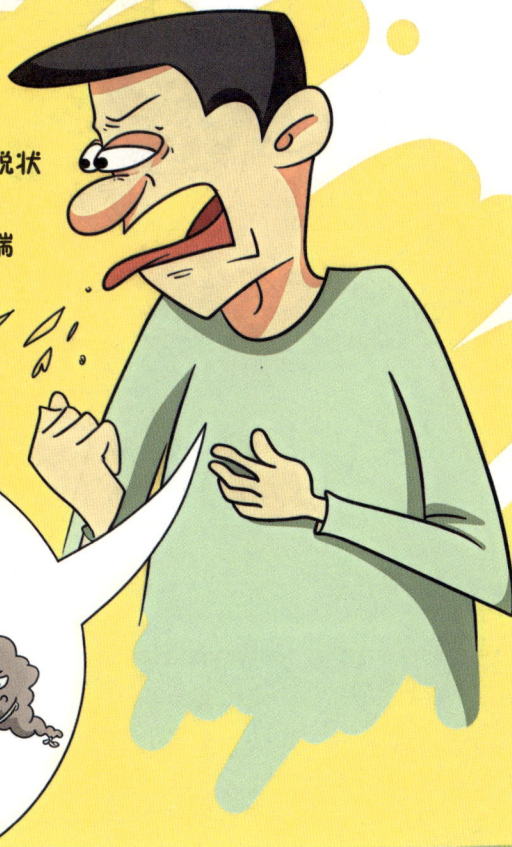

热邪

饮邪

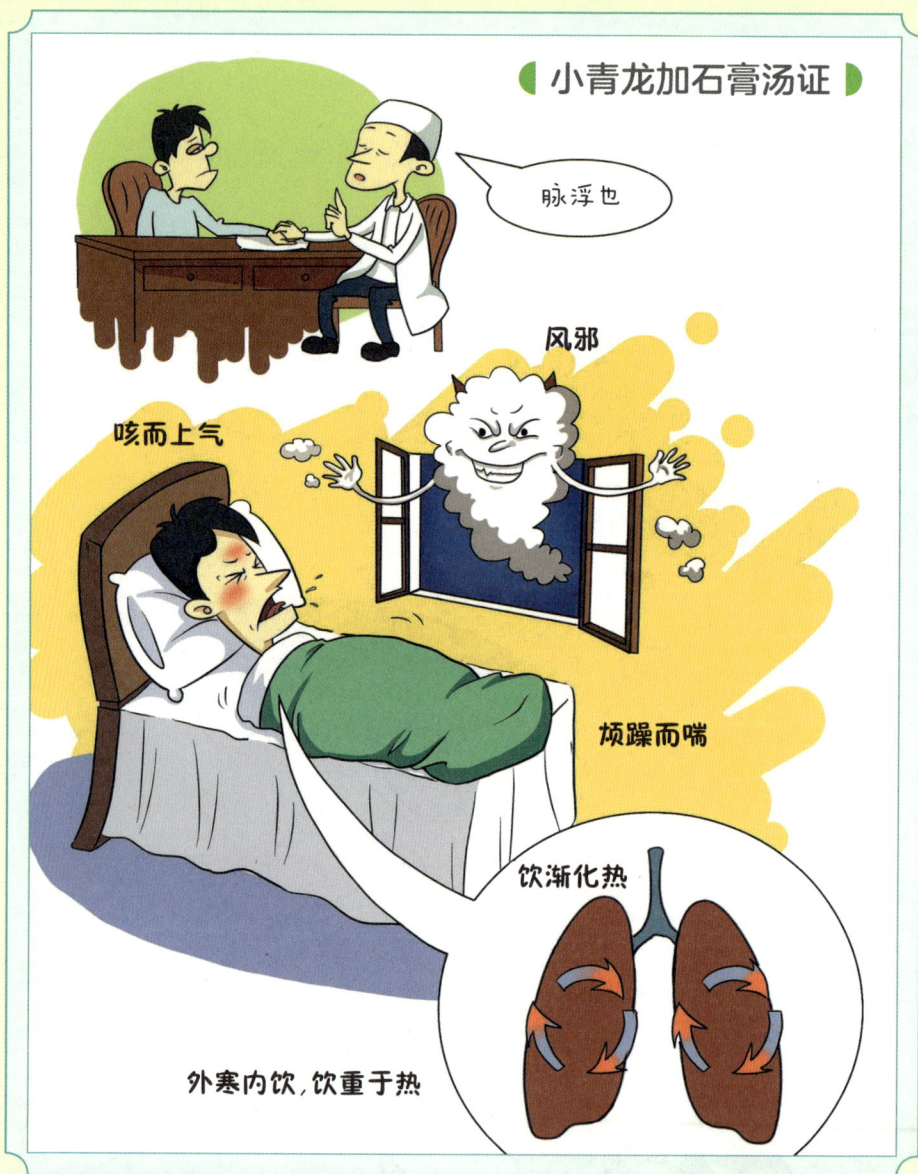

| 方证 | 病机 | 主要脉证 | 治法 |
|---|---|---|---|
| 越婢加半夏汤证 | 饮热互结，热甚于饮 | 其人喘，目如脱状，喘重于咳 | 宣肺泄热，降逆平喘 |
| 小青龙加石膏汤证 | 外寒内饮夹热，饮甚于热 | 咳而上气，烦躁而喘，咳喘并重 | 解表化饮，清热除烦 |

## 5. 肺胃阴虚气逆——麦门冬汤证

大逆上气,咽喉不利,止逆下气者,麦门冬汤主之。(10)

麦门冬七升　半夏一升　人参二两　甘草二两　粳米三合　大枣十二枚
上六味,以水一斗二升,煮取六升,温服一升,日三夜一服。

## 6. 寒饮夹热——厚朴麻黄汤、泽漆汤证

咳而脉浮者,厚朴麻黄汤主之。(8)

厚朴五两　麻黄四两　石膏如鸡子大　杏仁半升　半夏半升　干姜二两
细辛二两　小麦一升　五味子半升
上九味,以水一斗二升,先煮小麦熟,去滓,纳诸药,煮取三升,温服一升,
日三服。

脉沉者,泽漆汤主之。(9)

半夏半升　紫参五两,一作紫菀　泽漆三斤(以东流水五斗,煮取一斗五升)　生姜五两
白前五两　甘草　黄芩　人参　桂枝各三两
上九味,㕮咀,纳泽漆汁中,煮取五升,温服五合,至夜尽。

麦门冬汤证

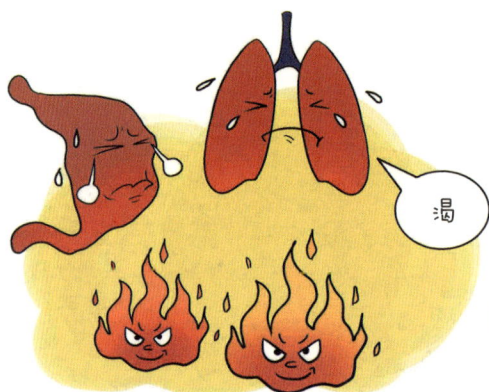

肺胃津伤,虚火上炎

渴

想要水

咳喘

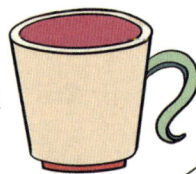

咽喉不利,咳痰不爽

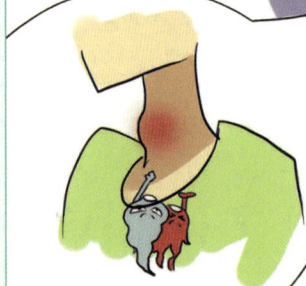

图说

**金匮要略** 第六章 肺痿肺痈咳嗽上气病脉证治

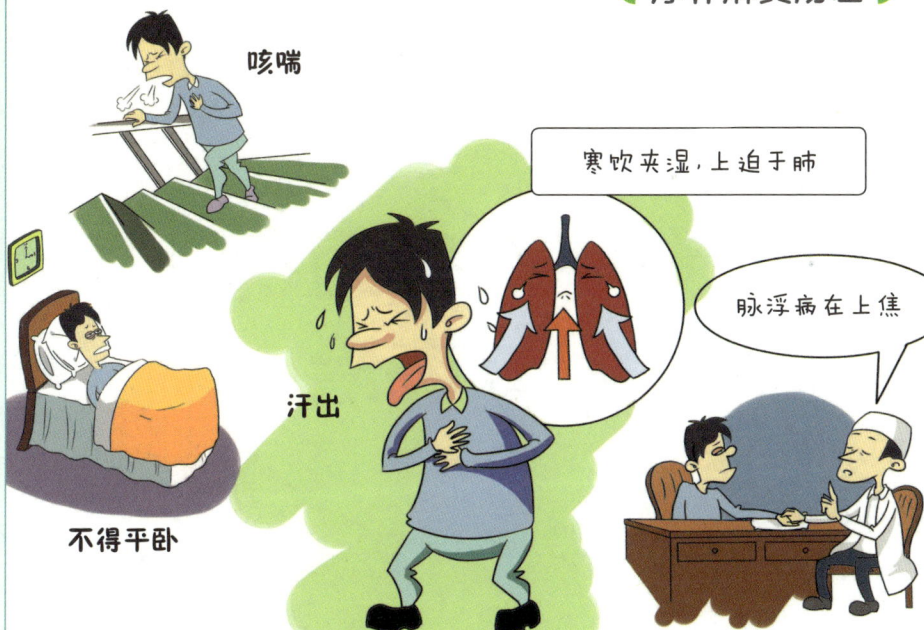

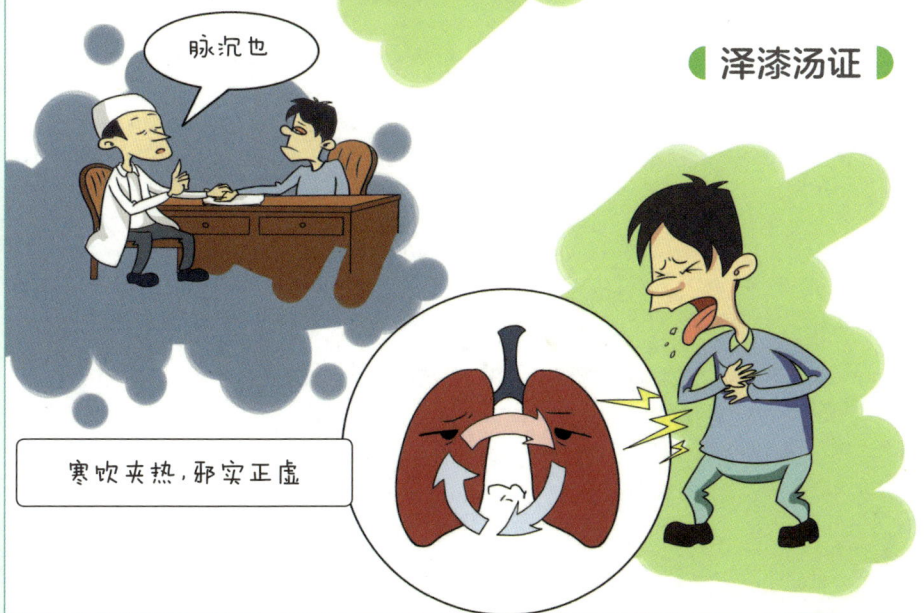

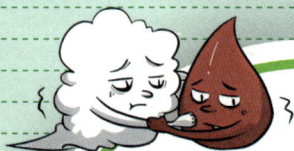

# 胸痹心痛短气病脉证治

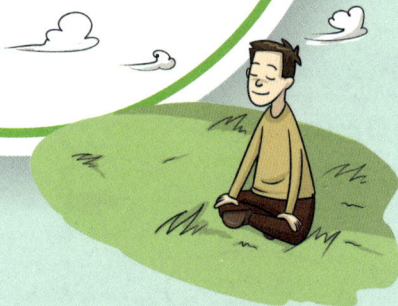

## 一、胸痹病

### （一）病机

师曰：夫脉当取太过不及，阳微阴弦，即胸痹而痛，所以然者，责其极虚也。今阳虚知在上焦，所以胸痹、心痛者，以其阴弦故也。(1)

平人无寒热，短气不足以息者，实也。(2)

胸痹心痛病机

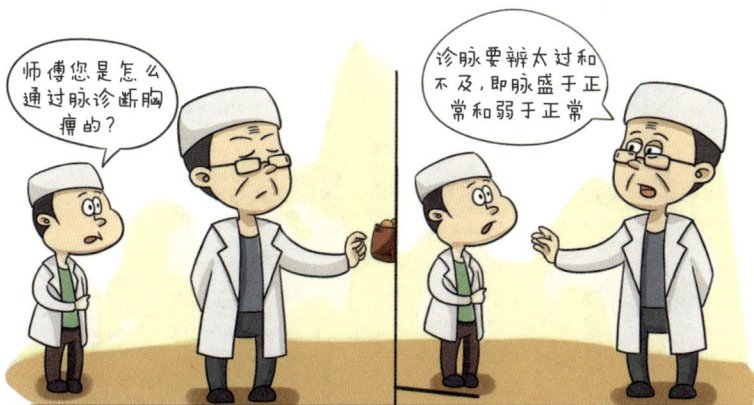

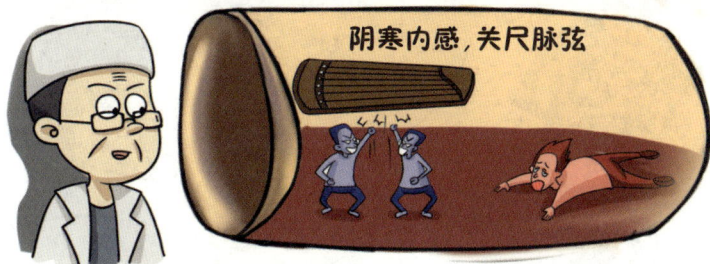

师傅您是怎么通过脉诊断胸痹的？

诊脉要辨太过和不及，即脉盛于正常和弱于正常

阴寒内盛，关尺脉弦

阳气虚弱，寸脉无力

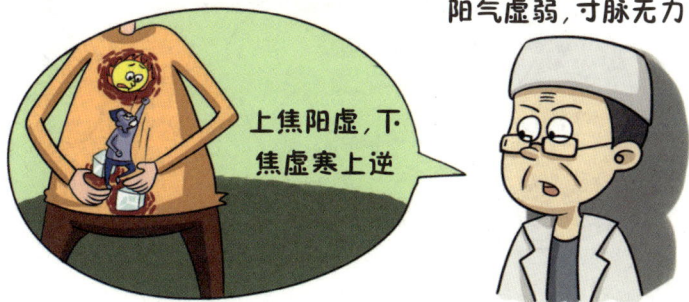

上焦阳虚，下焦虚寒上逆

胸痹心痛病机

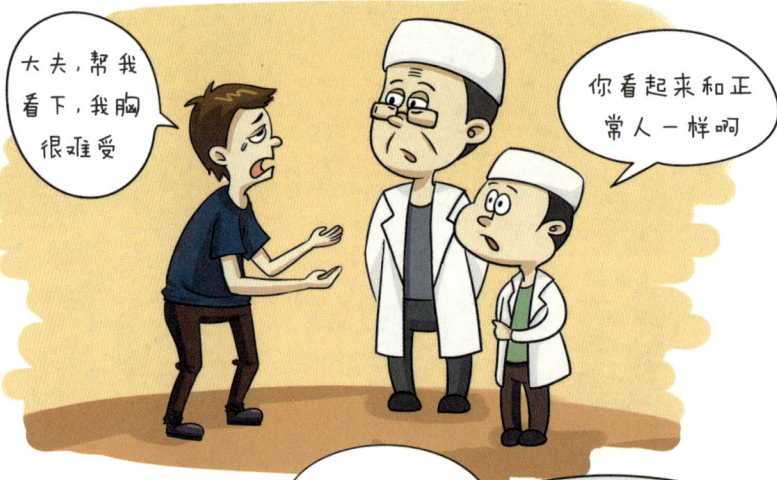

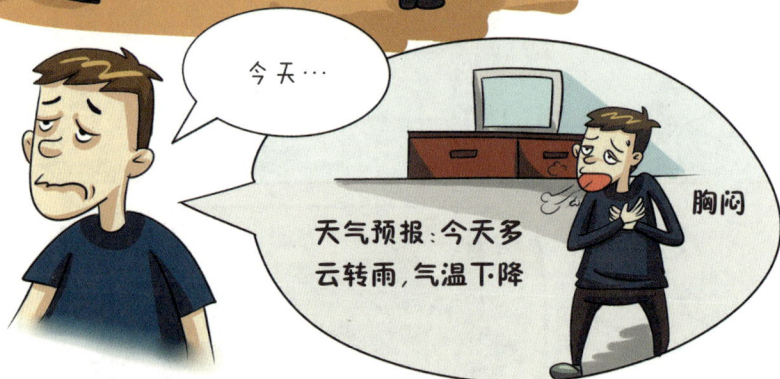

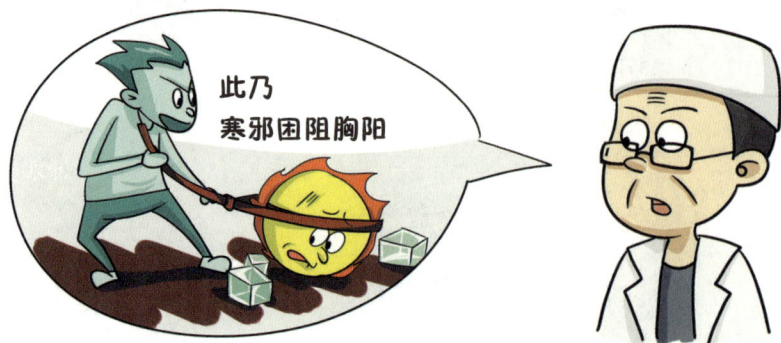

大夫，帮我看下，我胸很难受

你看起来和正常人一样啊

今天…

天气预报：今天多云转雨，气温下降

胸闷

此乃寒邪困阻胸阳

## （二）证治

### 1. 典型证——栝蒌薤白白酒汤证

胸痹之病,喘息咳唾,胸背痛,短气,寸口脉沉而迟,关上小紧数,栝蒌薤白白酒汤主之。(3)

栝蒌实一枚(捣)　薤白半斤　白酒七升
上三味,同煮,取二升,分温再服。

### 2. 痰饮壅盛——栝蒌薤白半夏汤证

胸痹不得卧,心痛彻背者,栝蒌薤白半夏汤主之。(4)

栝蒌实一枚(捣)　薤白三两　半夏半斤　白酒一斗
上四味,同煮,取四升,温服一升,日三服。

### 3. 气结在胸偏虚偏实——枳实薤白桂枝汤、人参汤证

胸痹心中痞,留气结在胸,胸满,胁下逆抢心,枳实薤白桂枝汤主之；
人参汤亦主之。(5)

枳实薤白桂枝汤方:
枳实四枚　厚朴四两　薤白半斤　桂枝一两　栝蒌一枚(捣)
上五味,以水五升,先煮枳实、厚朴,取二升,去滓,纳诸药,煮数沸,
分温三服。

人参汤方:
人参　甘草　干姜　白术各三两
上四味,以水八升,煮取三升,温服一升,日三服。

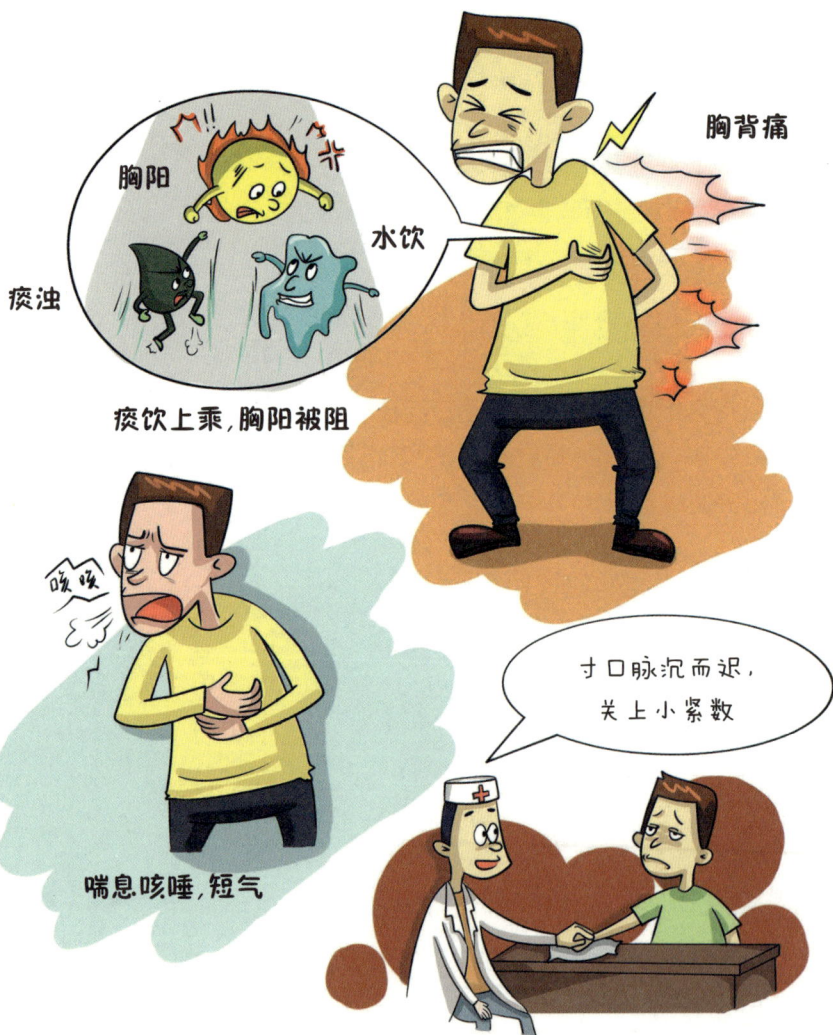

栝蒌薤白白酒汤证

胸阳

痰浊

水饮

痰饮上乘,胸阳被阻

胸背痛

喘息咳唾,短气

寸口脉沉而迟,
关上小紧数

栝蒌薤白半夏汤证

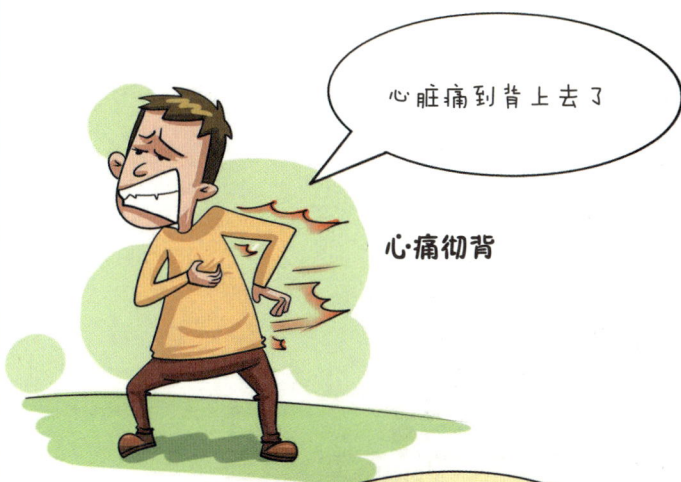

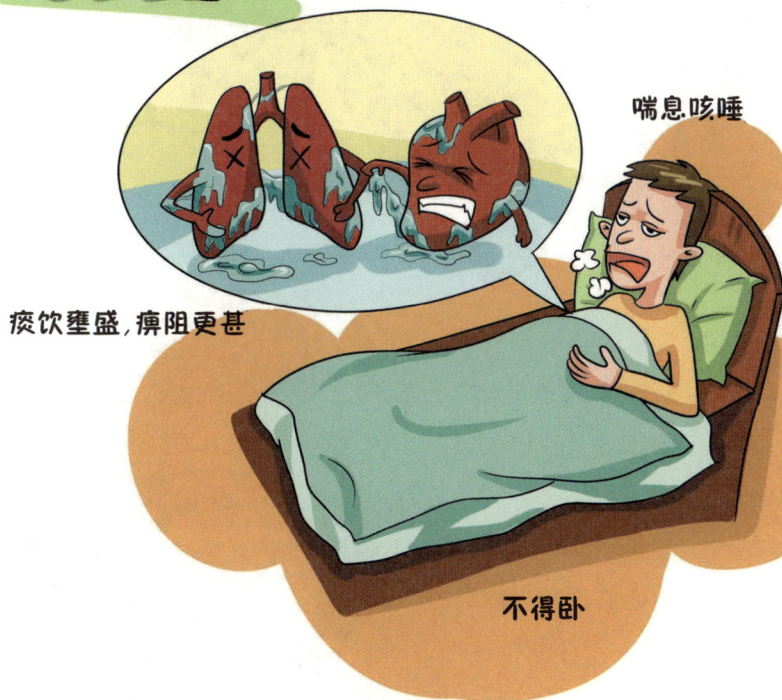

心脏痛到背上去了

心痛彻背

喘息咳唾

痰饮壅盛，痹阻更甚

不得卧

枳实薤白桂枝汤证

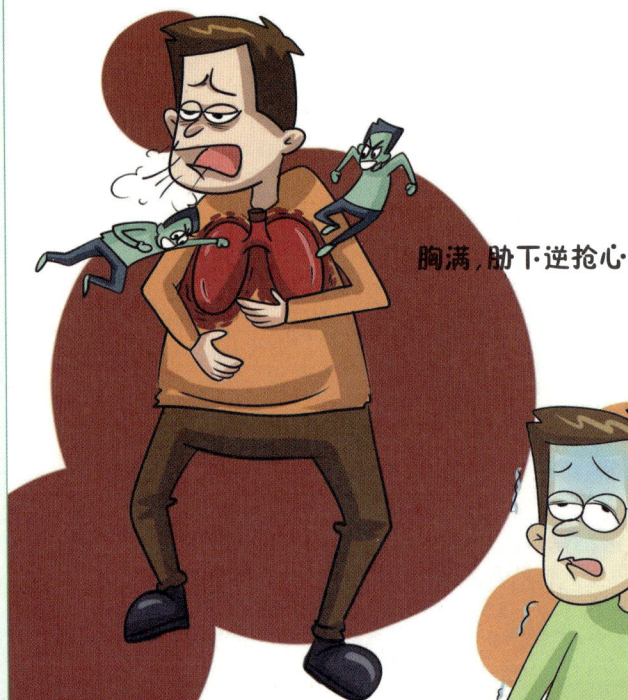

胸满，胁下逆抢心·

人参汤证

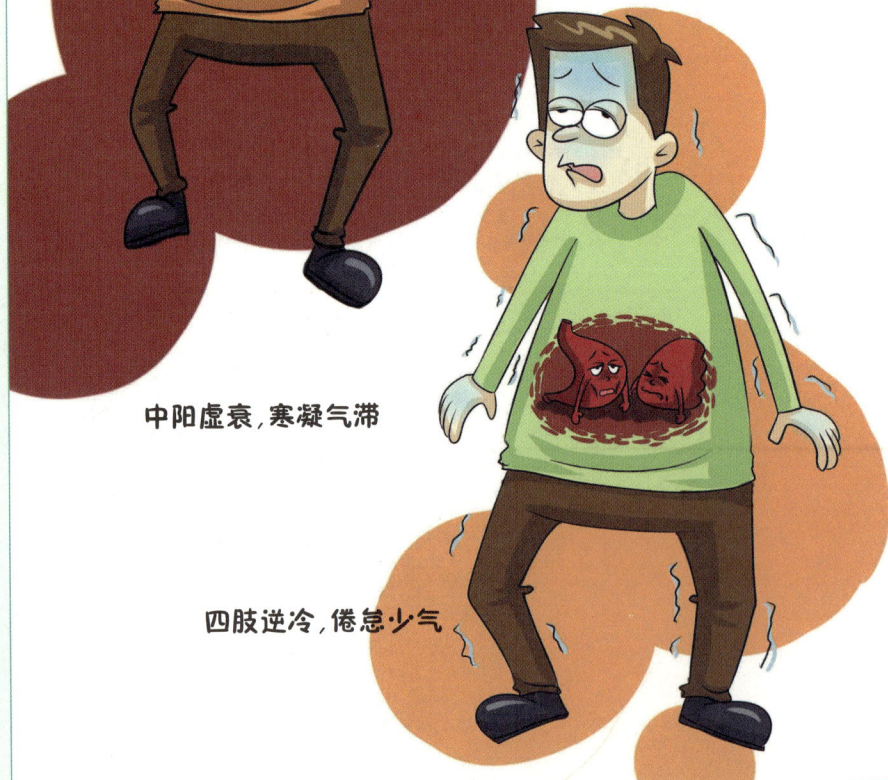

中阳虚衰，寒凝气滞

四肢逆冷，倦怠少气

### 4. 饮阻气滞——茯苓杏仁甘草汤、橘枳姜汤证

胸痹,胸中气塞、短气,茯苓杏仁甘草汤主之;橘枳姜汤亦主之。(6)

茯苓杏仁甘草汤方:

茯苓三两　杏仁五十个　甘草一两

上三味,以水一斗,煮取五升,温服一升,日三服,不瘥,更服。

橘枳姜汤方:

橘皮一斤　枳实三两　生姜半斤

上三味,以水五升,煮取二升,分温再服。《肘后》《千金》云:治胸痹,胸中愊愊如满,噎塞习习如痒,喉中涩,唾燥沫。

### 5. 寒湿痹阻——薏苡附子散证

胸痹缓急者,薏苡附子散主之。(7)

薏苡仁十五两　大附子十枚(炮)

上二味,杵为散,服方寸匕,日三服。

## 茯苓杏仁甘草汤证

饮阻于肺明显

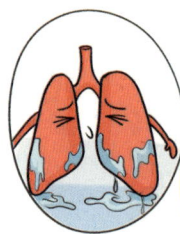

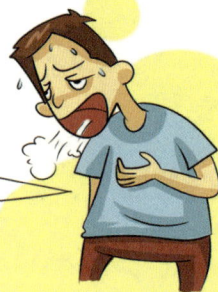

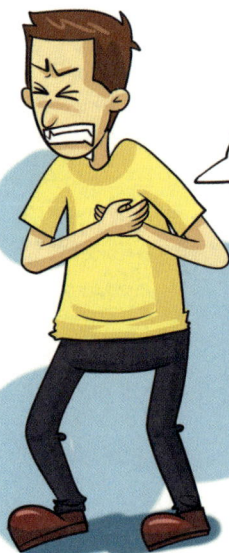

胸中气塞，短气

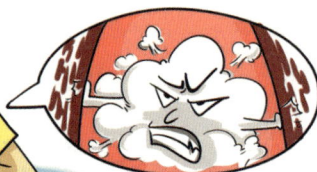

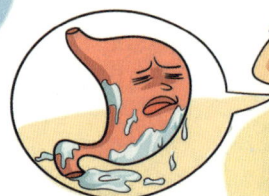

## 橘枳姜汤证

胸中气塞，短气

偏重于气滞在胃

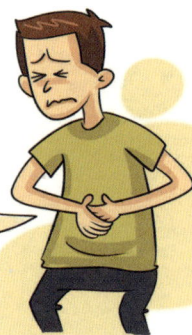

薏苡附子散证

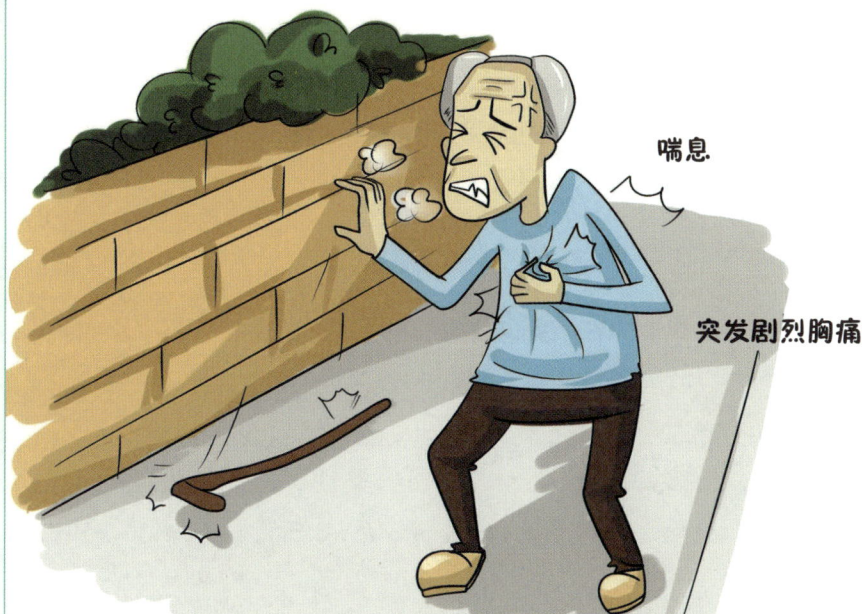

喘息

突发剧烈胸痛

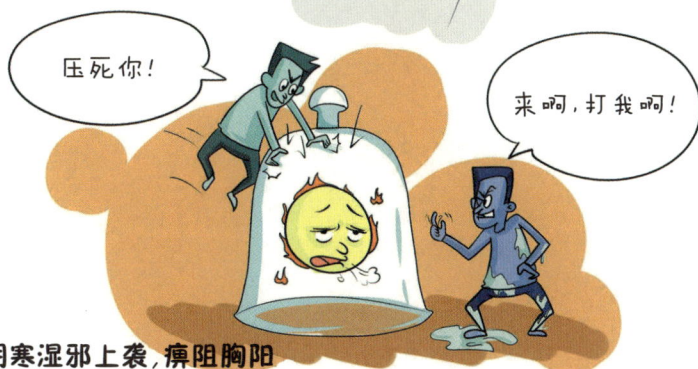

压死你!

来啊,打我啊!

阴寒湿邪上袭,痹阻胸阳

第七章　胸痹心痛短气病脉证治

## 二、心痛病

### (一) 病机

同胸痹病机。

### (二) 证治

1. 寒饮气逆——桂枝生姜枳实汤证

   心中痞,诸逆,心悬痛,桂枝生姜枳实汤主之。(8)

   桂枝　生姜各三两　枳实五枚
   上三味,以水六升,煮取三升,分温三服。

2. 阴寒痼结——乌头赤石脂丸证

   心痛彻背,背痛彻心,乌头赤石脂丸主之。(9)

   蜀椒一两,一法二分　乌头一分(炮)　附子半两(炮)一法一分　干姜一两,一法一分
   赤石脂一两,一法二分
   上五味,末之,蜜丸如梧子大,先食服一丸,日三服。不知,稍加服。

桂枝生姜枳实汤证

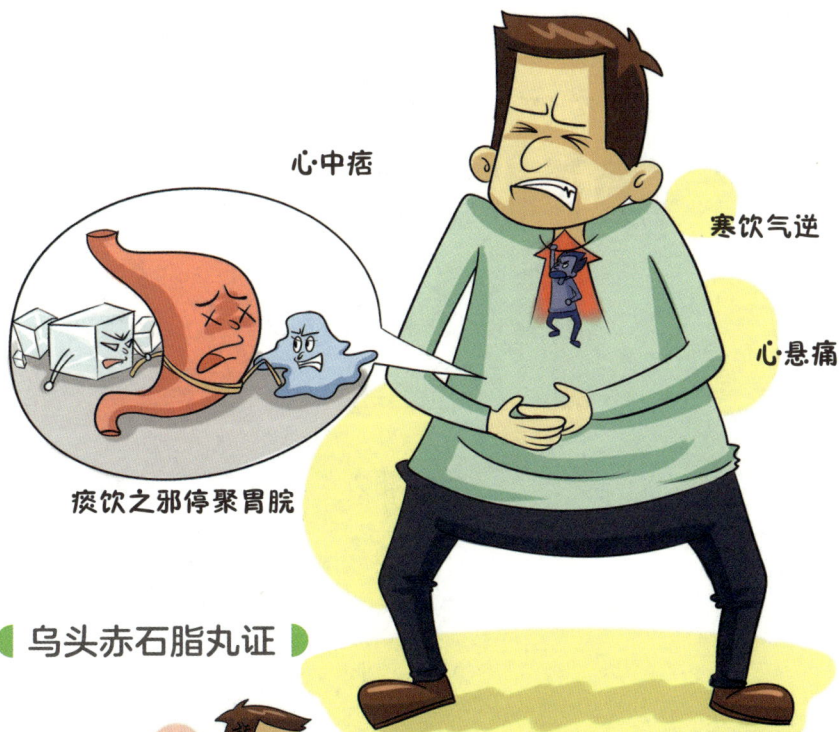

心中痞

寒饮气逆

心悬痛

痰饮之邪停聚胃脘

乌头赤石脂丸证

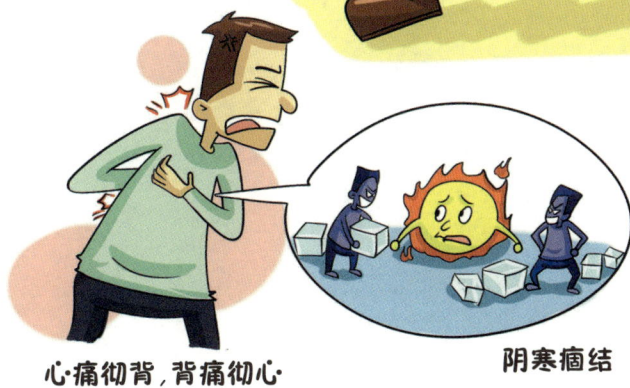

心痛彻背,背痛彻心

阴寒痼结

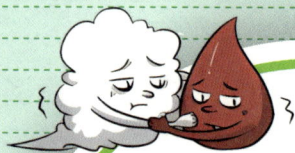

# 腹满寒疝宿食病脉证治

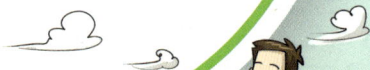

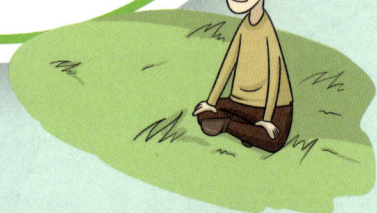

# 一、腹满病

## （一）辨证

### 1. 实热性腹满

病者腹满，按之不痛为虚，痛者为实，可下之。舌黄未下者，下之黄自去。(2)

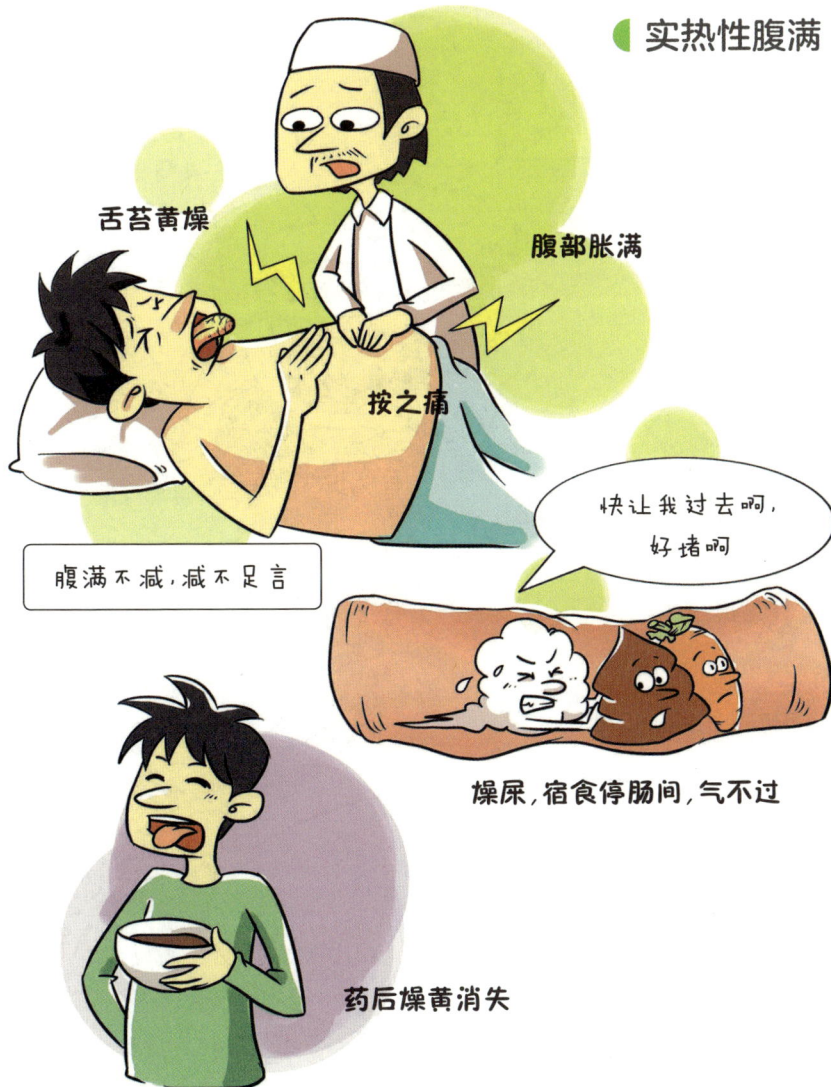

实热性腹满

舌苔黄燥

腹部胀满

按之痛

腹满不减，减不足言

快让我过去啊，好堵啊

燥屎，宿食停肠间，气不过

药后燥黄消失

103

第八章　腹满寒疝宿食病脉证治

## 2. 虚寒性腹满

趺阳脉微弦,法当腹满,不满者,必便难,两胠疼痛,此虚寒从下上也,当以温药服之。(1)

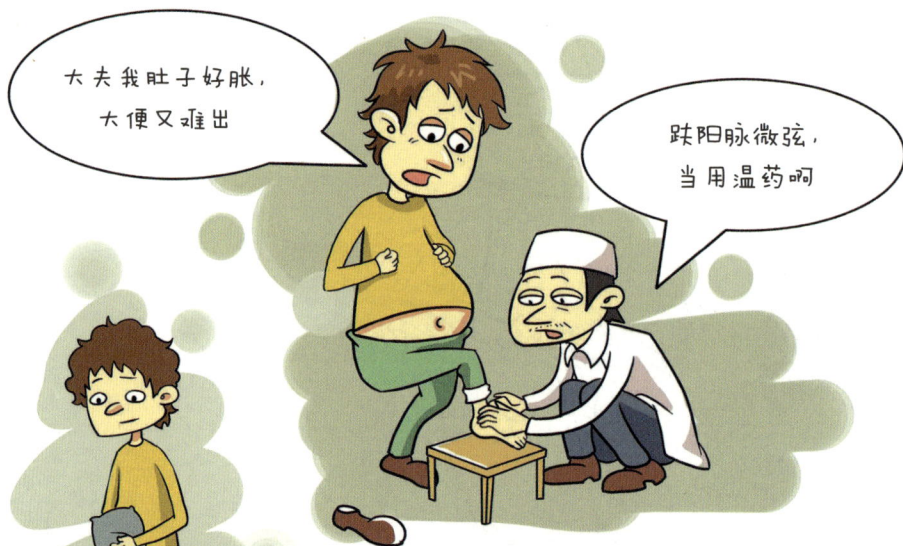

**虚寒性腹满**

大夫我肚子好胀,大便又难出

趺阳脉微弦,当用温药啊

喜温喜按

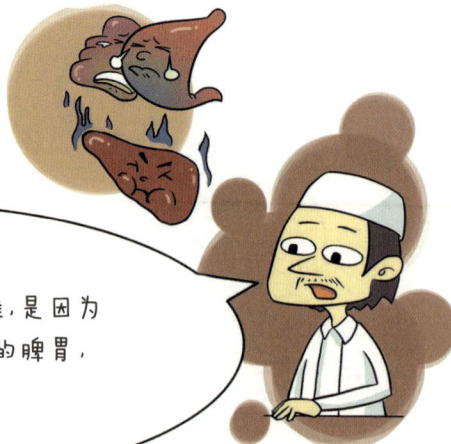

病人苦于腹满或排便困难,是因为下焦寒气侵犯中焦虚弱的脾胃,影响体内气运

## （二）证治

### 1. 实热性腹满

(1) 里实兼表寒——厚朴七物汤证

病腹满,发热十日,脉浮而数,饮食如故,厚朴七物汤主之。(9)

厚朴半斤　甘草　大黄各三两　大枣十枚　枳实五枚　桂枝二两
生姜五两
上七味,以水一斗,煮取四升,温服八合,日三服。呕者加半夏五合,
下利去大黄,寒多者加生姜至半斤。

(2) 里实兼少阳——大柴胡汤证

按之心下满痛者,此为实也,当下之,宜大柴胡汤。(12)

柴胡半斤　黄芩三两　芍药三两　半夏半升(洗)　枳实四枚(炙)　大黄二两
大枣十二枚　生姜五两
上八味,以水一斗二升,煮取六升,去滓再煎,温服一升,日三服。

(3) 里实胀重于积——厚朴三物汤证

痛而闭者,厚朴三物汤主之。(11)

厚朴八两　大黄四两　枳实五枚
上三味,以水一斗二升,先煮二味,取五升,纳大黄,煮取三升,
温服一升。以利为度。

(4) 里实积胀俱重——大承气汤证

腹满不减,减不足言,当须下之,宜大承气汤。(13)

大黄四两(酒洗)　厚朴半斤(去皮炙)　枳实五枚(炙)　芒硝三合
上四味,以水一斗,先煮二物,取五升,去滓,纳大黄,煮取二升,
纳芒硝,更上火微一二沸,分温再服,得下,余勿服。

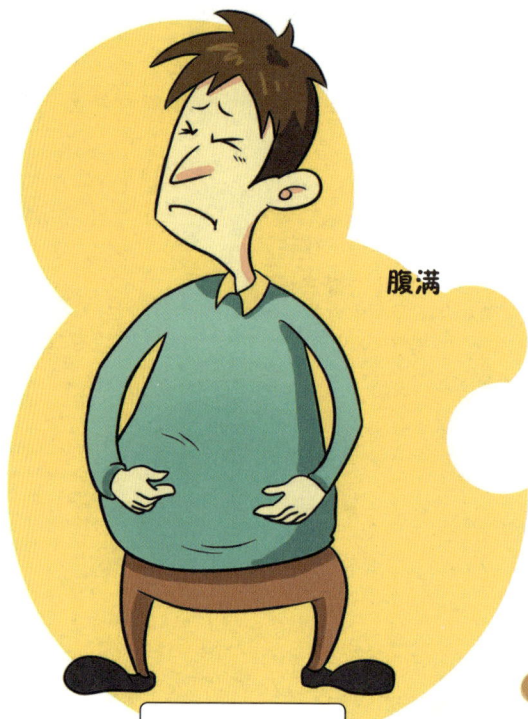

## ◀ 厚朴七物汤证 ▶

腹满

里实兼表寒

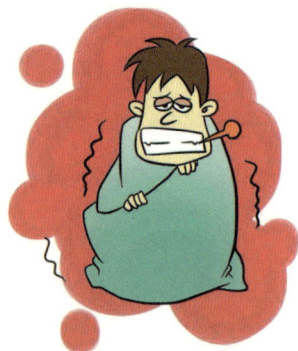

发热十日

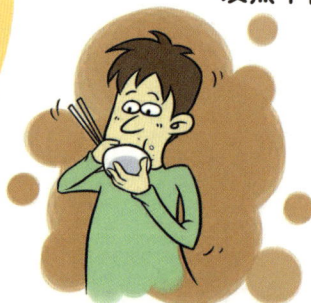

饮食如常

脉浮而数

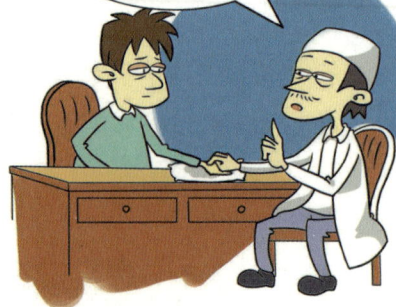

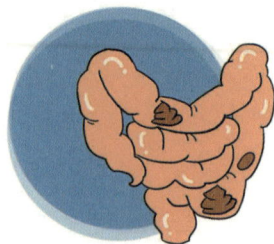

实热内结于肠

图说

**金匮要略** ● 第八章 腹满寒疝宿食病脉证治

## 大柴胡汤证

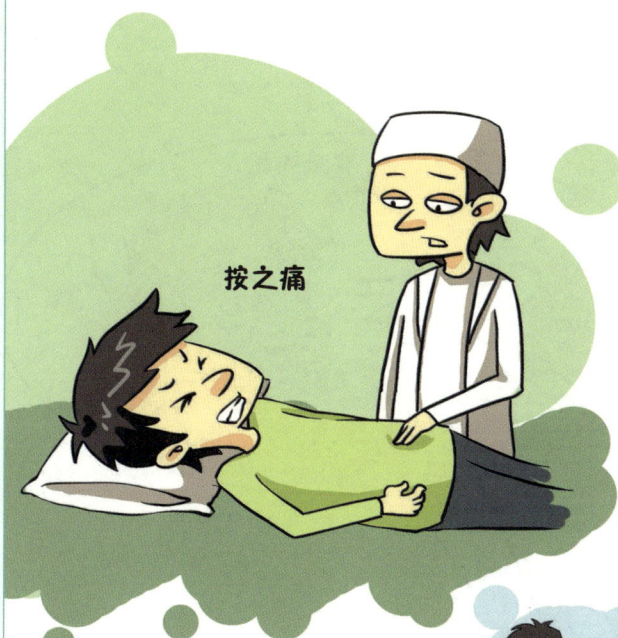

按之痛

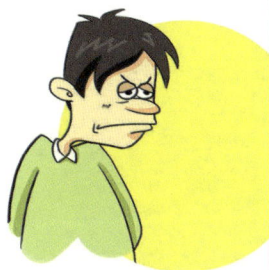

郁郁微烦

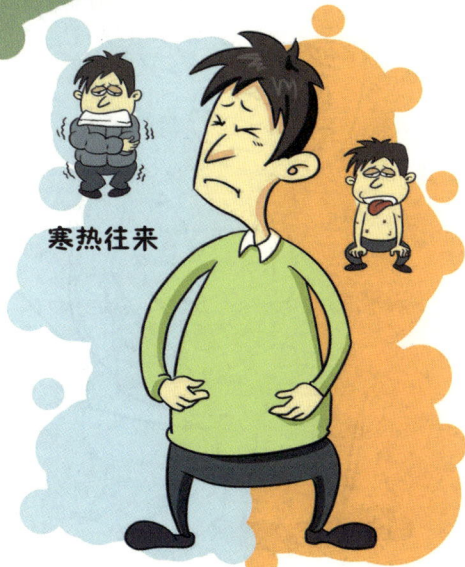

寒热往来

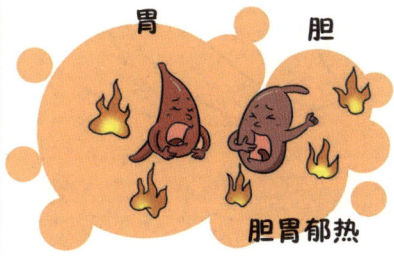

胃　　胆

胆胃郁热

107

第八章　腹满寒疝宿食病脉证治

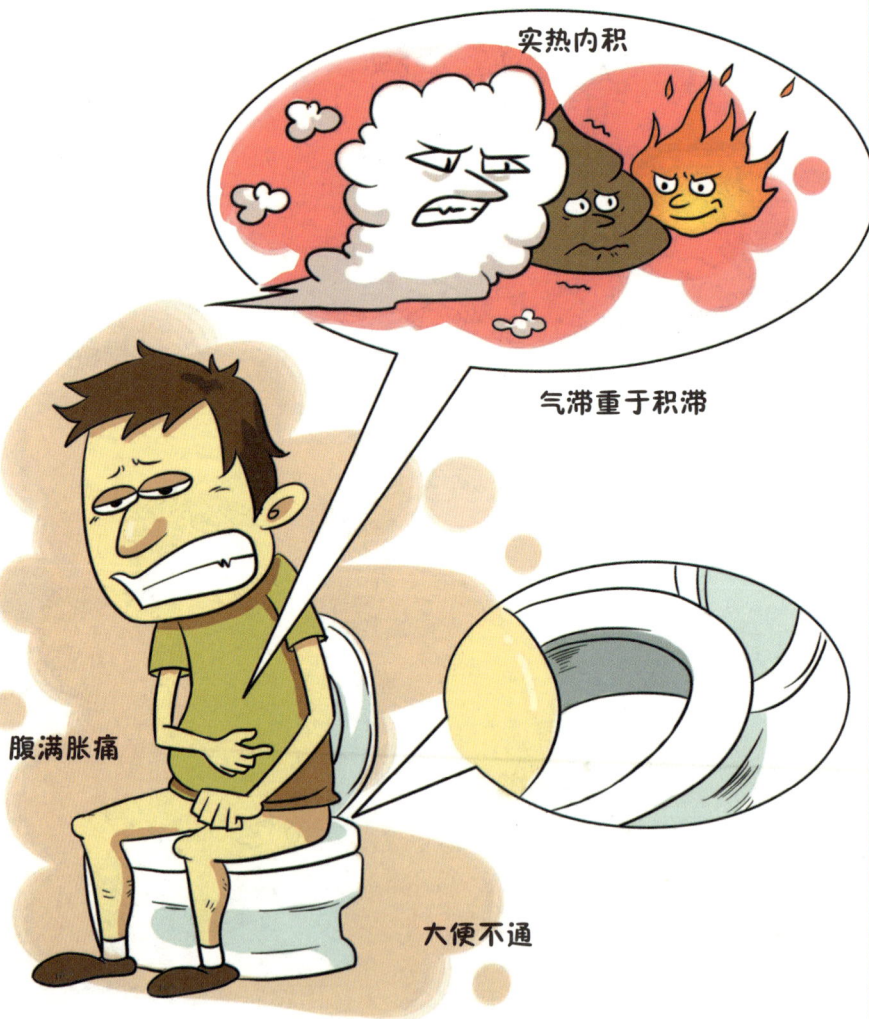

厚朴三物汤证

实热内积

气滞重于积滞

腹满胀痛

大便不通

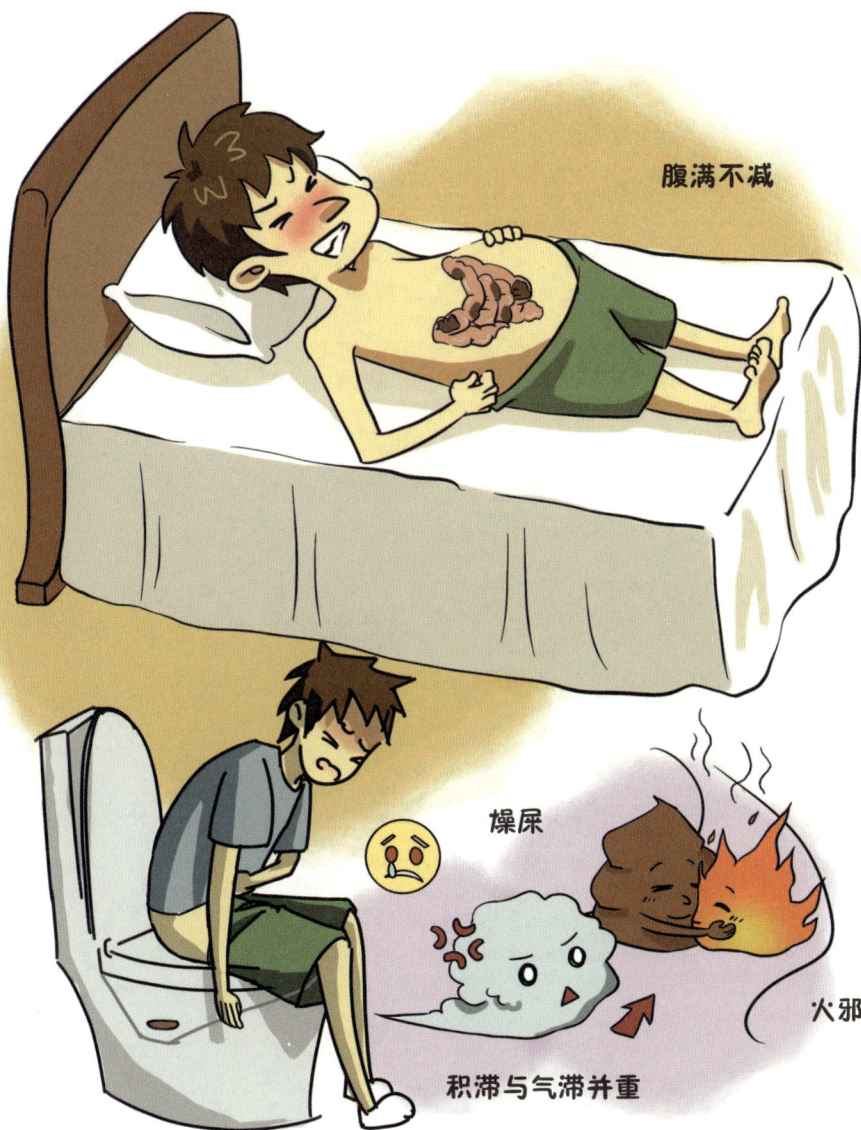

大承气汤证

腹满不减

燥屎

积滞与气滞并重

火邪

第八章　腹满寒疝宿食病脉证治

## 2. 虚寒性腹满

### (1) 附子粳米汤证

腹中寒气,雷鸣切痛,胸胁逆满,呕吐,附子粳米汤主之。(10)

附子一枚(炮)　半夏半升　甘草一两　大枣十枚　粳米半升

上五味,以水八升,煮米熟汤成,去滓,温服一升,日三服。

### (2) 赤丸证

寒气厥逆,赤丸主之。(16)

茯苓四两　乌头二两(炮)　半夏四两(洗)一方用桂　细辛一两,《千金》作人参

上四味,末之,纳真朱为色,炼蜜丸如麻子大,先食酒饮下三丸,日再夜
一服;不知,稍增之,以知为度。

### (3) 脾胃虚寒——大建中汤证

心胸中大寒痛,呕不能饮食,腹中寒,上冲皮起,出见有头足,上下痛而
不可触近,大建中汤主之。(14)

蜀椒二合(汗)　干姜四两　人参二两

上三味,以水四升,煮取二升,去滓,纳胶饴一升,微火煎取一升半,
分温再服,如一炊顷,可饮粥二升,后更服,当一日食糜,温覆之。

### (4) 寒实内结——大黄附子汤证

胁下偏痛,发热,其脉紧弦,此寒也,宜温药下之,宜大黄附子汤。(15)

大黄三两　附子三枚(炮)　细辛二两

上三味,以水五升,煮取二升,分温三服;若强人煮取二升半,
分温三服。服后如人行四五里,进一服。

呕吐清涎

胃失和降

雷鸣切痛

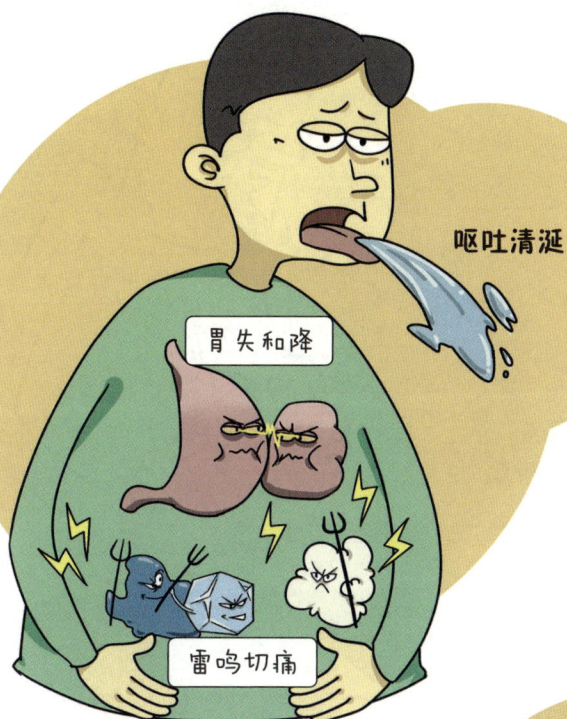

脾胃阳虚，阴寒水
饮上逆，与气相击

寒气上逆
胸胁逆满

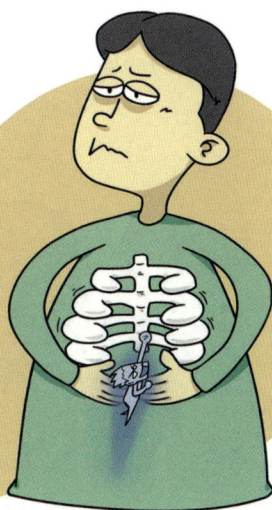

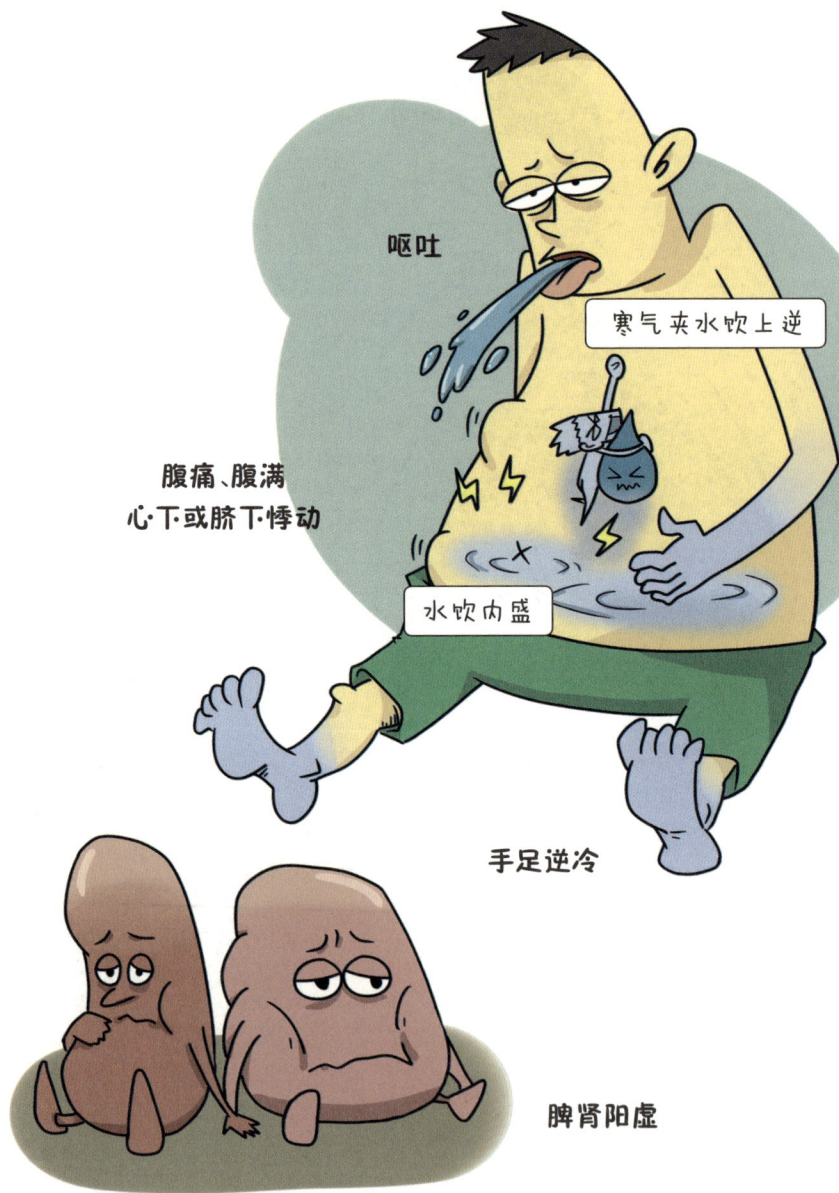

赤丸证

呕吐

寒气夹水饮上逆

腹痛、腹满
心下或脐下悸动

水饮内盛

手足逆冷

脾肾阳虚

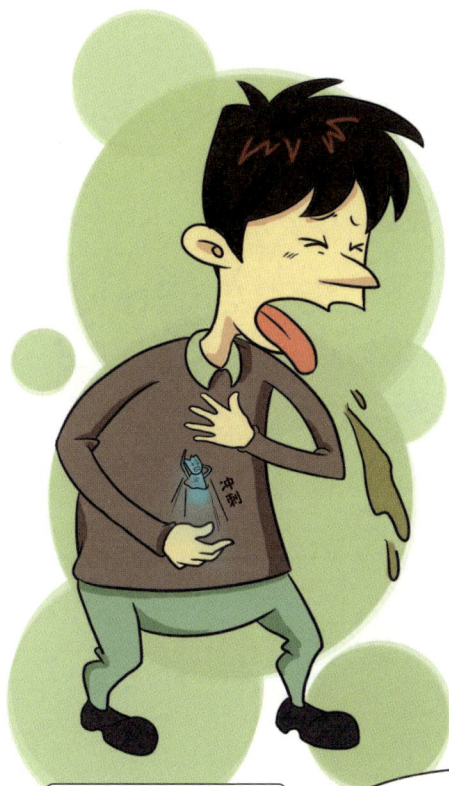

呕吐
不能正常饮食

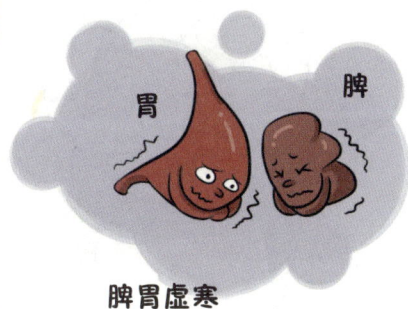

胃　　　脾

脾胃虚寒

腹中寒气攻冲

头足状包块啊

啊啊别碰，好痛啊！

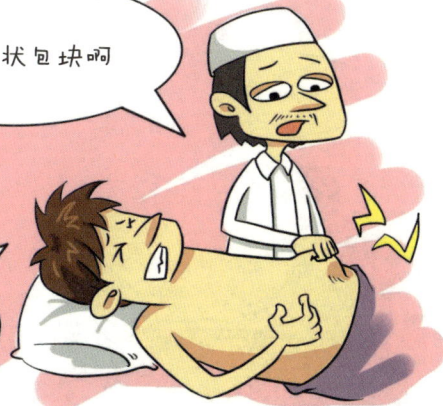

113

大黄附子汤证

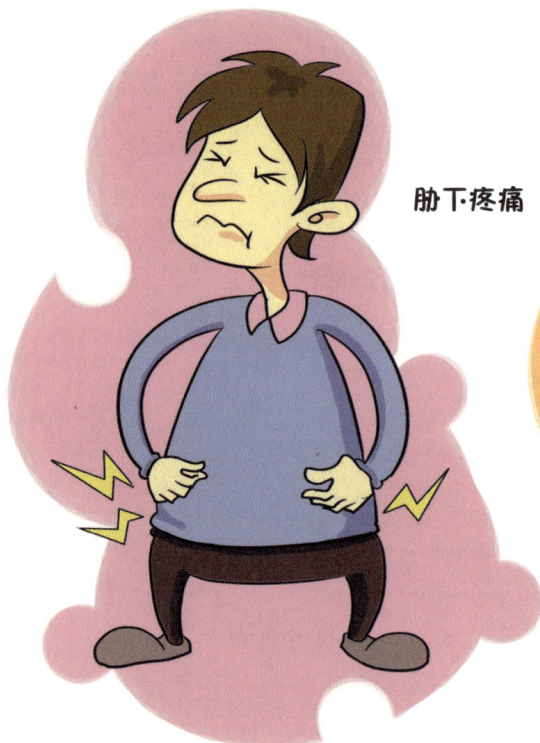

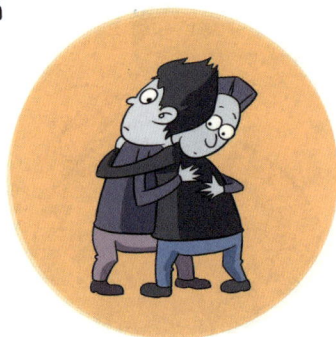

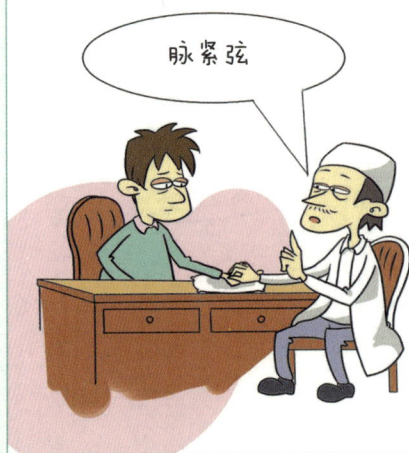

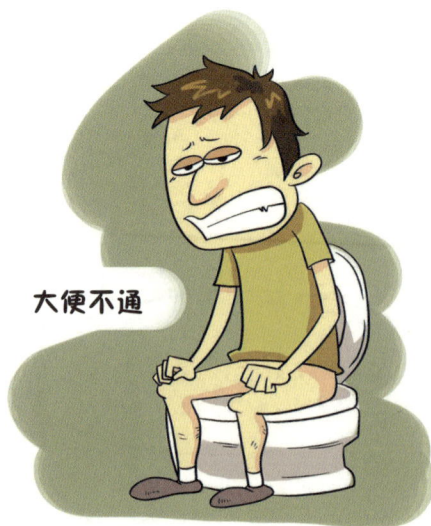

胁下疼痛

寒实内结，腑气不通

脉紧弦

大便不通

## 二、寒疝病

### （一）成因

腹痛，脉弦而紧，弦则卫气不行，即恶寒，紧则不欲食，邪正相搏，即为寒疝。(17)

### （二）证治

#### 1. 阳虚寒盛——大乌头煎证

寒疝绕脐痛，若发则白汗出，手足厥冷，其脉沉紧者，大乌头煎主之。(17)

乌头大者五枚（熬，去皮，不㕮咀）

上以水三升，煮取一升，去滓，纳蜜二升，煎令水气尽，取二升，强人服七合，弱人服五合。不瘥，明日更服，不可一日再服。

#### 2. 血虚寒凝——当归生姜羊肉汤证

寒疝腹中痛，及胁痛里急者，当归生姜羊肉汤主之。(18)

当归三两　生姜五两　羊肉一斤

上三味，以水八升，煮取三升，温服七合，日三服。若寒多者，加生姜成一斤；痛多而呕者，加橘皮二两、白术一两。加生姜者，亦加水五升，煮取三升二合，服之。

#### 3. 寒疝兼表证——乌头桂枝汤证

寒疝腹中痛，逆冷，手足不仁，若身疼痛，灸刺诸药不能治，抵当乌头桂枝汤主之。(19)

乌头

上一味，以蜜二斤，煎减半，去滓，以桂枝汤五合解之，令得一升后，初服二合，不知，即服三合；又不知，复加至五合。其知者，如醉状，得吐者，为中病。

### 大乌头煎证

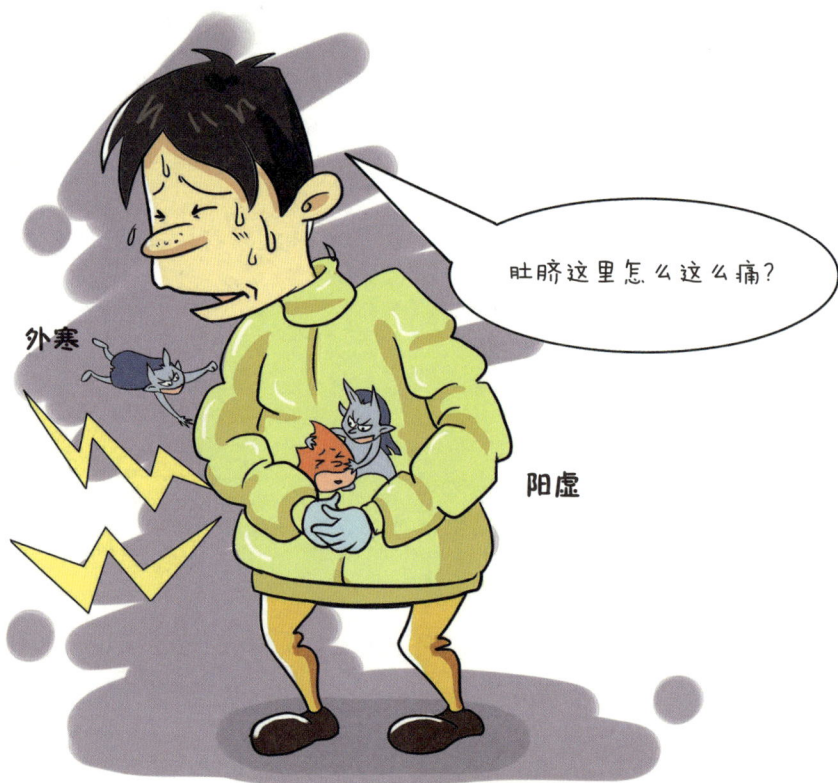

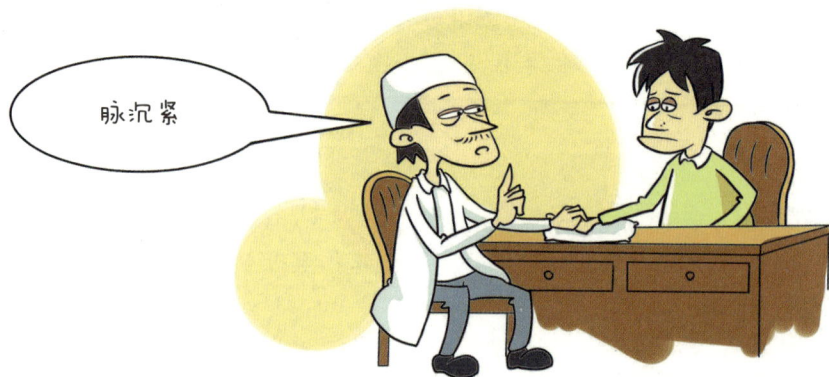

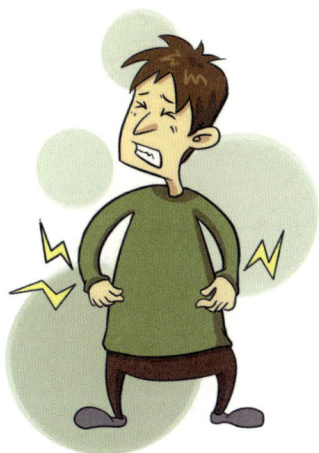

当归生姜羊肉汤证

胁肋疼痛

阴寒

气

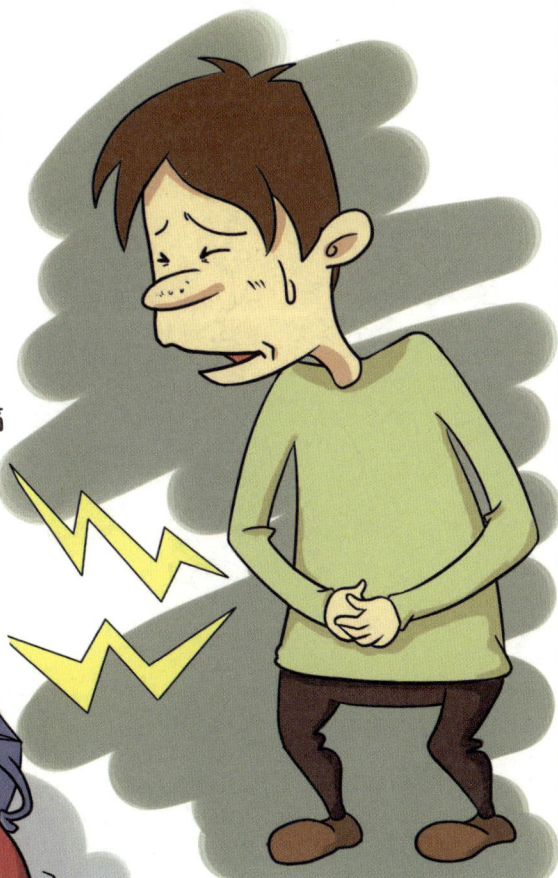

腹中拘急疼痛

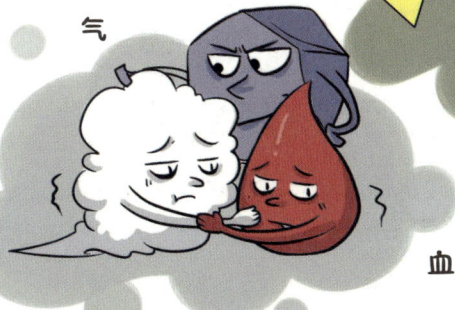

血

血气虚，阴寒内生

117

第八章　腹满寒疝宿食病脉证治

# 乌头桂枝汤证

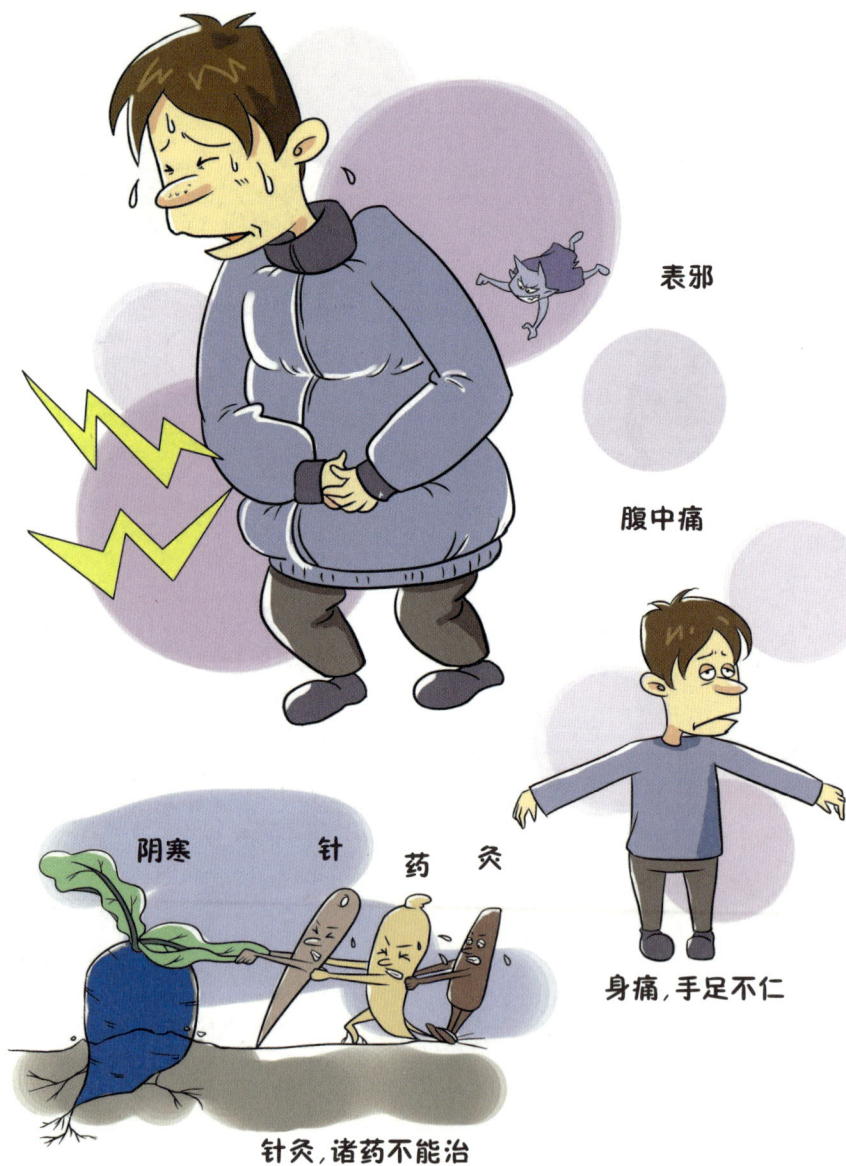

表邪

腹中痛

阴寒　针　药　灸

身痛,手足不仁

针灸,诸药不能治

## 三、宿食病

### （一）脉证

脉紧如转索无常者,有宿食也。(25)

脉紧,头痛风寒,腹中有宿食不化也。(26)

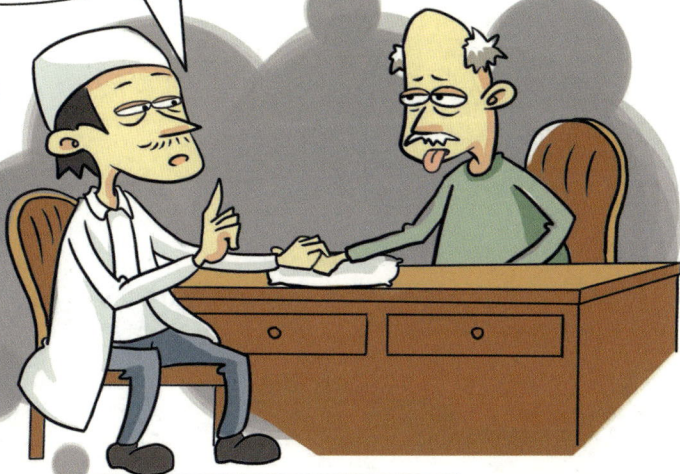

宿食脉证

脉紧兼有滑象,乍紧乍滑,如绳索转动

脉紧如转索无常者,有宿食也

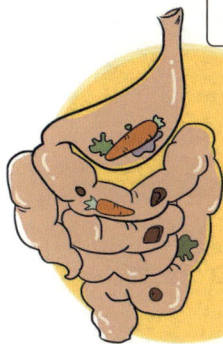

宿食停滞

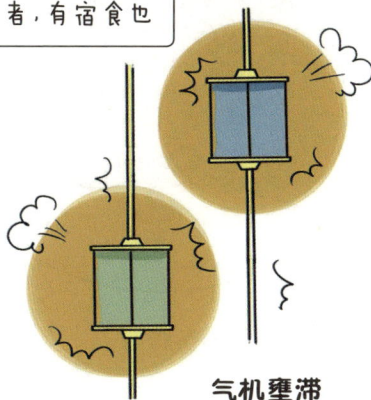

气机壅滞

119

## （二）证治

### 1. 宿食在下——大承气汤证

问曰：人病有宿食，何以别之？师曰：寸口脉浮而大，按之反涩，尺中亦微而涩，故知有宿食，大承气汤主之。(21)

脉数而滑者，实也，此有宿食，下之愈，宜大承气汤。(22)

下利不欲食者，有宿食也，当下之，宜大承气汤。(23)

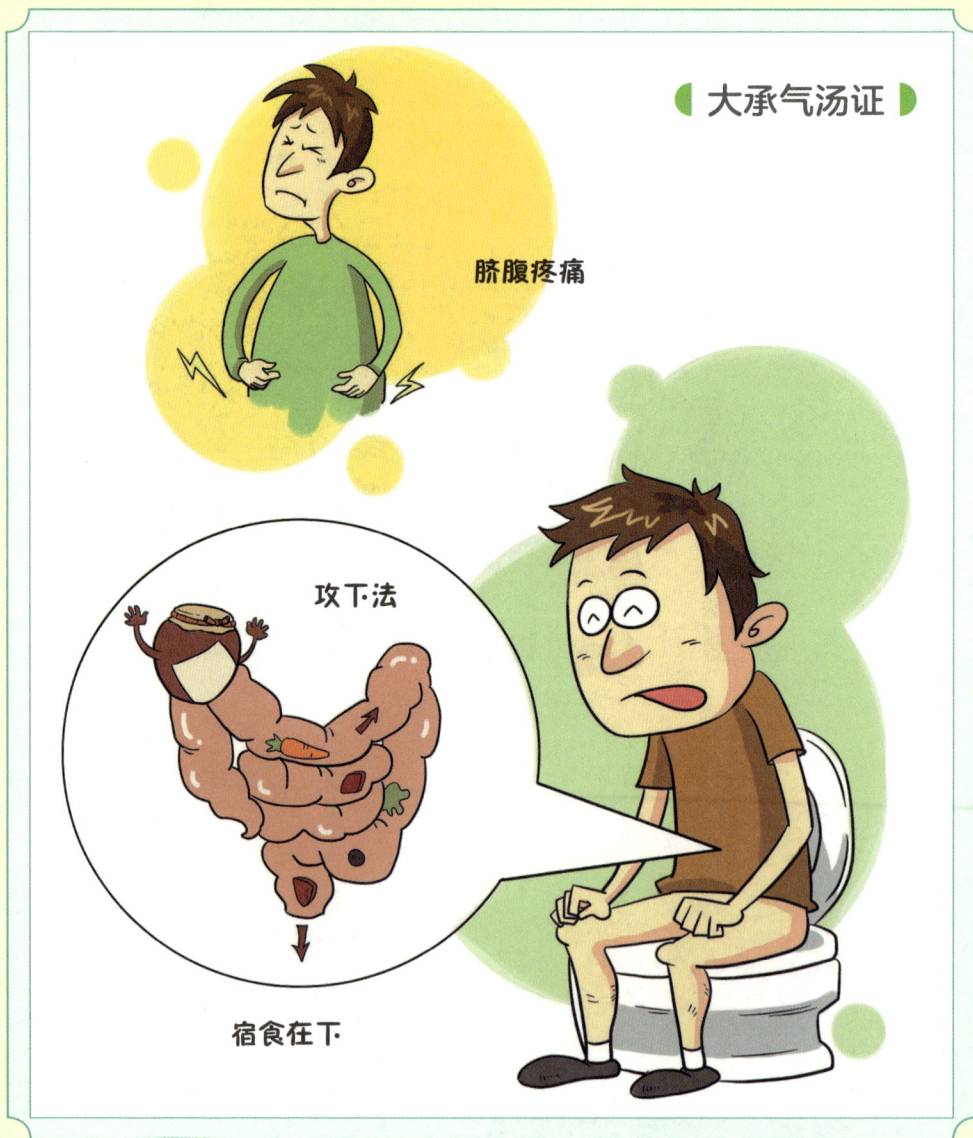

**大承气汤证**

脐腹疼痛

攻下法

宿食在下

## 2. 宿食在上——瓜蒂散证

宿食在上脘,当吐之,宜瓜蒂散。(24)

瓜蒂一分(熬黄) 赤小豆一分(煮)

上二味,杵为散,以香豉七合煮取汁,和散一钱匕,温服之,不吐者,少加之,以快吐为度而止。亡血及虚者不可与之。

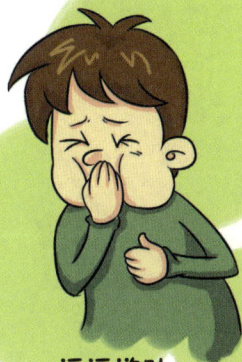

瓜蒂散证

胸脘满闷

泛泛欲吐

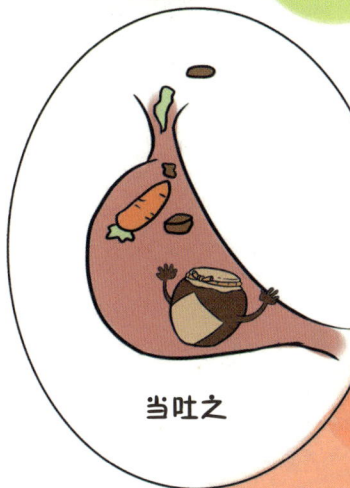

当吐之

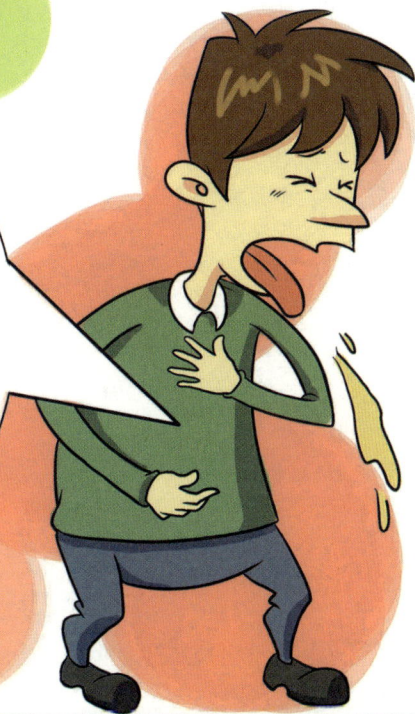

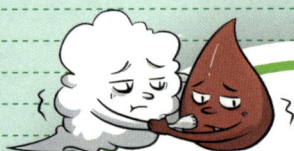

# 第九章

## 五脏风寒积聚病脉证治

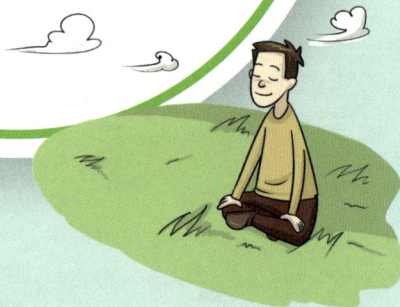

## 一、肝着病

### 旋覆花汤证

肝着,其人常欲蹈其胸上,先未苦时,但欲饮热,旋覆花汤主之。(7)

旋覆花三两　葱十四茎　新绛少许

上三味,以水三升,煮取一升,顿服之。

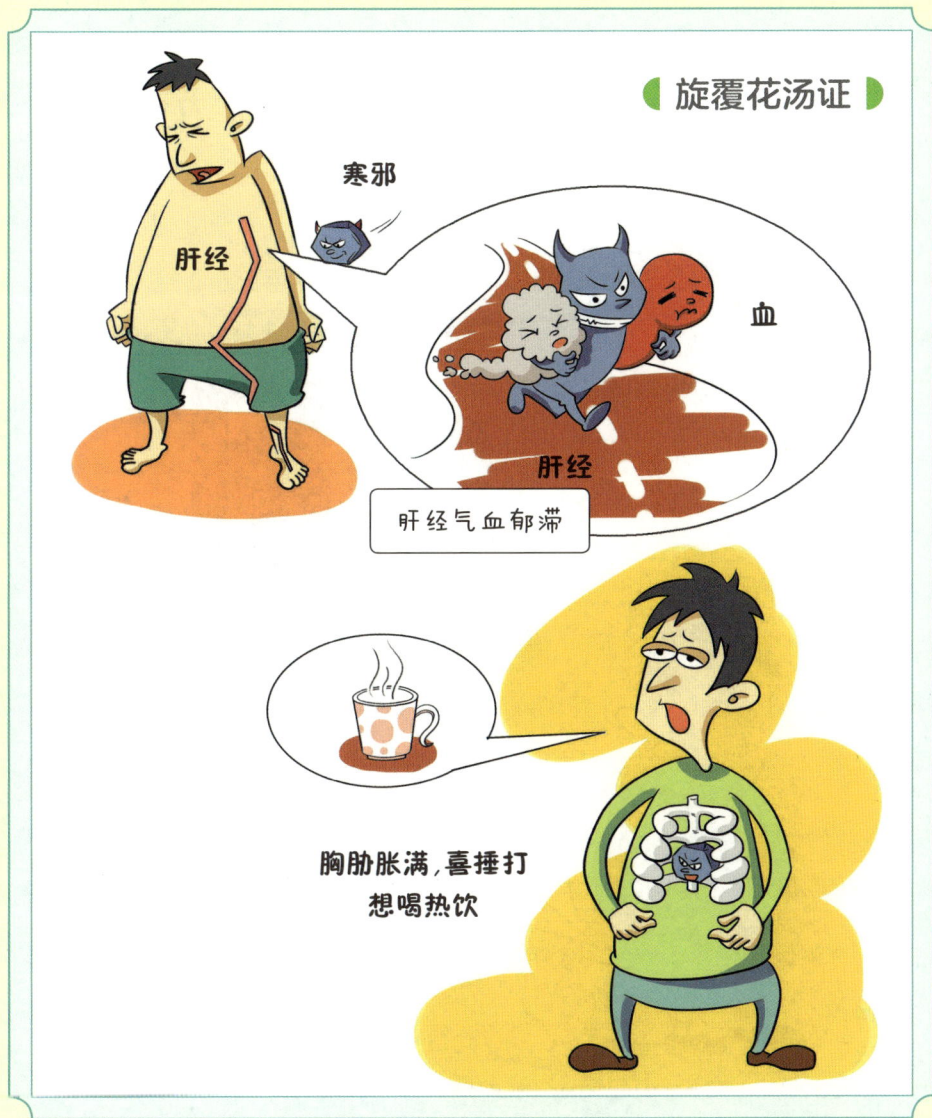

旋覆花汤证

寒邪

肝经

血

肝经

肝经气血郁滞

胸胁胀满,喜捶打
想喝热饮

## 二、脾约病

麻子仁丸证

趺阳脉浮而涩,浮则胃气强,涩则小便数,浮涩相搏,大便则坚,其脾为约,麻子仁丸主之。(15)

麻子仁二升　芍药半斤　枳实一斤　大黄一斤　厚朴一尺　杏仁一升

上六味,末之,炼蜜和丸梧子大,饮服十丸,日三,以知为度。

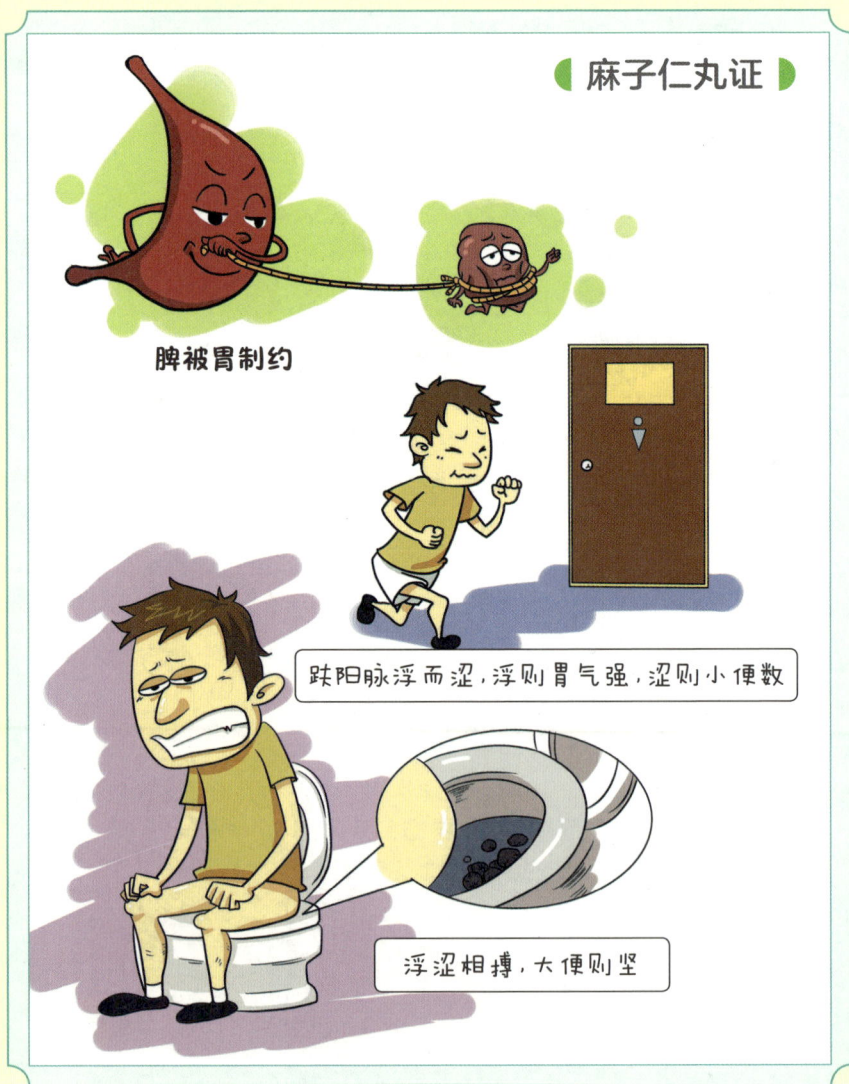

麻子仁丸证

脾被胃制约

趺阳脉浮而涩,浮则胃气强,涩则小便数

浮涩相搏,大便则坚

## 三、肾着病

甘草干姜茯苓白术汤证

肾着之病,其人身体重,腰中冷,如坐水中,形如水状,反不渴,小便自利,饮食如故,病属下焦。身劳汗出,衣里冷湿,久久得之。腰以下冷痛,腹重如带五千钱,甘姜苓术汤主之。(16)

甘草　白术各二两　干姜　茯苓各四两

上四味,以水五升,煮取三升,分温三服,腰中即温。

甘姜苓术汤证

冷痛

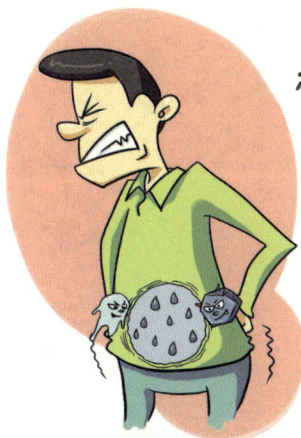

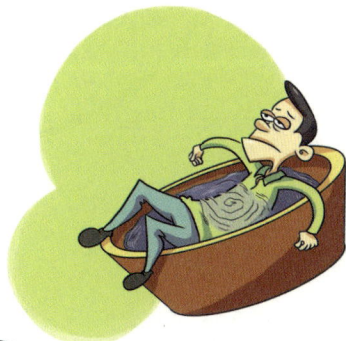

腰冷如坐水中

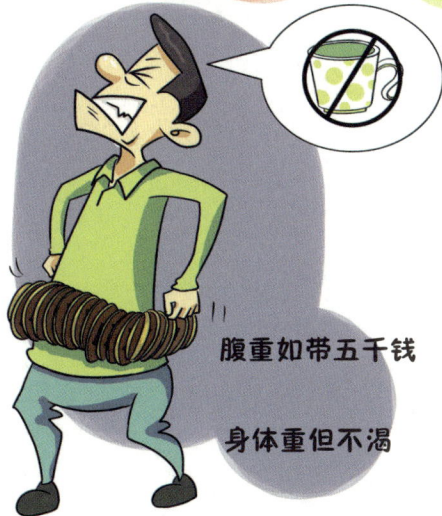

腹重如带五千钱

身体重但不渴

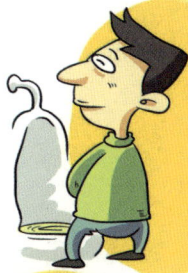

小便正常

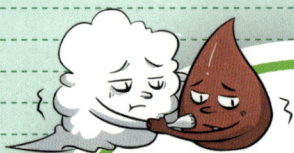

# 第十章

# 痰饮咳嗽病脉证治

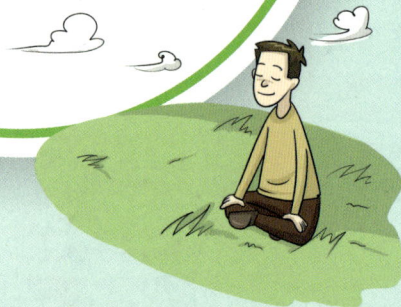

## 一、成因与脉证

夫病人饮水多，必暴喘满。凡食少饮多，水停心下，甚者则悸，微者短气。脉双弦者，寒也。皆大下后善虚。脉偏弦者，饮也。(12)

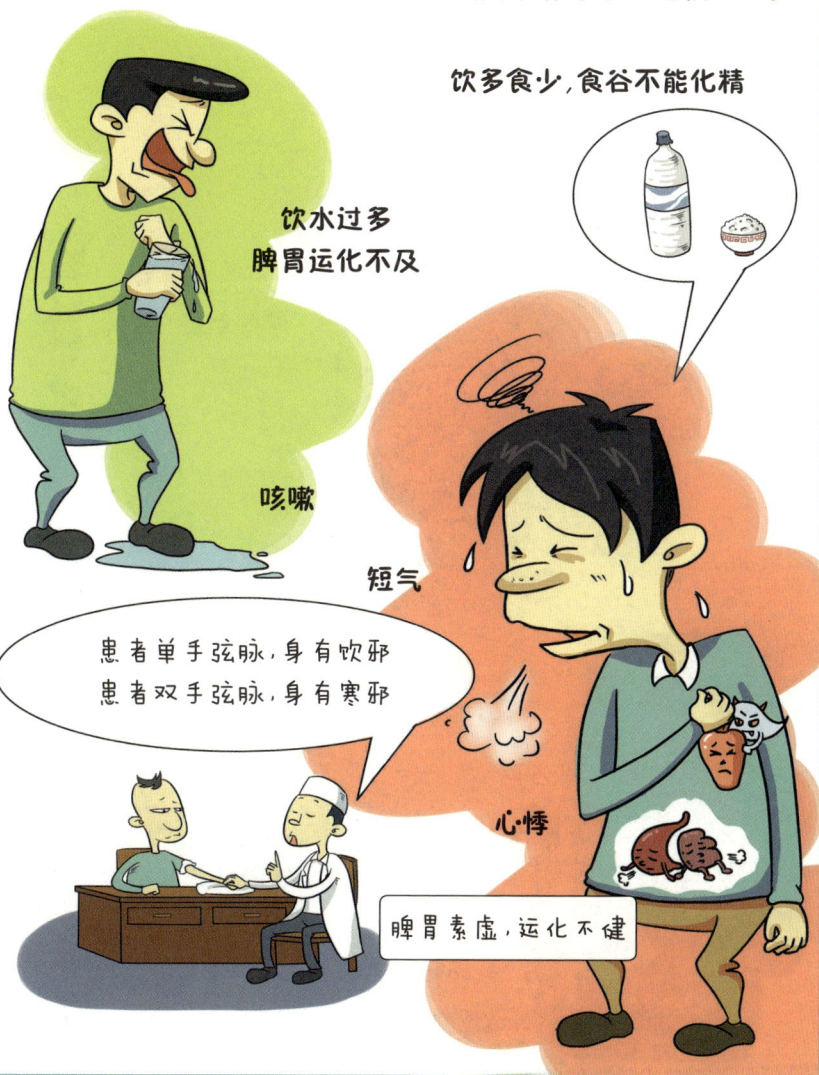

痰饮病成因与脉证

饮多食少，食谷不能化精

饮水过多
脾胃运化不及

咳嗽

短气

患者单手弦脉，身有饮邪
患者双手弦脉，身有寒邪

心悸

脾胃素虚，运化不健

## 二、四饮分类

问曰：夫饮有四，何谓也？师曰：有痰饮，有悬饮，有溢饮，有支饮。(1)
问曰：四饮何以为异？师曰：其人素盛今瘦，水走肠间，沥沥有声，谓之痰饮。
饮后水流在胁下，咳唾引痛，谓之悬饮。饮水流行，归于四肢，当汗出而不
汗出，身体疼重，谓之溢饮。咳逆倚息，气短不得卧，其形如肿，谓之支饮。(2)

**痰饮病　四饮分类**

痰饮

素盛今瘦

水走肠间
沥沥有声

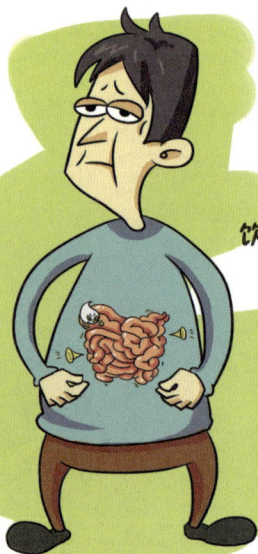

悬饮

饮后水流在胁下，
咳唾引痛

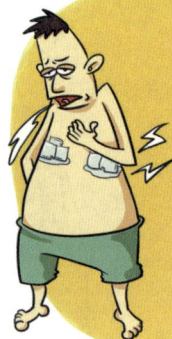

其形如肿

支饮

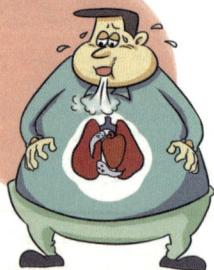

溢饮

怎么一直都没
流过汗啊？

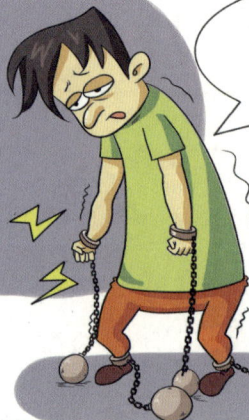

身体疼重

气短不得卧
咳逆倚息

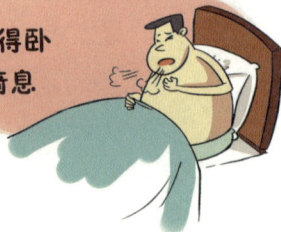

## 三、治则

病痰饮者，当以温药和之。(15)

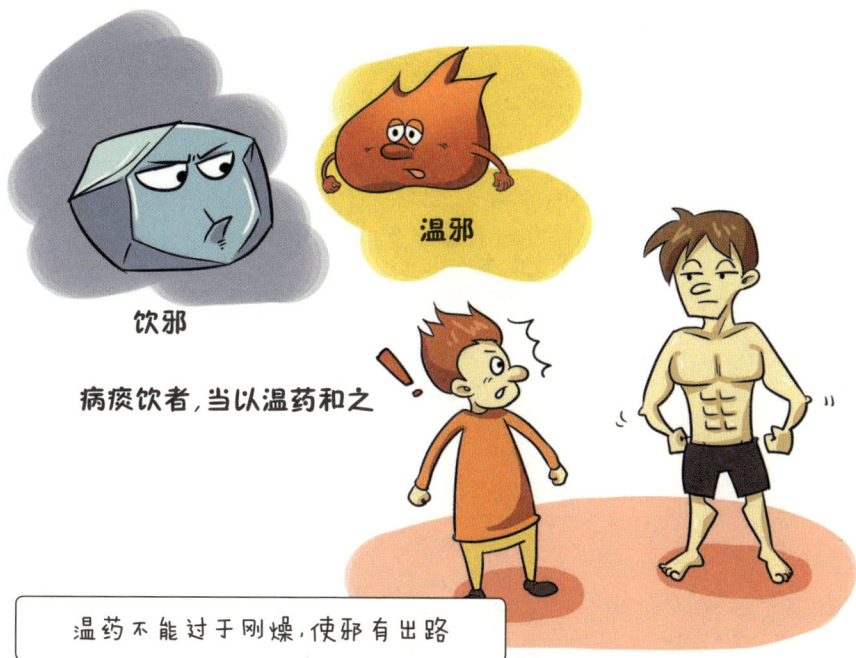

◀ 痰饮病治则 ▶

饮邪

温邪

病痰饮者，当以温药和之

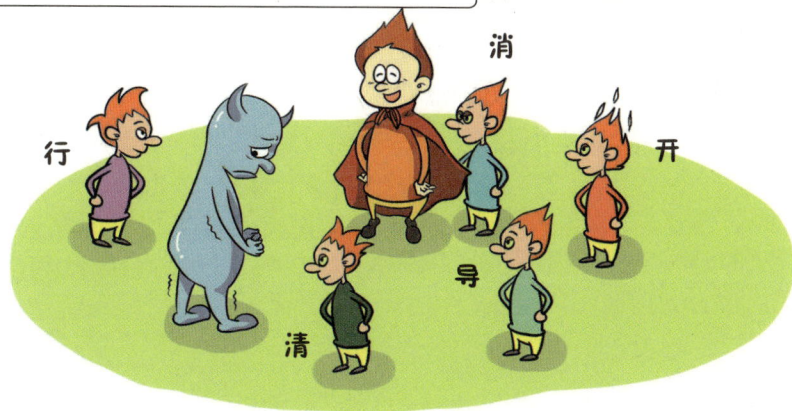

温药不能过于刚燥，使邪有出路

行　清　导　消　开

# 四、证治

## (一) 痰饮

### 1. 脾虚心下饮停——苓桂术甘汤证

心下有痰饮,胸胁支满,目眩,苓桂术甘汤主之。(16)

茯苓四两　桂枝　白术各三两　甘草二两

上四味,以水六升,煮取三升,分温三服,小便则利。

### 2. 阳虚微饮短气——苓桂术甘汤、肾气丸证

夫短气,有微饮,当从小便去之,苓桂术甘汤主之;肾气丸亦主之。(17)

干地黄八两　薯蓣四两　山茱萸四两　泽泻三两　茯苓二两　牡丹皮三两
桂枝　附子炮　各一两

上八味,末之,炼蜜和丸梧子大,酒下十五丸,加至二十五丸,日再服。

### 3. 心下饮逆冒眩——泽泻汤证

心下有支饮,其人苦冒眩,泽泻汤主之。(25)

泽泻五两　白术二两

上二味,以水二升,煮取一升,分温再服。

### 4. 下焦饮逆悸吐眩——五苓散证

假令瘦人脐下有悸,吐涎沫而癫眩,此水也,五苓散主之。(31)

泽泻一两一分　猪苓三分(去皮)　茯苓三分　白术三分　桂二分(去皮)

上五味,为末,白饮服方寸匕,日三服,多饮暖水,汗出愈。

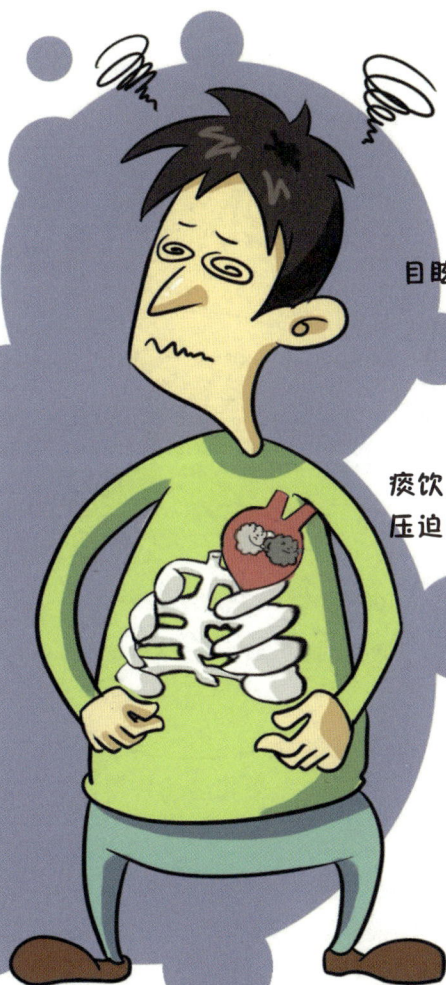

目眩

痰饮
压迫胸胁

心下有痰饮

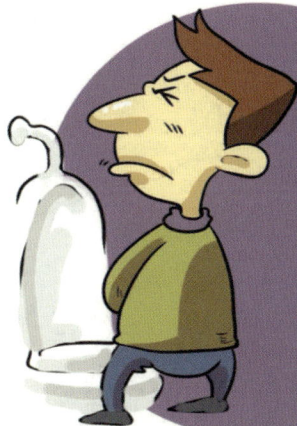

小便不利

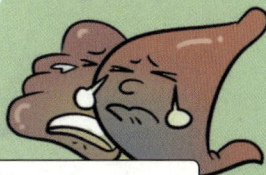

脾胃阳虚，饮停心下

## 泽泻汤证

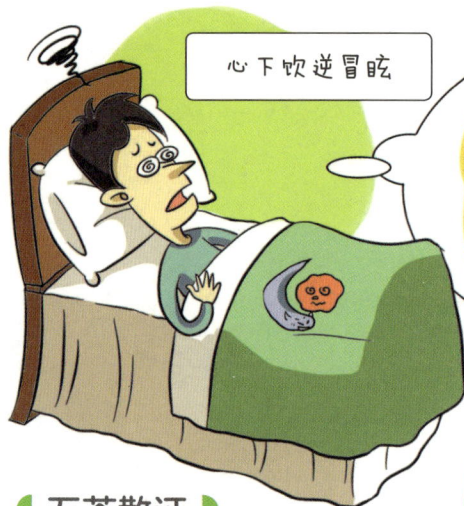

心下饮逆冒眩

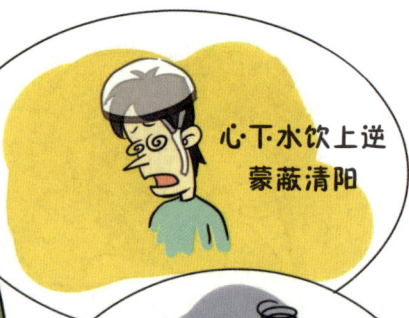

心下水饮上逆
蒙蔽清阳

## 五苓散证

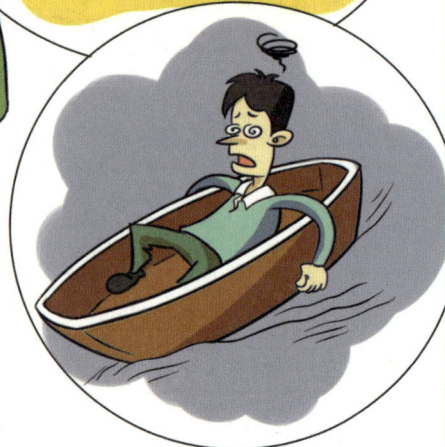

晕如坐船行车

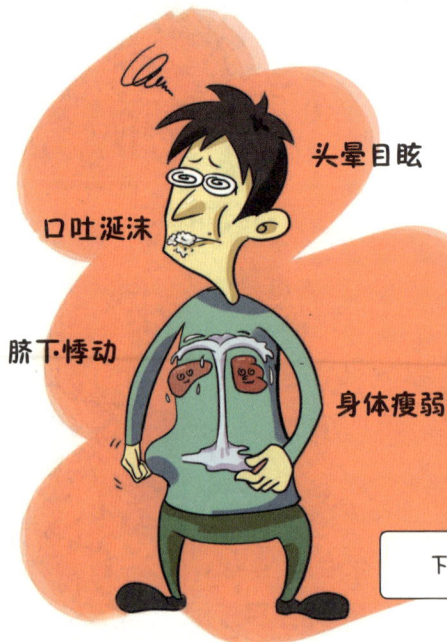

头晕目眩

口吐涎沫

脐下悸动

身体瘦弱

下焦饮逆悸吐眩

## 5. 心下饮逆呕吐——小半夏汤证

呕家本渴,渴者为欲解,今反不渴,心下有支饮故也,小半夏汤主之。(28)

半夏一升　生姜半斤

上二味,以水七升,煮取一升半,分温再服。

## 6. 膈间饮逆呕痞眩——小半夏加茯苓汤证

卒呕吐,心下痞,膈间有水,眩悸者,小半夏加茯苓汤主之。(30)

半夏一升　生姜半斤　茯苓三两,一法四两

上三味,以水七升,煮取一升五合,分温再服。

## 7. 肠间饮结成实——己椒苈黄丸证

腹满,口舌干燥,此肠间有水气,己椒苈黄丸主之。(29)

防己　椒目　葶苈熬　大黄各一两

上四味,末之,蜜丸如梧子大,先食饮服一丸,日三服,稍增,口中有津液。
渴者,加芒硝半两。

## 8. 留饮邪实欲去——甘遂半夏汤证

病者脉伏,其人欲自利,利反快,虽利,心下续坚满,此为留饮欲去故也,
甘遂半夏汤主之。(18)

甘遂大者三枚　半夏十二枚(以水一升,煮取半升,去滓)　芍药五枚
甘草如指大一枚(炙)一本作无
上四味,以水二升,煮取半升,去滓,以蜜半升,和药汁煎,取八合,
顿服之。

## 小半夏汤证

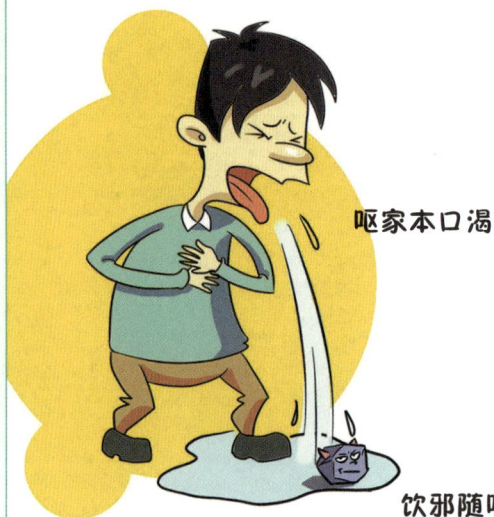

呕家本口渴

饮邪随呕尽去

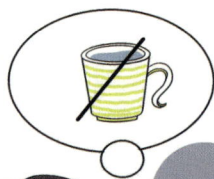

不口渴

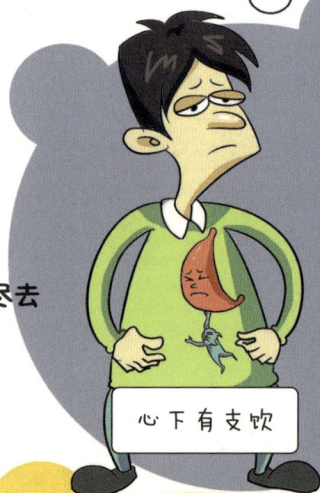

心下有支饮

## 小半夏加茯苓汤证

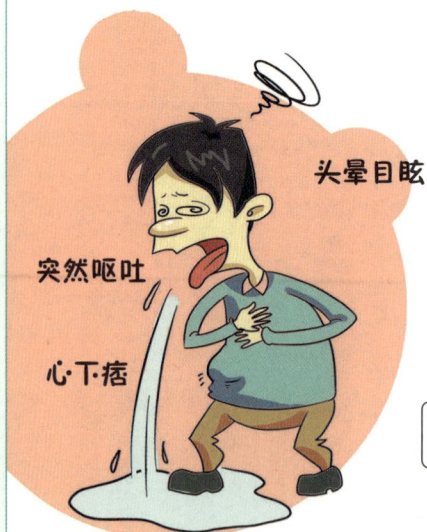

头晕目眩

突然呕吐

心下痞

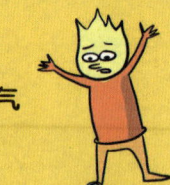

阳气

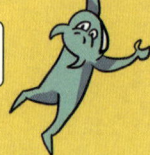

膈间饮停呕吐

饮邪

己椒苈黄丸证

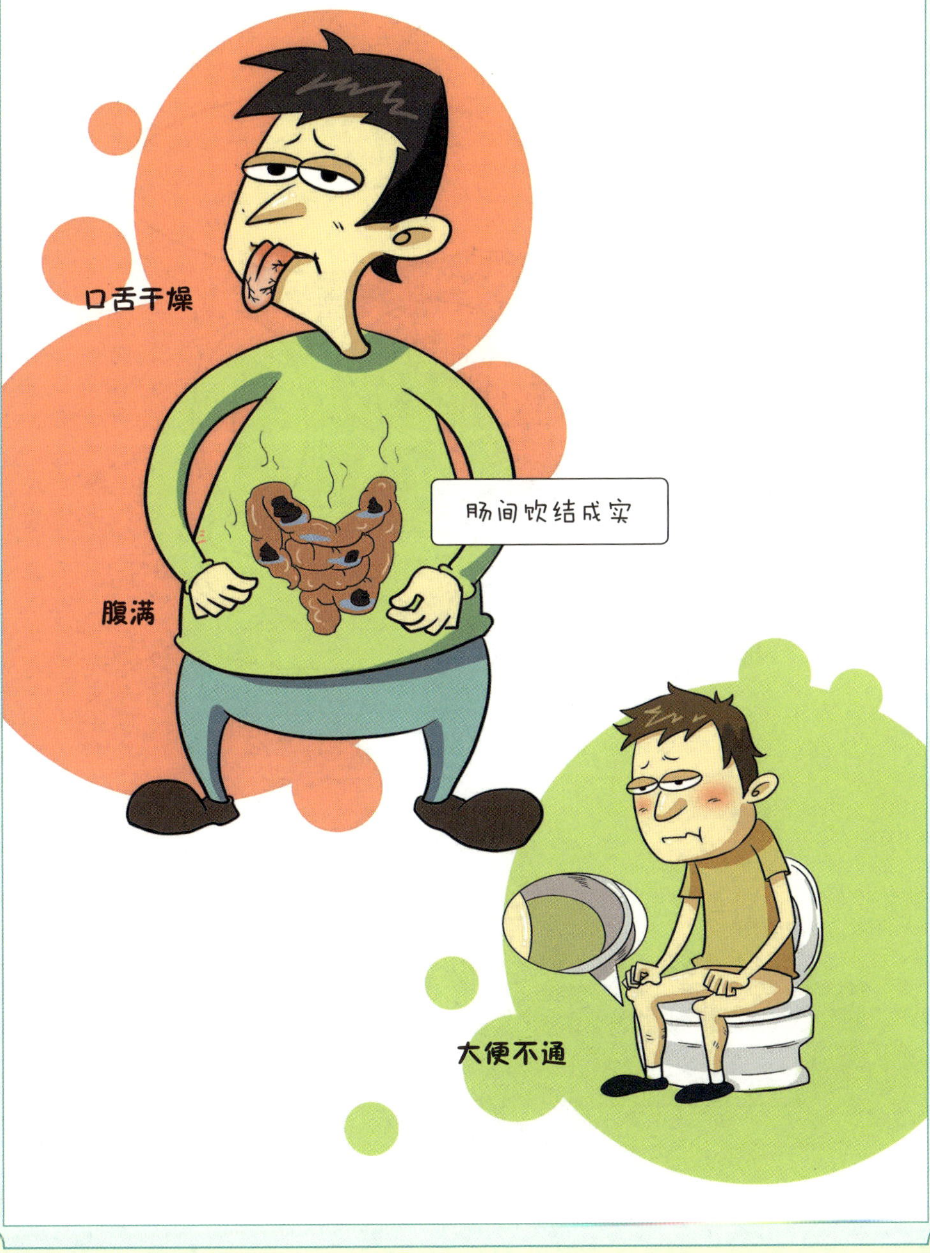

口舌干燥

肠间饮结成实

腹满

大便不通

甘遂半夏汤证

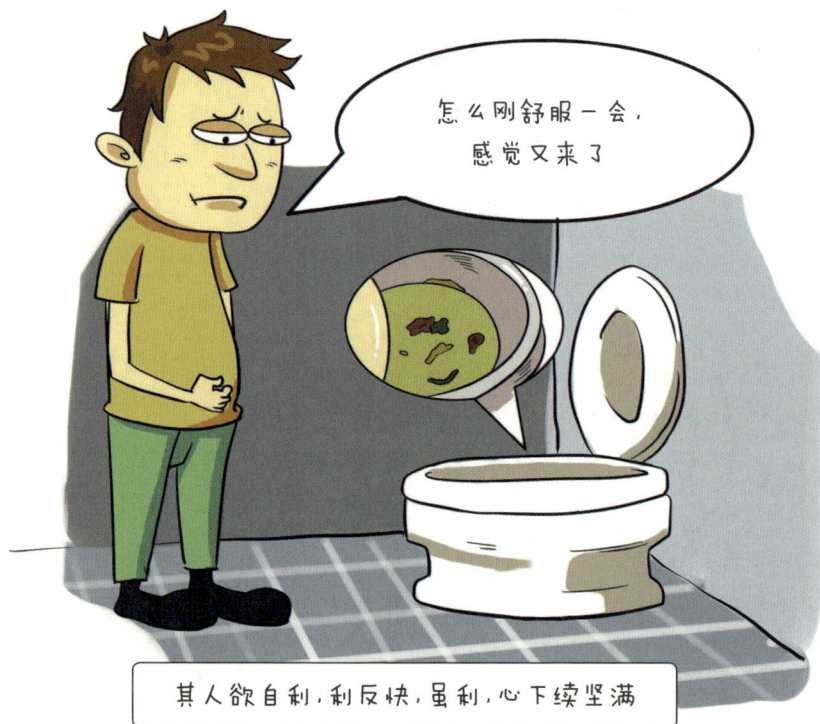

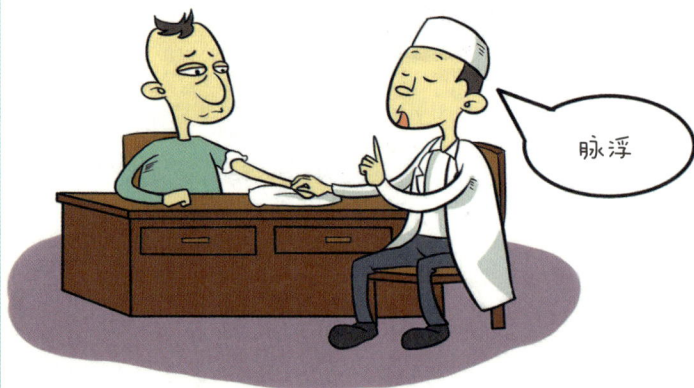

怎么刚舒服一会，
感觉又来了

其人欲自利，利反快，虽利，心下续坚满

脉浮

## (二) 悬饮

### 十枣汤证

脉沉而弦者,悬饮内痛。(21)

病悬饮者,十枣汤主之。(22)

芫花<sub>熬</sub>　甘遂　大戟<sub>各等分</sub>

上三味,捣筛,以水一升五合,先煮肥大枣十枚,取八合,去滓,纳药末,强人服一钱匕,羸人服半钱,平旦温服之;不下者,明日更加半钱。得快下后,糜粥自养。

## (三) 溢饮

病溢饮者,当发其汗,大青龙汤主之;小青龙汤亦主之。(23)

大青龙汤方:

麻黄<sub>六两(去节)</sub>　桂枝<sub>二两(去皮)</sub>　甘草<sub>二两(炙)</sub>　杏仁<sub>四十个(去皮尖)</sub>

生姜<sub>三两</sub>　大枣<sub>十二枚</sub>　石膏<sub>如鸡子大(碎)</sub>

上七味,以水九升,先煮麻黄,减二升,去上沫,纳诸药,煮取三升,去滓,温服一升,取微似汗,汗多者,温粉粉之。

小青龙汤方:

麻黄<sub>三两(去节)</sub>　芍药<sub>三两</sub>　五味子<sub>半升</sub>　干姜<sub>三两</sub>　甘草<sub>三两(炙)</sub>

细辛<sub>三两</sub>　桂枝<sub>三两(去皮)</sub>　半夏<sub>半升(汤洗)</sub>

上八味,以水一斗,先煮麻黄,减二升,去上沫,纳诸药,煮取三升,去滓,温服一升。

## 十枣汤证

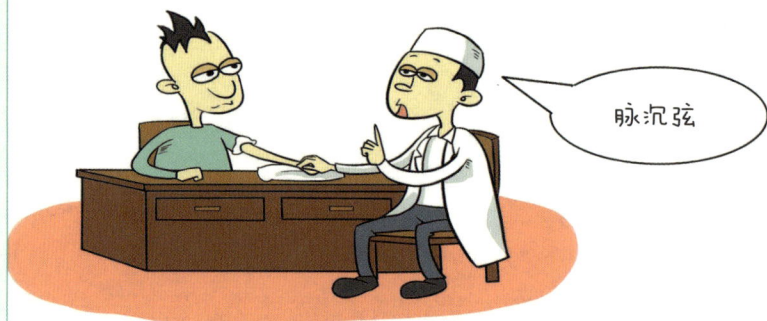

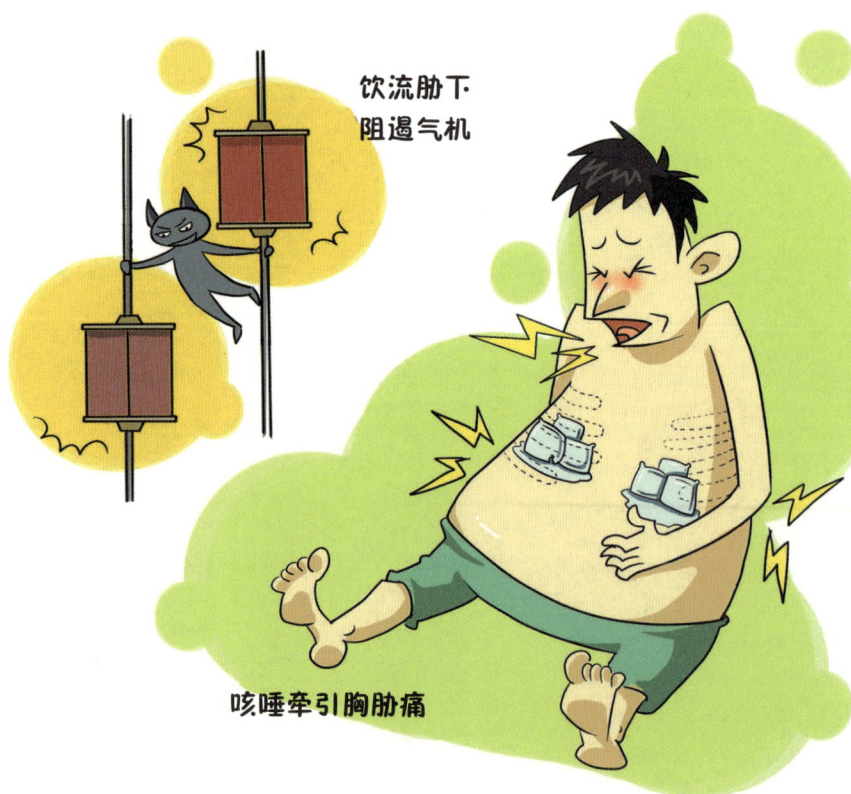

图说
**金匮要略** ● 第十章 痰饮咳嗽病脉证治

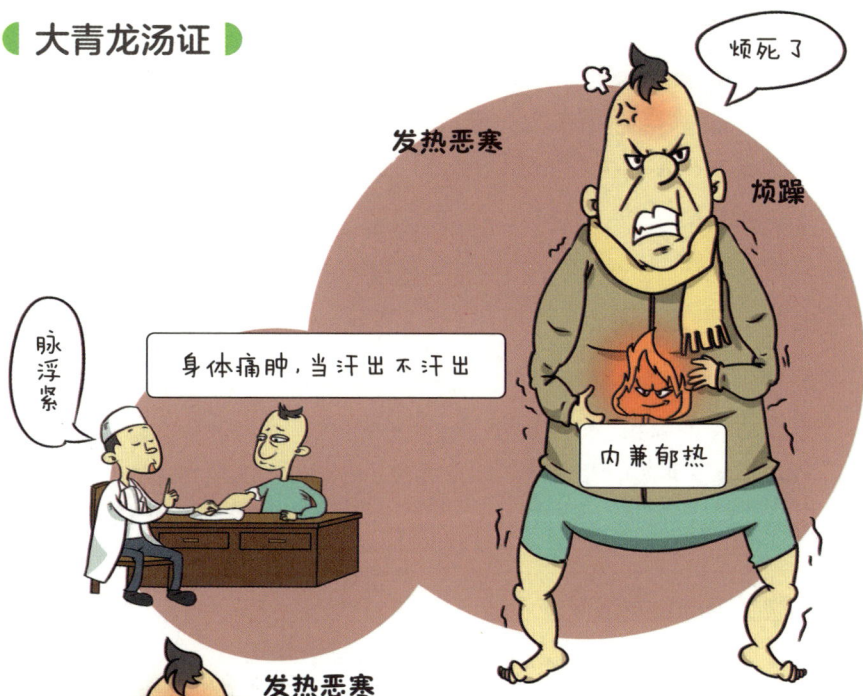

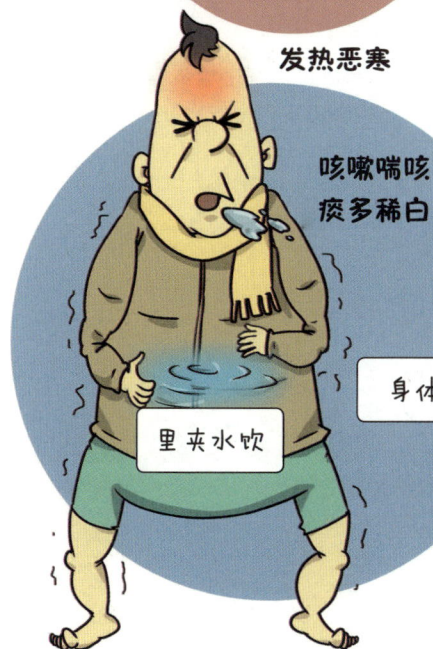

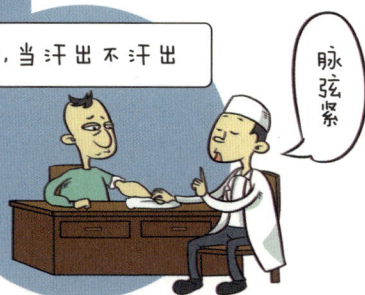

## （四）支饮

### 1. 支饮喘满痞坚——木防己汤、木防己去石膏加茯苓芒硝汤证

膈间支饮，其人喘满，心下痞坚，面色黧黑，其脉沉紧，得之数十日，医吐下之不愈，木防己汤主之。虚者即愈，实者三日复发，复与不愈者，宜木防己汤去石膏加茯苓芒硝汤主之。(24)

木防己汤方：

木防己三两　石膏十二枚如鸡子大　桂枝二两　人参四两

上四味，以水六升，煮取二升，分温再服。

木防己去石膏加茯苓芒硝汤方：

木防己　桂枝各二两　人参　茯苓各四两　芒硝三合

上五味，以水六升，煮取二升，去滓，纳芒硝，再微煎，分温再服，微利则愈。

### 2. 支饮服用小青龙汤变证后随证辨治

青龙汤下已，多唾，口燥，寸脉沉，尺脉微，手足厥逆，气从小腹上冲胸咽，手足痹，其面翕热如醉状，因复下流阴股，小便难，时复冒者，与茯苓桂枝五味甘草汤，治其气冲。(36)

茯苓四两　桂枝四两(去皮)　甘草三两(炙)　五味子半升

上四味，以水八升，煮取三升，去滓，分三，温服。

# 木防己汤证

其人喘满

面色黧黑

水饮夹热,结聚胸膈

得之数十日,医吐下不

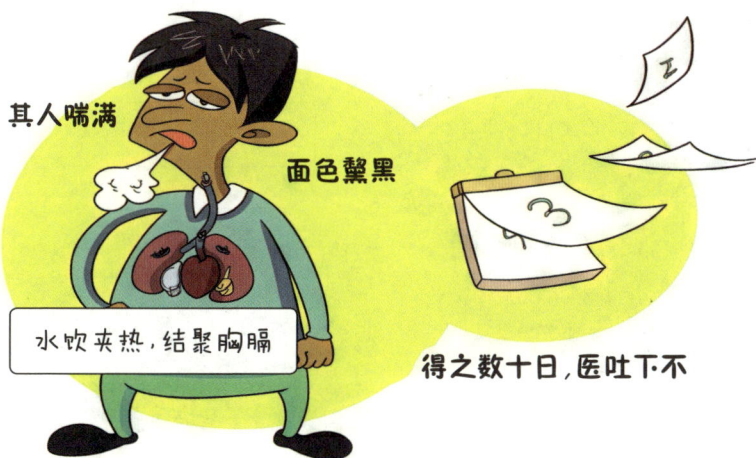

若心下痞坚结实如故者,乃水饮结聚未消,再予此方,仍未愈者,表明饮邪痼结难去

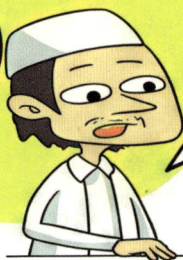

宜服木防己汤,虚者即愈

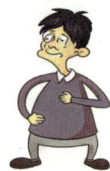

# 支饮服用小青龙汤变证后随证辨治

桂苓五味甘草汤证

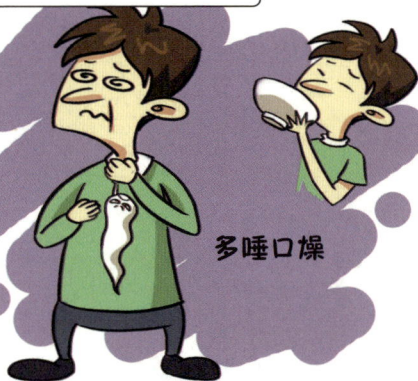

多唾口燥

苓甘五味姜辛汤证

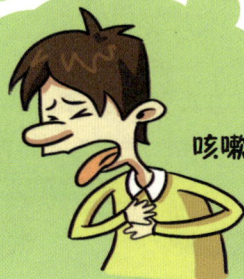

咳嗽胸满

苓甘五味姜辛半夏汤证

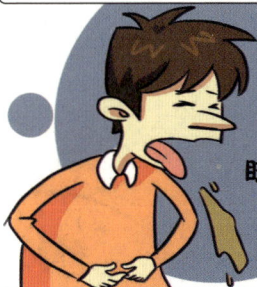

眩晕呕吐

苓甘五味姜辛半夏杏仁汤证

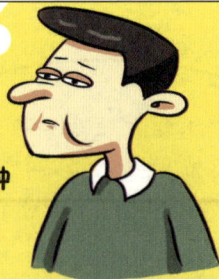

其人形肿

苓甘五味姜辛半夏杏仁大黄汤证

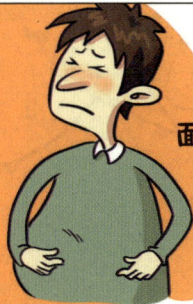

面热如醉

腹胀便秘

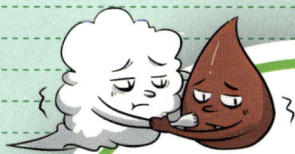

# 第十一章

## 消渴小便不利淋病病脉证治

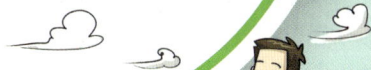

# 一、消渴病

## （一）成因

寸口脉浮而迟，浮即为虚，迟即为劳，虚则卫气不足，劳则荣气竭。趺阳脉浮而数，浮即为气，数即消谷而大坚(一作紧)，气盛则溲数，溲数即坚，坚数相搏，即为消渴。(2)

趺阳脉数，胃中有热，即消谷引食，大便必坚，小便即数。(8)

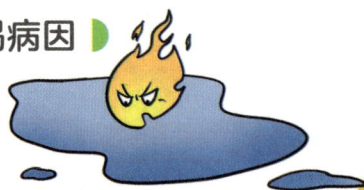

消渴病因

阴虚燥火内生

渴

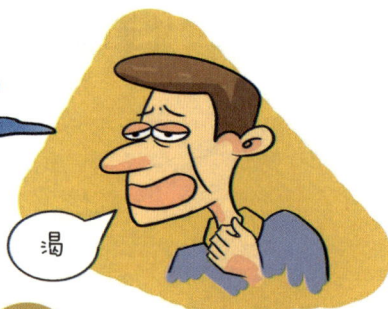

消谷善饥

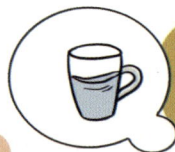

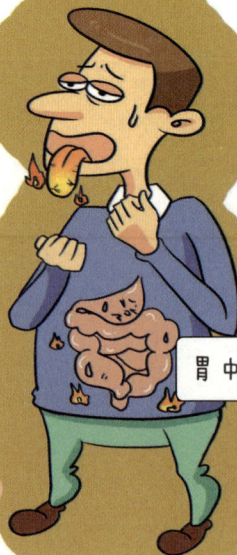

胃中有热

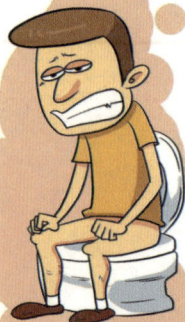

大便难

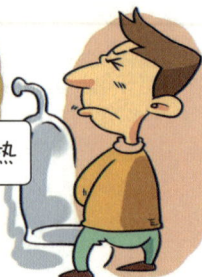

小便多

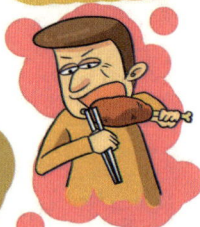

144

图说

金匮要略 ● 第十一章 消渴小便不利淋病病脉证治

## （二）证治

### 1. 肺胃热盛，气津两伤——白虎加人参汤证

渴欲饮水，口干舌燥者，白虎加人参汤主之。（12）

知母六两　石膏一斤（碎）　甘草二两　粳米六合　人参三两

上五味，以水一斗，煮米熟汤成，去滓，温服一升，日三服。

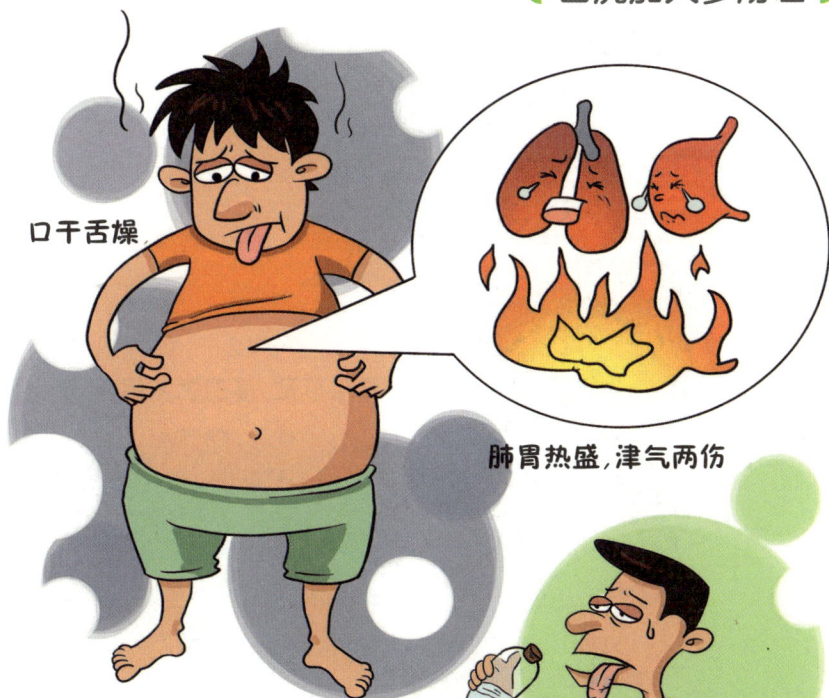

白虎加人参汤证

口干舌燥

肺胃热盛，津气两伤

怎么喝了这么多水
还是不解渴的？

渴欲饮水

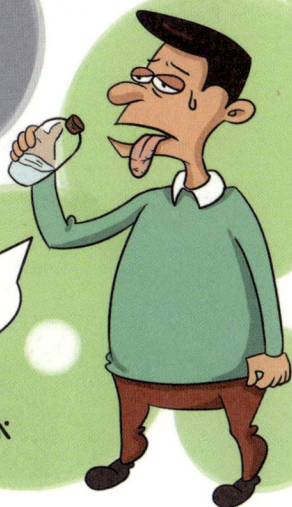

## 2. 肾气亏虚——肾气丸证

男子消渴,小便反多,以饮一斗,小便一斗,肾气丸主之。(3)

干地黄八两　薯蓣四两　山茱萸四两　泽泻三两　茯苓二两　牡丹皮三两

桂枝　附子炮　各一两

上八味,末之,炼蜜和丸梧子大,酒下十五丸,加至二十五丸,日再服。

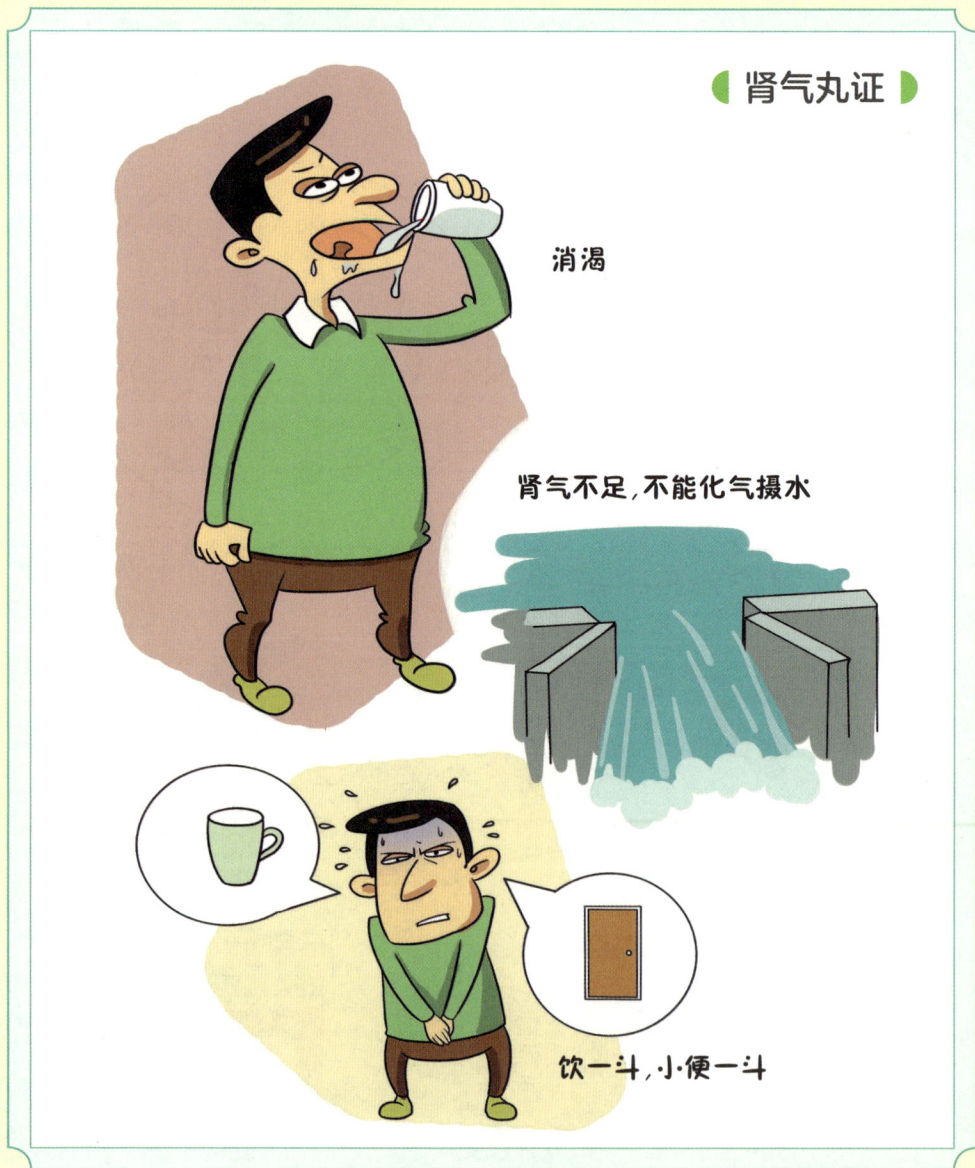

肾气丸证

消渴

肾气不足,不能化气摄水

饮一斗,小便一斗

图说

## 二、小便不利病

### 证治

1. **水停气不化津——五苓散证**

脉浮,小便不利,微热,消渴者,宜利小便,发汗,五苓散主之。(4)

渴欲饮水,水入则吐者,名曰水逆,五苓散主之。(5)

泽泻一两一分　猪苓三分(去皮)　茯苓三分　白术三分　桂二分(去皮)

上五味,为末,白饮服方寸匕,日三服,多饮暖水,汗出愈。

2. **上燥下寒水停——栝蒌瞿麦丸证**

小便不利者,有水气,其人苦渴,栝蒌瞿麦丸主之。(10)

栝蒌根二两　茯苓　薯蓣各三两　附子一枚(炮)　瞿麦一两

上五味,末之,炼蜜丸梧子大,饮服三丸,日三服;不知,增至七八丸。

以小便利、腹中温为知。

3. **水热互结伤阴——猪苓汤证**

脉浮,发热,渴欲饮水,小便不利者,猪苓汤主之。(13)

猪苓去皮　茯苓　阿胶　滑石　泽泻各一两

上五味,以水四升,先煮四味,取二升,去滓,纳胶烊消,温服七合,

日三服。

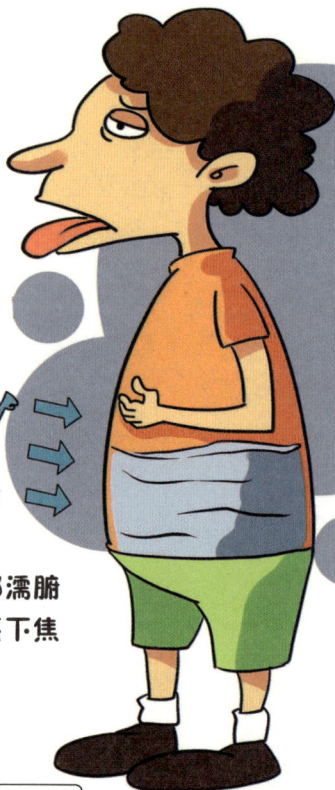

## 五苓散证

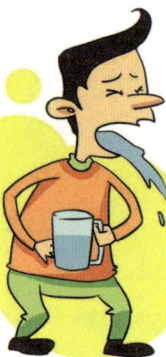

渴欲饮水
水入即吐

心下痞,苦里急

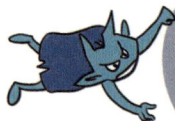

表邪濡腑
水蓄下焦

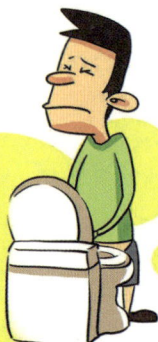

小便不利

正常

异常

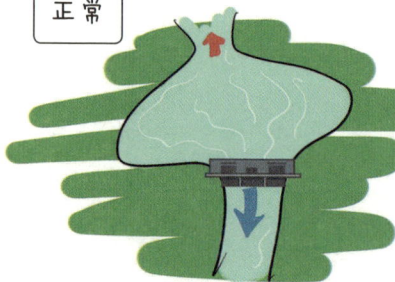

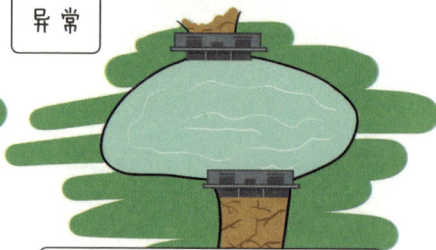

膀胱气化失常,水蓄下焦

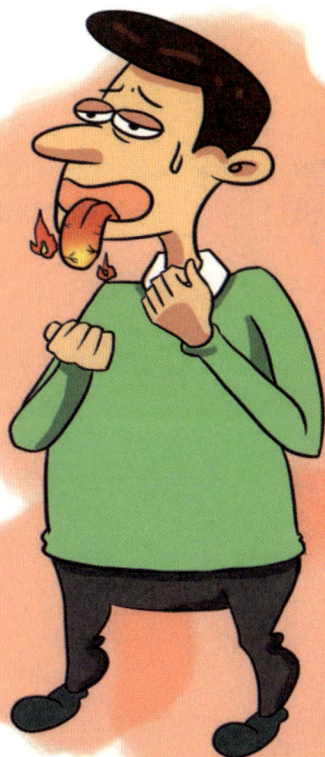

苦渴

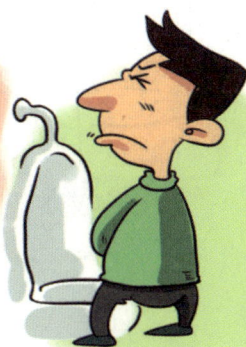

小便不利

三焦失枢,水液内停

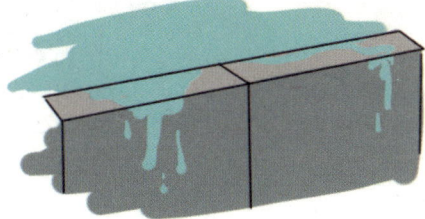

栝蒌瞿麦丸证

149

## 猪苓汤证

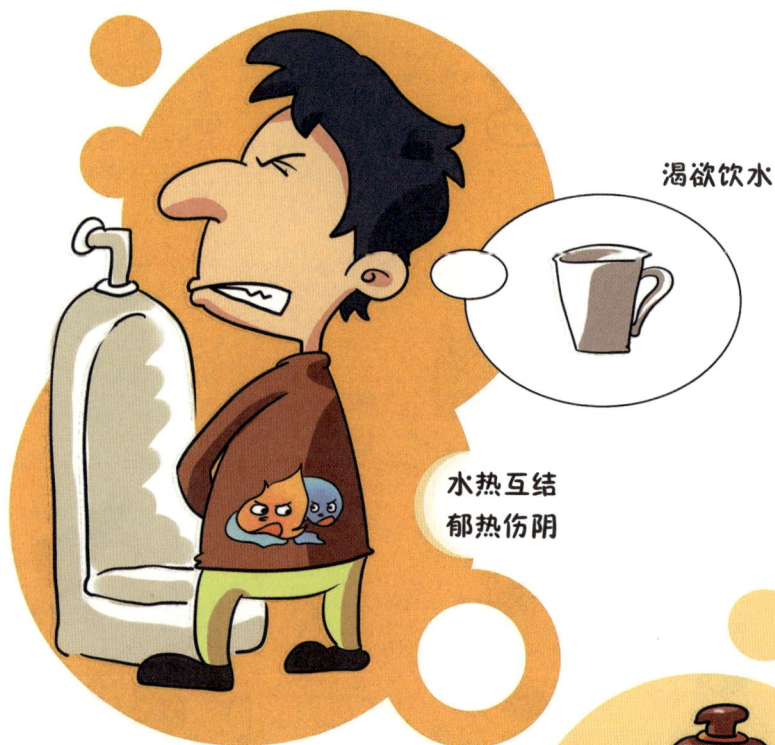

渴欲饮水

水热互结
郁热伤阴

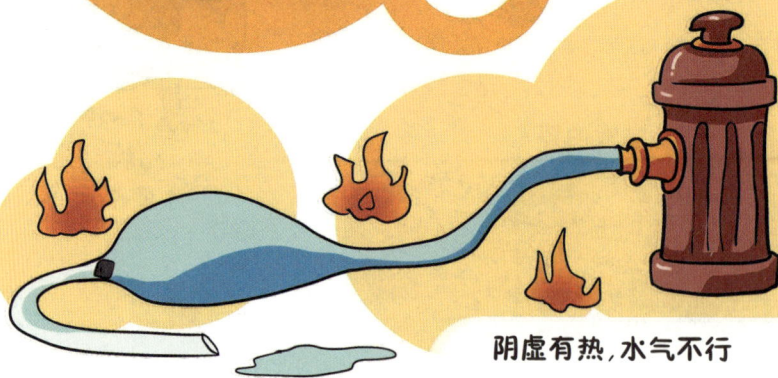

阴虚有热,水气不行

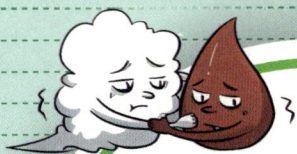

# 水气病脉证治

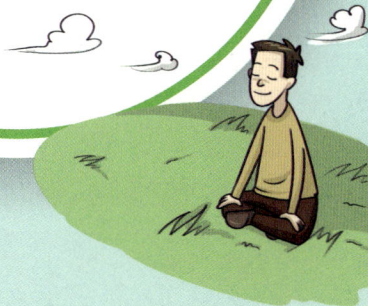

## 一、成因

脉浮而洪,浮则为风,洪则为气,风气相搏,风强则为隐疹,身体为痒,痒为泄风,久为痂癞,气强则为水,难以俛仰。风气相击,身体洪肿,汗出乃愈。恶风则虚,此为风水。不恶风者,小便通利,上焦有寒,其口多涎,此为黄汗。(2)

跌阳脉当伏,今反紧,本自有寒疝、瘕、腹中痛,医反下之,下之即胸满短气。(6)

跌阳脉当伏,今反数,本自有热,消谷,小便数,今反不利,此欲作水。(7)

寸口脉弦而紧,弦则卫气不行,即恶寒,水不沾流,走于肠间。少阴脉紧而沉,紧则为痛,沉则为水,小便即难。(9)

问曰:病下利后,渴饮水,小便不利,腹满因肿者,何也? 答曰:此法当病水,若小便自利及汗出者,自当愈。(12)

师曰:寸口脉沉而迟,沉则为水,迟则为寒,寒水相搏。跌阳脉伏,水谷不化,脾气衰则鹜溏,胃气衰则身肿。少阳脉卑,少阴脉细,男子则小便不利,妇人则经水不通。经为血,血不利则为水,名曰血分。(19)

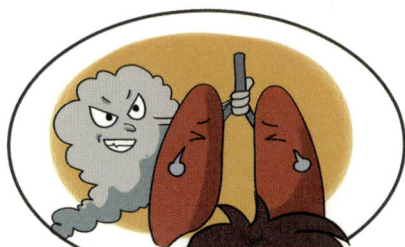

颜面浮肿

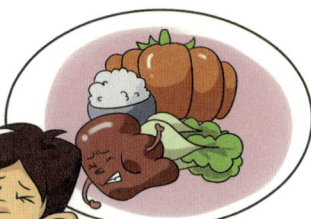

脾虚不运

腹满

风邪侵袭
肺失宣肃

下肢浮肿

水气病太可恶

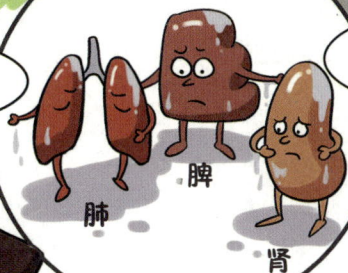

难兄难弟啊

肺　脾

肾

肾虚水泛

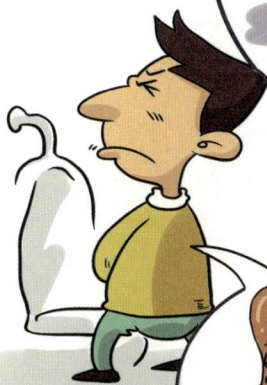

小便不利

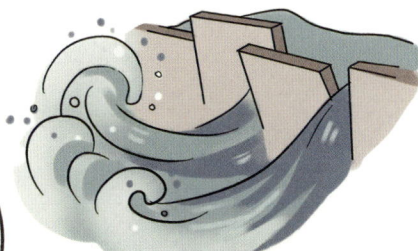

三焦失枢
水液泛滥

## 二、分类

师曰:病有风水,有皮水,有正水,有石水,有黄汗。(1)

### (一) 风水

风水其脉自浮,外证骨节疼痛,恶风。(1)

恶风则虚,此为风水。(2)

寸口脉沉滑者,中有水气,面目肿大有热,名曰风水。视人之目窠上微拥,
如蚕新卧起状,其颈脉动,时时咳,按其手足上,陷而不起者,风水。(3)

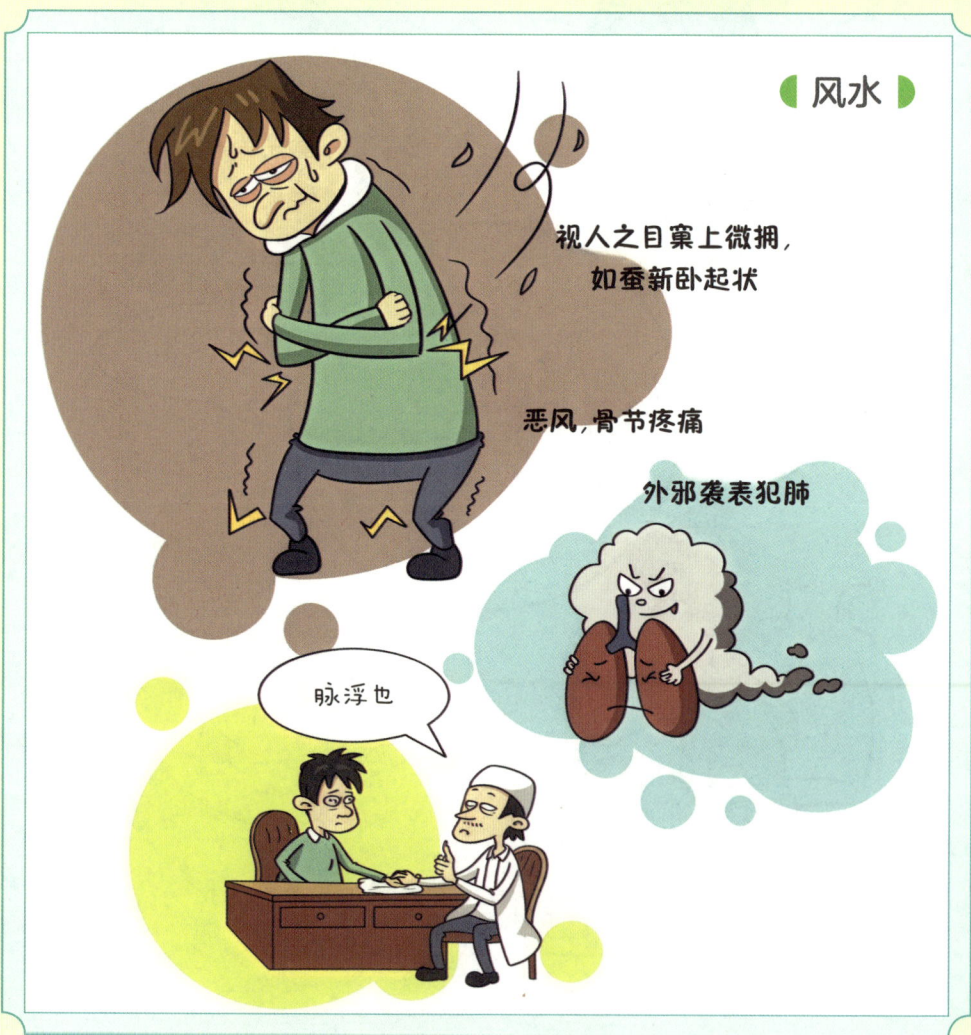

风水

视人之目窠上微拥,
如蚕新卧起状

恶风,骨节疼痛

外邪袭表犯肺

脉浮也

## （二）皮水

皮水其脉亦浮，外证胕肿，按之没指，不恶风，其腹如鼓，不渴，当发其汗。(1)
太阳病，脉浮而紧，法当骨节疼痛。反不疼，身体反重而酸，其人不渴，汗出
即愈，此为风水。恶寒者，此为极虚，发汗得之。渴而不恶寒者，此为皮水。(4)

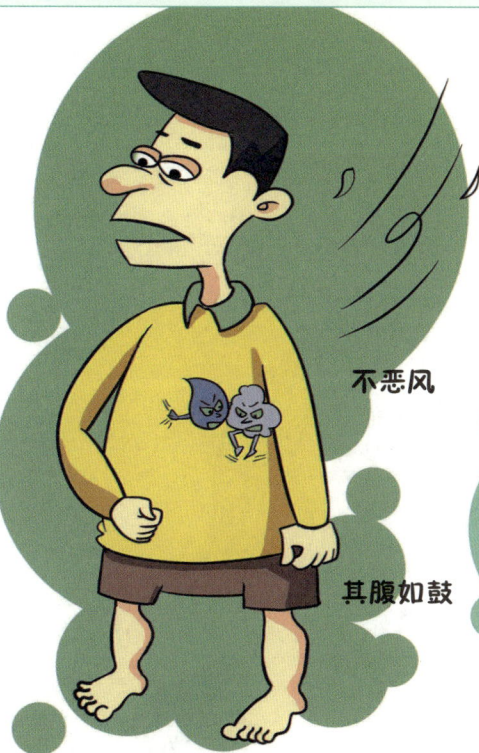

皮水

不恶风

其腹如鼓

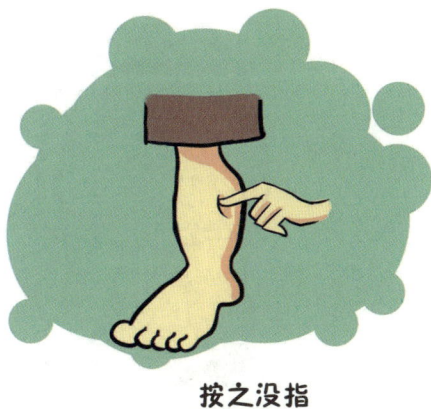

按之没指

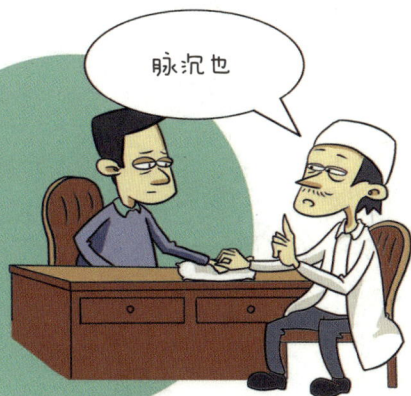

脉沉也

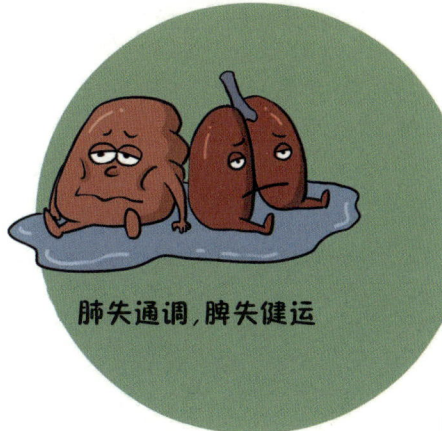

肺失通调，脾失健运

## （三）正水

正水其脉沉迟，外证自喘。(1)

## （四）石水

石水其脉自沉，外证腹满，不喘。(1)

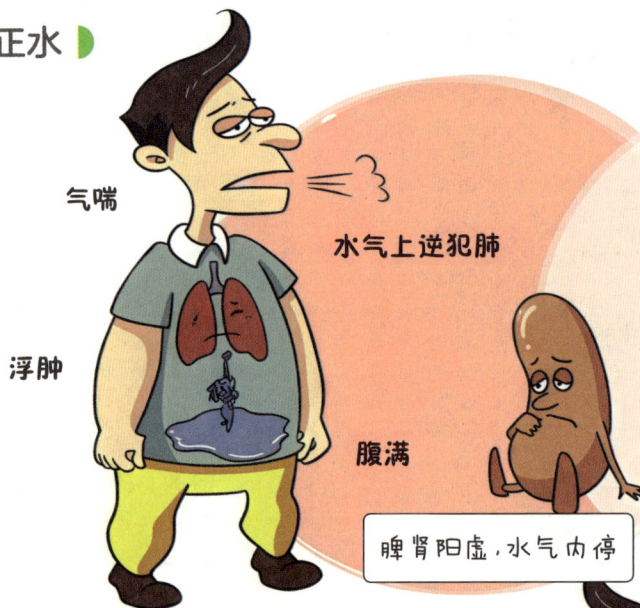

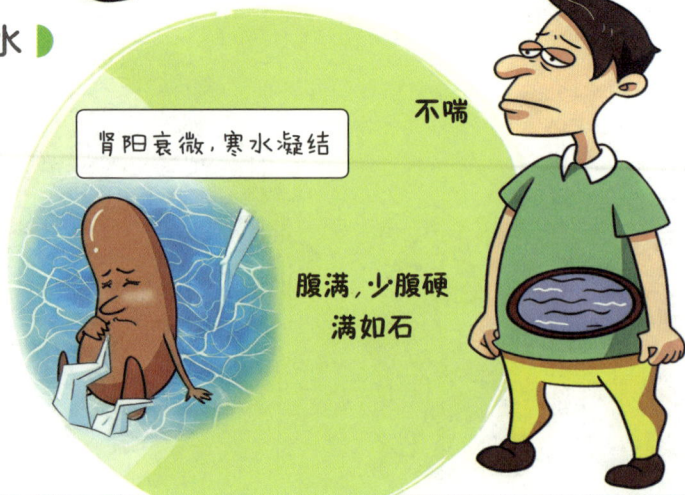

## （五）黄汗

黄汗其脉沉迟，身发热，胸满，四肢头面肿，久不愈，必致痈脓。(1)

脉浮而洪，浮则为风，洪则为气。风气相搏，风强则为隐疹，身体为痒，痒为泄风，久为痂癞；气强则为水，难以俯仰。风气相击，身体洪肿，汗出乃愈。(2)

不恶风者，小便通利，上焦有寒，其口多涎，此为黄汗。(4)

黄汗

身热不恶风

水热互结

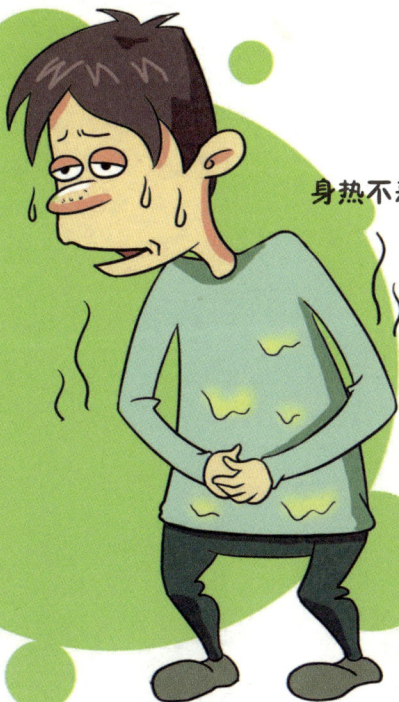

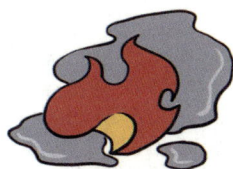

汗出色黄沾衣

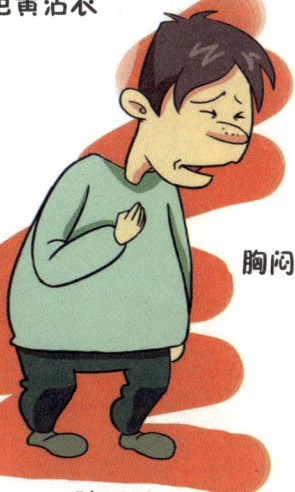

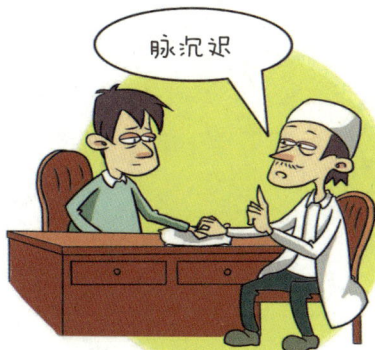

胸闷

脉沉迟

四肢浮肿

## 三、治则

### （一）利小便、发汗

师曰：诸有水者，腰以下肿，当利小便；腰以上肿，当发汗乃愈。(18)

### （二）攻下逐水

夫水病人，目下有卧蚕，面目鲜泽，脉伏，其人消渴。病水腹大，小便不利，其脉沉绝者，有水，可下之。(11)

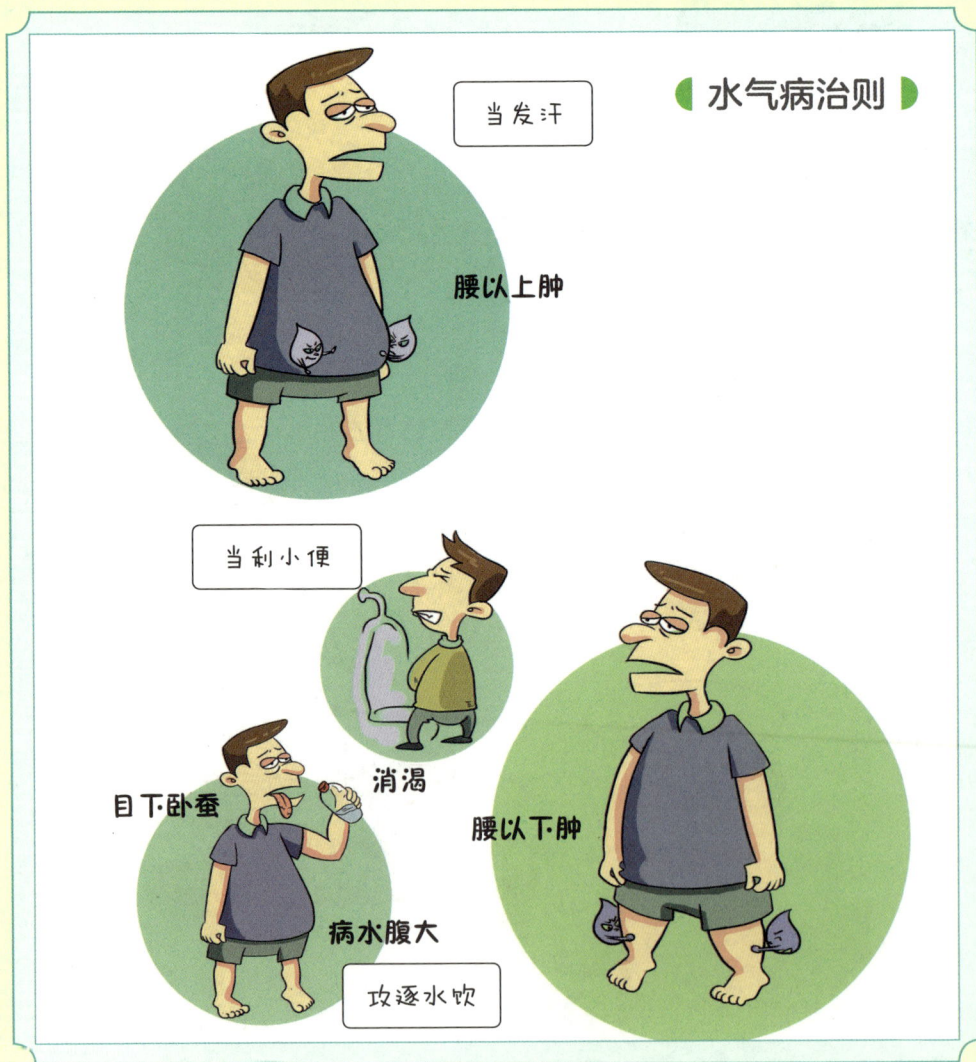

◀ 水气病治则 ▶

当发汗

腰以上肿

当利小便

消渴

目下卧蚕

病水腹大

攻逐水饮

腰以下肿

# 四、证治

## （一）风水

### 1. 风水表虚——防己黄芪汤证

风水,脉浮身重,汗出恶风者,防己黄芪汤主之。腹痛者加芍药。(22)

防己一两　甘草半两(炒)　白术七钱半　黄芪一两一分(去芦)

上锉麻豆大,每抄五钱匕,生姜四片,大枣一枚,水盏半,煎八分,去滓,温服,良久再服。喘者,加麻黄半两;胃中不和者,加芍药三分;气上冲者,加桂枝三分;下有陈寒者加细辛三分。服后当如虫行皮中,从腰下如冰,后坐被上,又以一被绕腰下,温令微汗,瘥。

### 2. 风水夹热——越婢汤证

风水恶风,一身悉肿,脉浮,不渴,续自汗出,无大热,越婢汤主之。(23)

麻黄六两　石膏半斤　生姜三两　大枣十五枚　甘草二两

上五味,以水六升,先煮麻黄,去上沫,纳诸药,煮取三升,分温三服。恶风者加附子一枚(炮);风水,加术四两。《古今录验》。

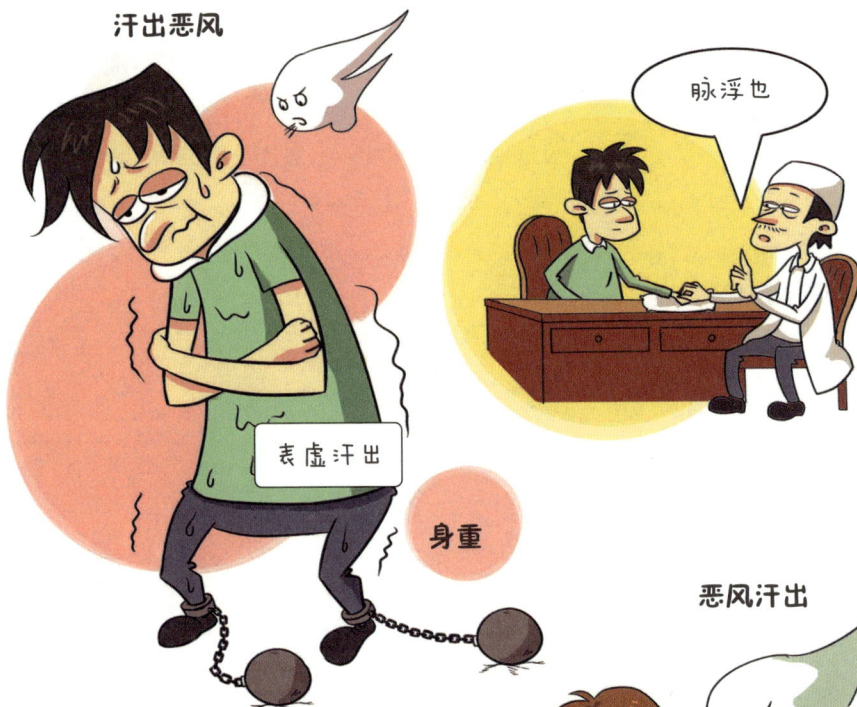

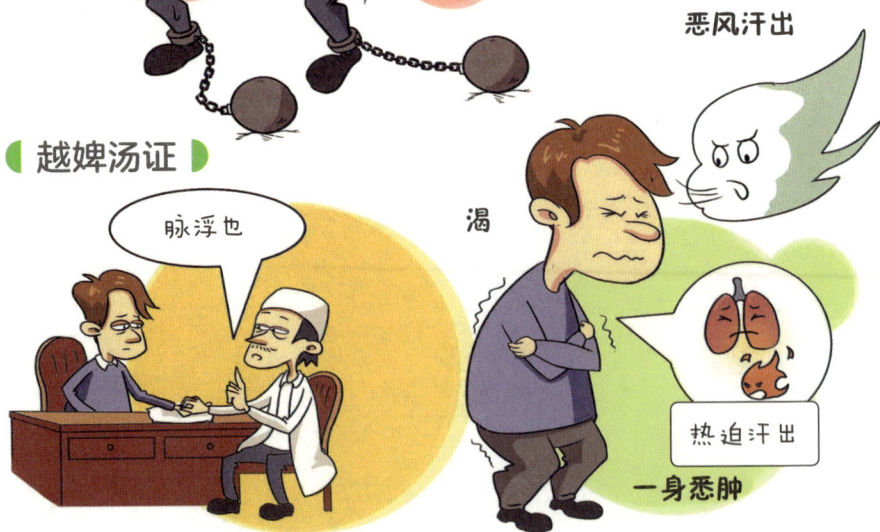

## （二）皮水

### 1. 皮水夹热——越婢加术汤证

里水者，一身面目黄肿，其脉沉，小便不利，故令病水。假如小便自利，此亡津液，故令渴也，越婢加术汤主之。

麻黄六两　石膏半斤　生姜三两　甘草二两　大枣十五枚　白术四两
上五味，以水六升，先煮麻黄，去上沫，纳诸药，煮取三升，分温三服。

### 2. 皮水表实——甘草麻黄汤证

里水，越婢加术汤主之，甘草麻黄汤亦主之。(25)

甘草二两　麻黄四两
上二味，以水五升，先煮麻黄，去上沫，纳甘草，煮取三升，温服一升，重覆汗出，不汗，再服。慎风寒。

### 3. 皮水阳郁——防己茯苓汤证

皮水为病，四肢肿，水气在皮肤中，四肢聂聂动者，防己茯苓汤主之。(24)

防己三两　黄芪三两　桂枝三两　茯苓六两　甘草二两
上五味，以水六升，煮取二升，分温三服。

### 4. 皮水湿热内壅——蒲灰散证

厥而皮水者，蒲灰散主之。(27)

蒲灰七分　滑石三分
上二味，杵为散，饮服半寸匕，日三服。

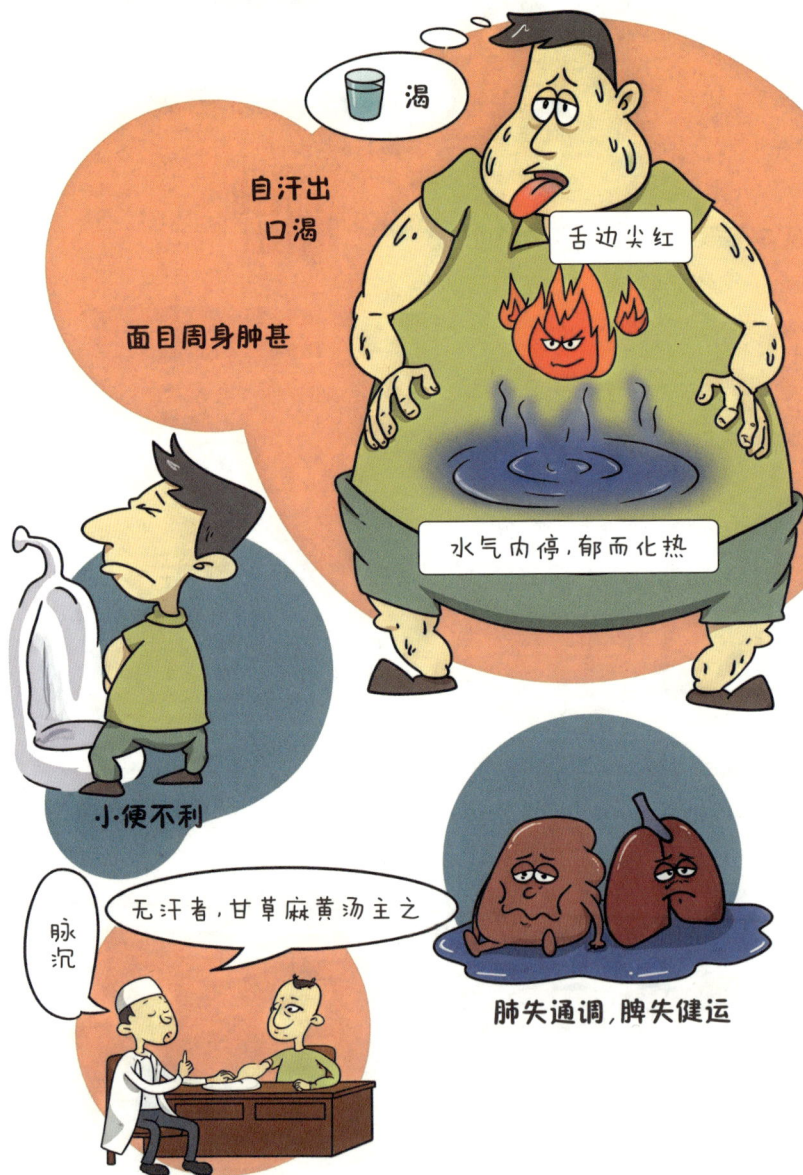

越婢加术汤证

渴

自汗出
口渴

面目周身肿甚

舌边尖红

水气内停，郁而化热

小便不利

脉沉

无汗者，甘草麻黄汤主之

肺失通调，脾失健运

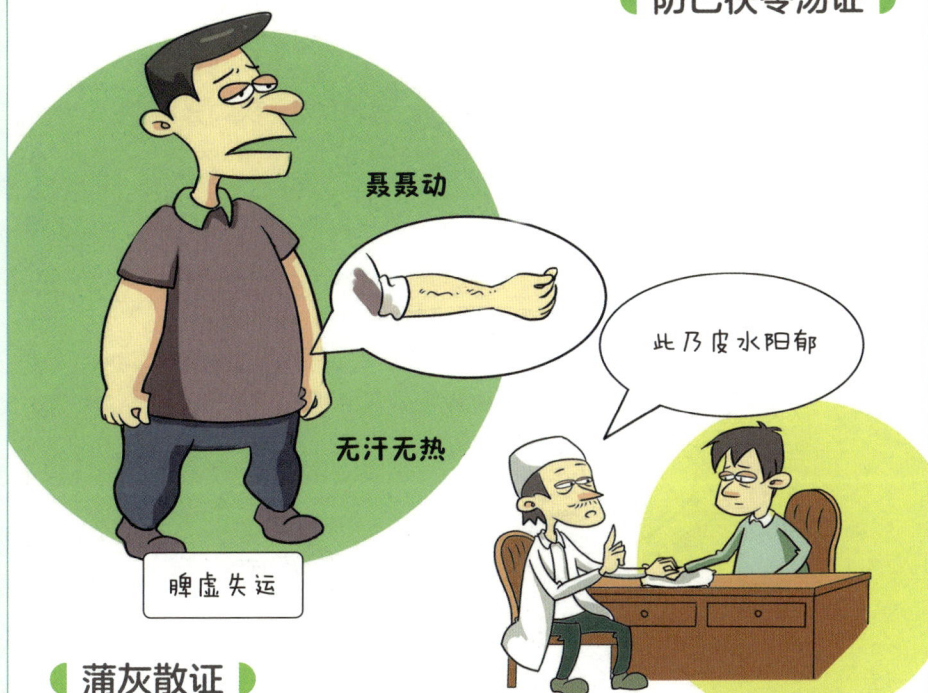

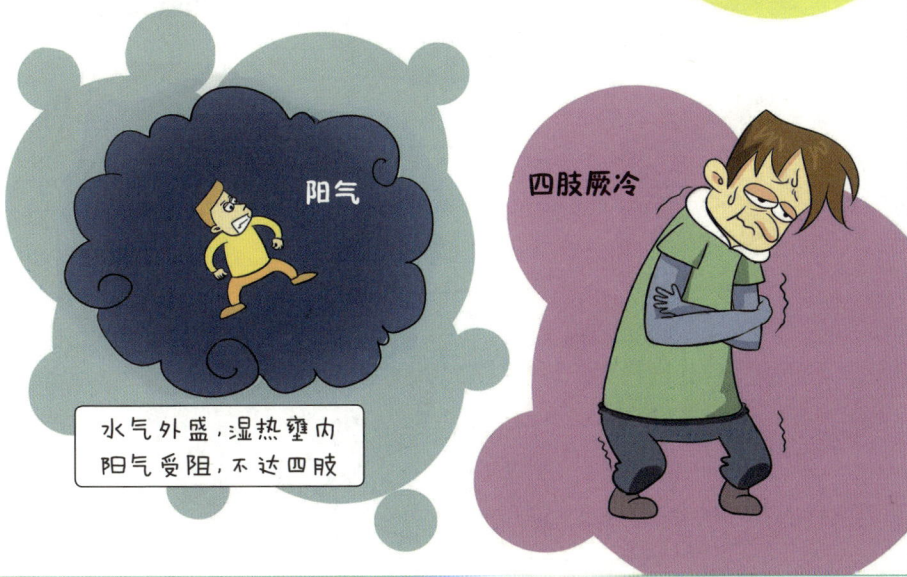

## （三）正水与风水

### 麻黄附子汤证与杏子汤证

水之为病，其脉沉小，属少阴；浮者为风。无水虚胀者，为气。水，发其汗即已。脉沉者宜麻黄附子汤；浮者，宜杏子汤。(26)

麻黄三两　甘草二两　附子一枚(炮)

上三味，以水七升，先煮麻黄，去上沫，纳诸药，煮取二升半，温服八分，日三服。

◀ 正水与风水比较 ▶

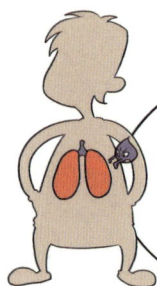

正水跟风水均可见水气在表的证候，因此都可以用发汗法

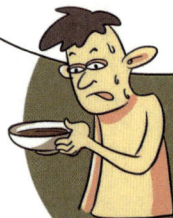

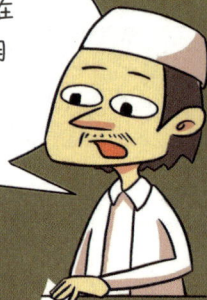

气喘

脉沉小，属少阴，外兼气喘，正水用麻黄附子汤

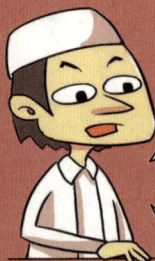

恶风，骨节痛

脉浮，见恶风，骨节疼痛状者，是风水，用杏子汤

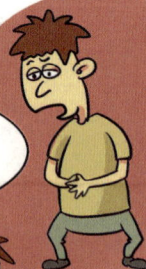

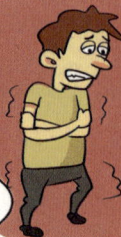

164

## (四) 黄汗

### 1. 卫郁营热，表虚湿遏——黄芪芍桂苦酒汤证

问曰：黄汗之为病，身体肿，发热汗出而渴，状如风水，汗沾衣，色正黄如柏汁，脉自沉，何从得之？师曰：以汗出入水中浴，水从汗孔入得之，宜芪芍桂酒汤主之。(28)

黄芪五两　芍药三两　桂枝三两

上三味，以苦酒一升，水七升，相和，煮取三升，温服一升，当心烦，服至六七日乃解。若心烦不止者，以苦酒阻故也。一方用美酒醯代苦酒。

### 2. 气虚湿盛阳郁——桂枝加黄芪汤证

黄汗之病，两胫自冷；假令发热，此属历节。食已汗出，又身常暮卧盗汗出者，此劳气也。若汗出已，反发热者，久久其身必甲错；发热不止者，必生恶疮。若身重，汗出已辄轻者，久久必身𥆧，𥆧即胸中痛，又从腰以上必汗出，下无汗，腰髋弛痛，如有物在皮中状，剧者不能食，身疼重，烦躁，小便不利，此为黄汗，桂枝加黄芪汤主之。(29)

桂枝　芍药各二两　甘草二两　生姜三两　大枣十二枚　黄芪二两

上六味，以水八升，煮取三升，温服一升，须臾饮热稀粥一升余，以助药力，温服取微汗，若不汗，更服。

## (五) 气分病

### 1. 阳虚阴凝——桂枝去芍药加麻黄细辛附子汤证

气分，心下坚，大如盘，边如旋杯，水饮所作，桂枝去芍加麻辛附子汤主之。(31)

桂枝　生姜各三两　甘草二两　大枣十二枚　麻黄　细辛各二两　附子一枚(炮)

上七味，以水七升，煮麻黄，去上沫，纳诸药，煮取二升，分温三服，当汗出，如虫行皮中，即愈。

### 2. 脾虚气滞——枳术汤证

心下坚，大如盘，边如旋盘，水饮所作，枳术汤主之。(32)

枳实七枚　白术二两

上二味，以水五升，煮取三升，分温三服，腹中软，即当散也。

# 黄芪芍药苦酒汤证

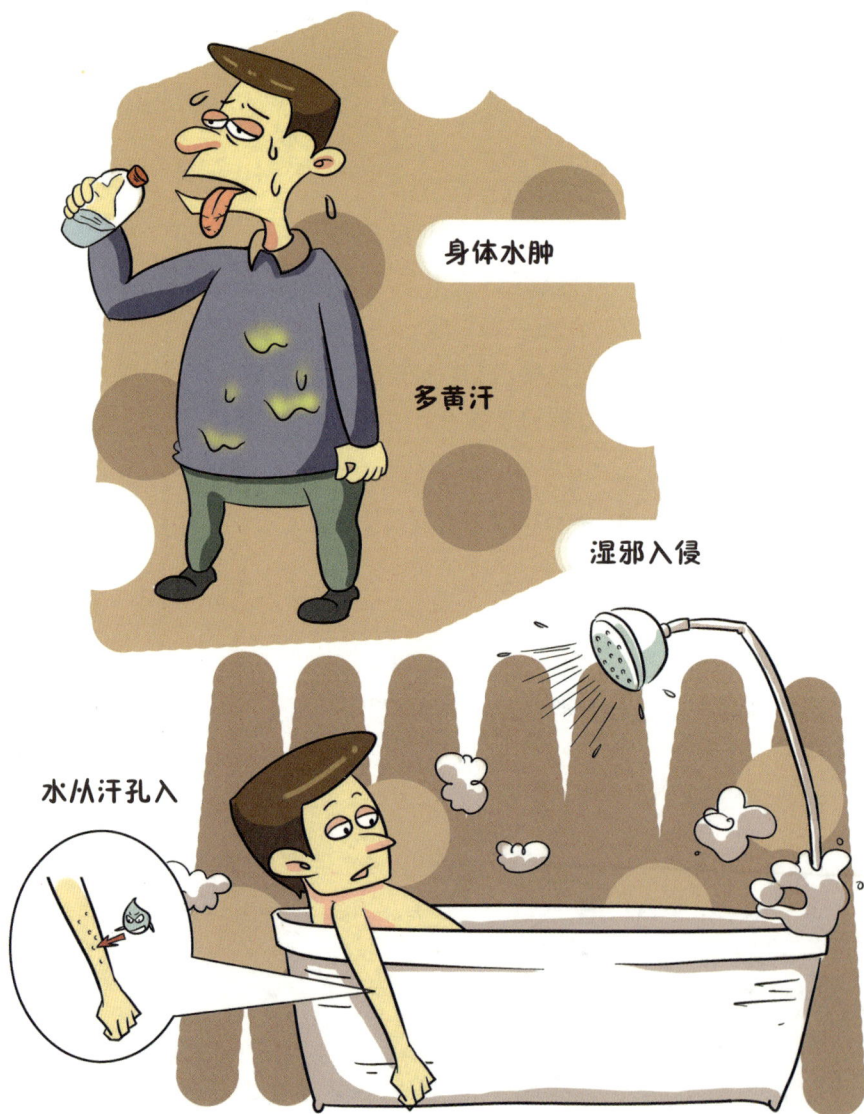

身体水肿

多黄汗

湿邪入侵

水从汗孔入

图说

**金匮要略** ● 第十二章　水气病脉证治

## 桂枝加黄芪汤证

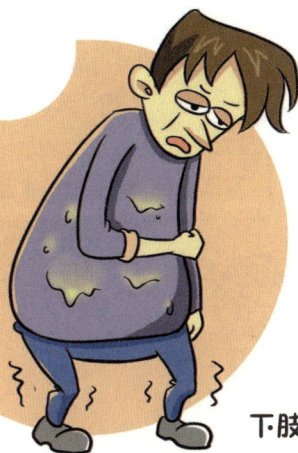

汗出色黄

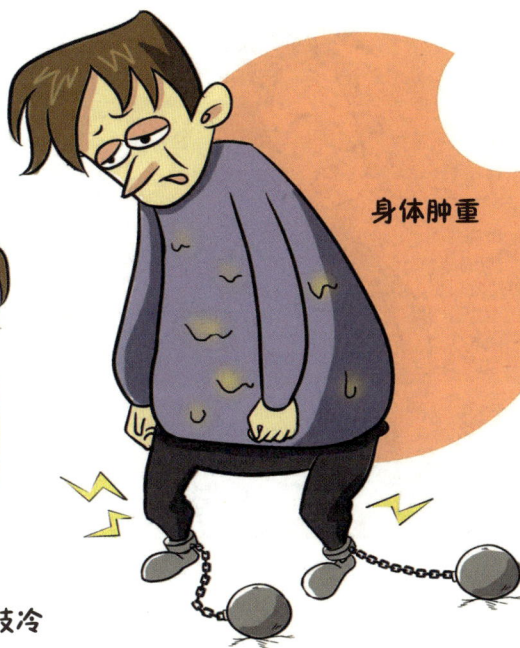

身体肿重

下肢冷

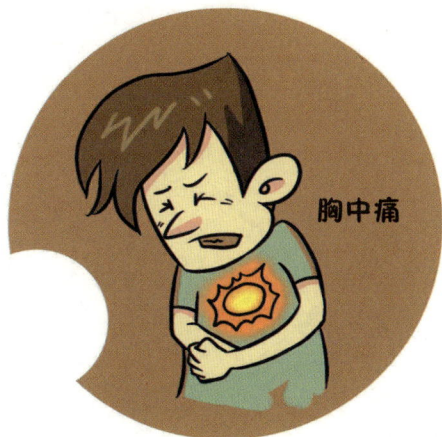

胸中痛

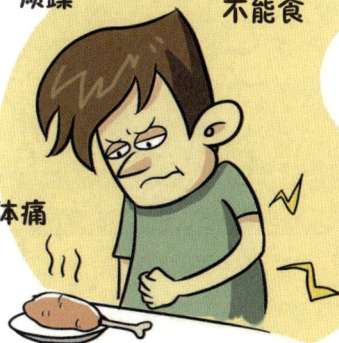

烦躁

不能食

身体痛

第十二章　水气病脉证治

# 桂枝去芍加麻辛附子汤证

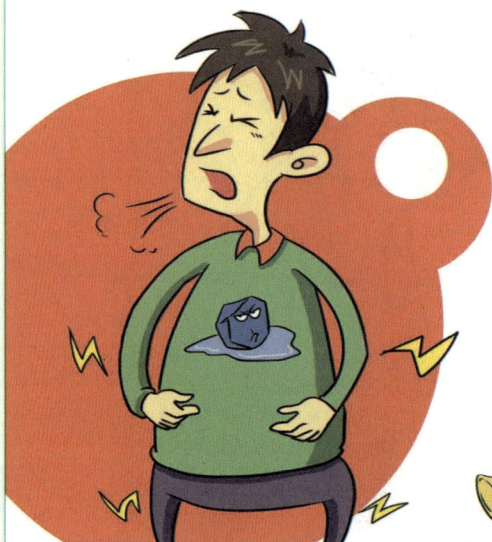

阳虚阴凝，水饮停聚

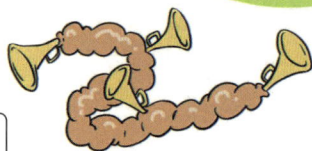

肠鸣

心下坚，大如盘，边如旋杯

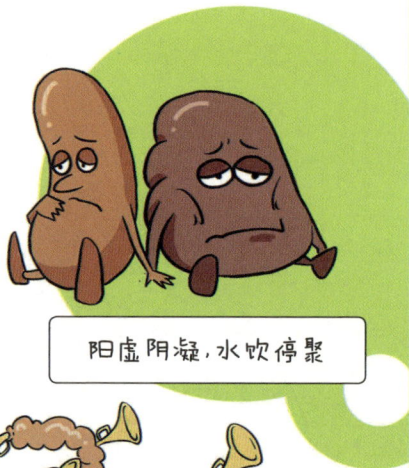

# 枳术汤证

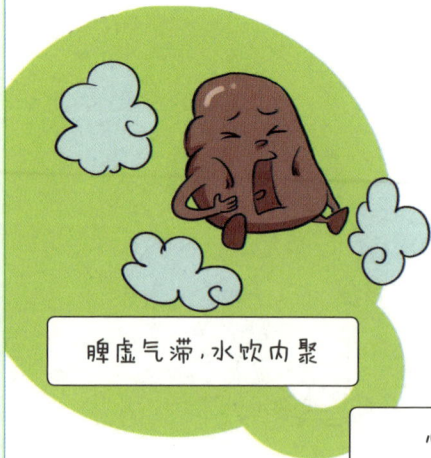

脾虚气滞，水饮内聚

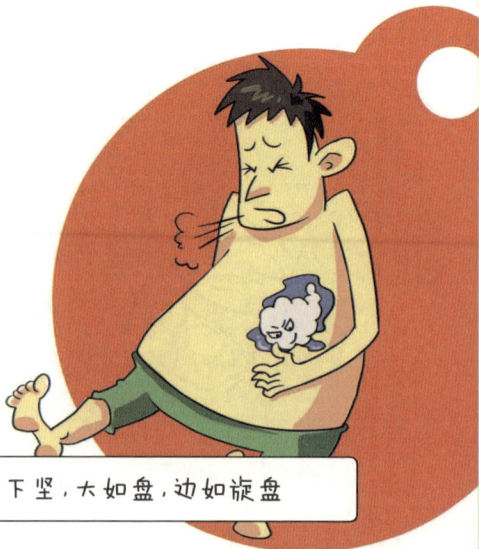

心下坚，大如盘，边如旋盘

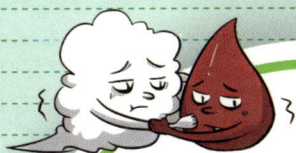

第十三章

# 黄疸病脉证治

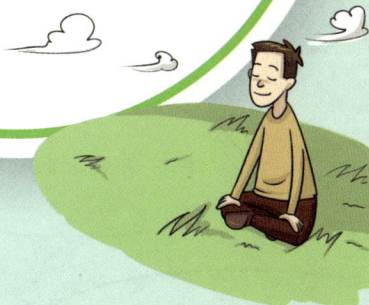

# 一、病因

黄疸病因

目黄

尿黄

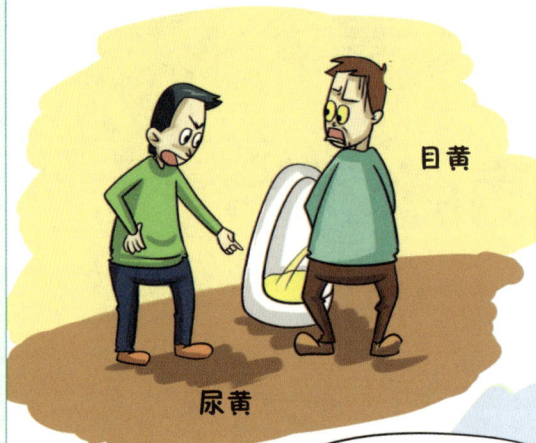

黄疸是怎么形成的？

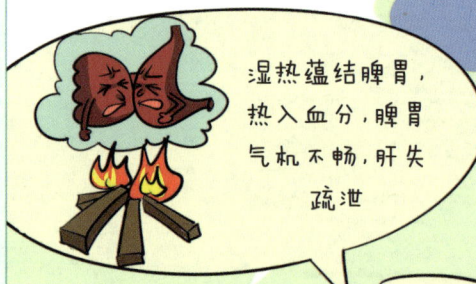

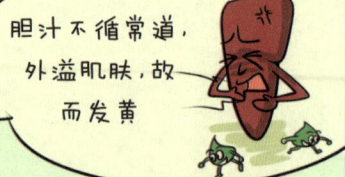

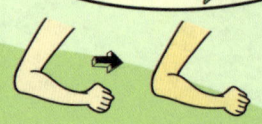

湿热蕴结脾胃，热入血分，脾胃气机不畅，肝失疏泄

胆汁不循常道，外溢肌肤，故而发黄

## 二、辨证

### （一）湿热发黄

寸口脉浮而缓，浮则为风，缓则为痹，痹非中风，四肢苦烦，脾色必黄，瘀热以行。（一）

师曰：病黄疸，发热烦喘、胸满口燥者，以病发时，火劫其汗，两热相得。然黄家所得，从湿得之。一身尽发热而黄，肚热，热在里，当下之。(8)

脉沉，渴欲饮水，小便不利者，皆发黄。(9)

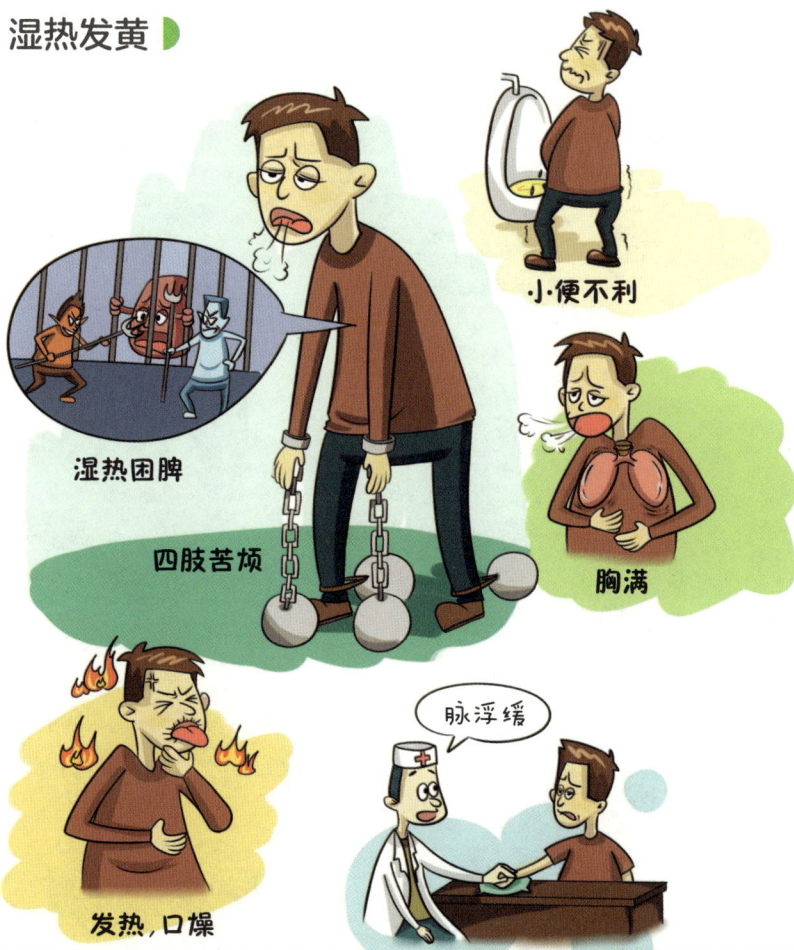

湿热发黄

## （二） 寒湿发黄

阳明病,脉迟者,食难用饱,饱则发烦,头眩,小便必难,此欲作谷疸。
虽下之,腹满如故,所以然者,脉迟故也。(3)
腹满,舌痿黄,躁不得睡,属黄家。(舌痿疑作身痿。)(10)

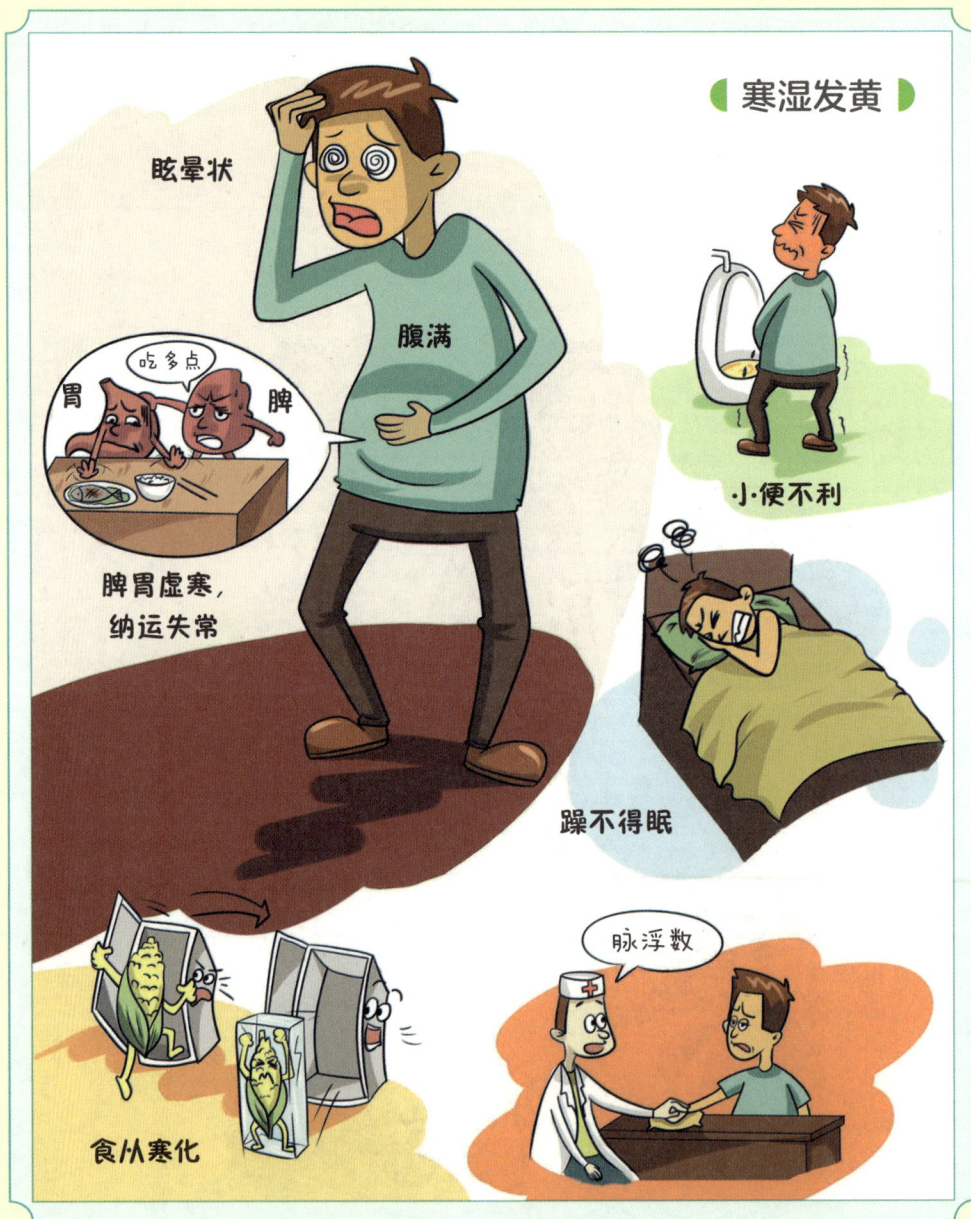

寒湿发黄

眩晕状

腹满

吃多点

胃　脾

脾胃虚寒,
纳运失常

小便不利

躁不得眠

食从寒化

脉浮数

图说
**金匮要略** ● 第十三章　黄疸病脉证治

## 三、分类

### （一）谷疸

跌阳脉紧而数，数则为热，热则消谷；紧则为寒，食即为满。尺脉浮为伤肾，跌阳脉紧为伤脾。风寒相搏，食谷即眩，谷气不消，胃中苦浊，浊气下流，小便不通，阴被其寒，热流膀胱，身体尽黄，名曰谷疸。(2)

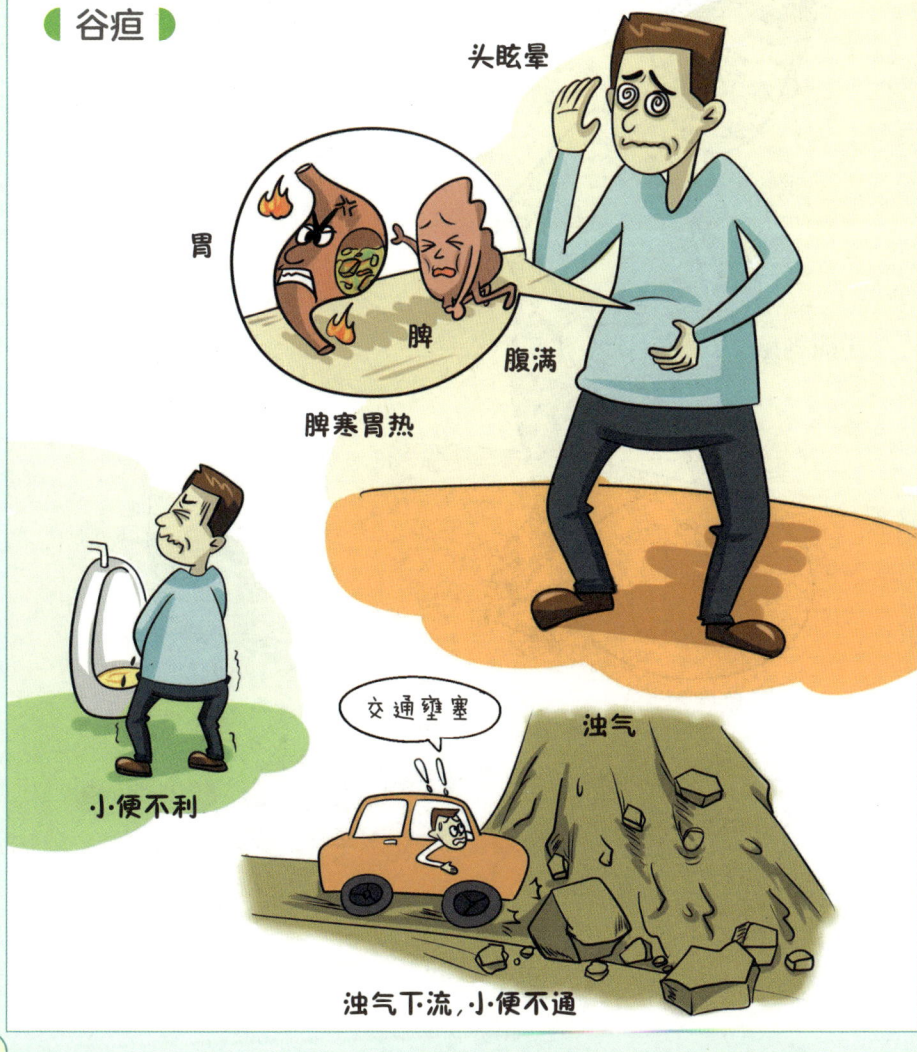

谷疸

头眩晕

胃

脾

腹满

脾寒胃热

小便不利

交通壅塞

浊气

浊气下流，小便不通

● 第十三章　黄疸病脉证治

## （二）女劳疸

额上黑,微汗出,手足中热,薄暮即发,膀胱急,小便自利,名曰女劳疸。(2)

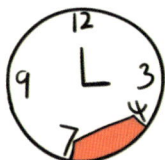

女劳疸

额上黑

薄暮即发

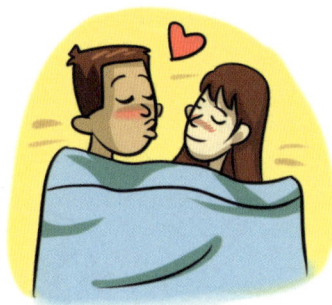

小腹拘急

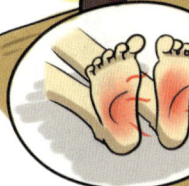

足底发热

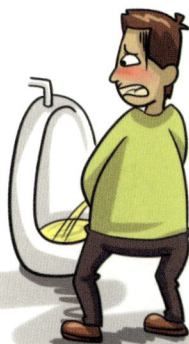

小便自利

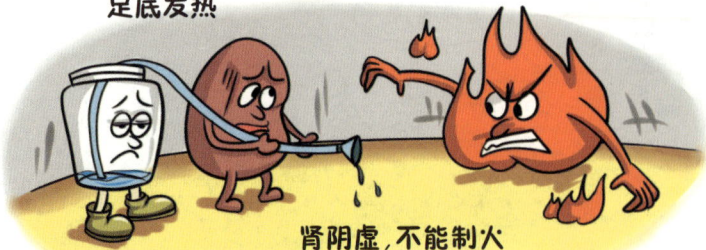

肾阴虚,不能制火

图说

金匮要略　●　第十三章　黄疸病脉证治

## （三）酒疸

腹如水状，不治。心中懊憹而热，不能食，时欲吐，名曰酒疸。（2）

夫病酒黄疸，必小便不利，其候心中热，足下热，是其证也。（4）

酒疸，心中热，欲吐者，吐之愈。（6）

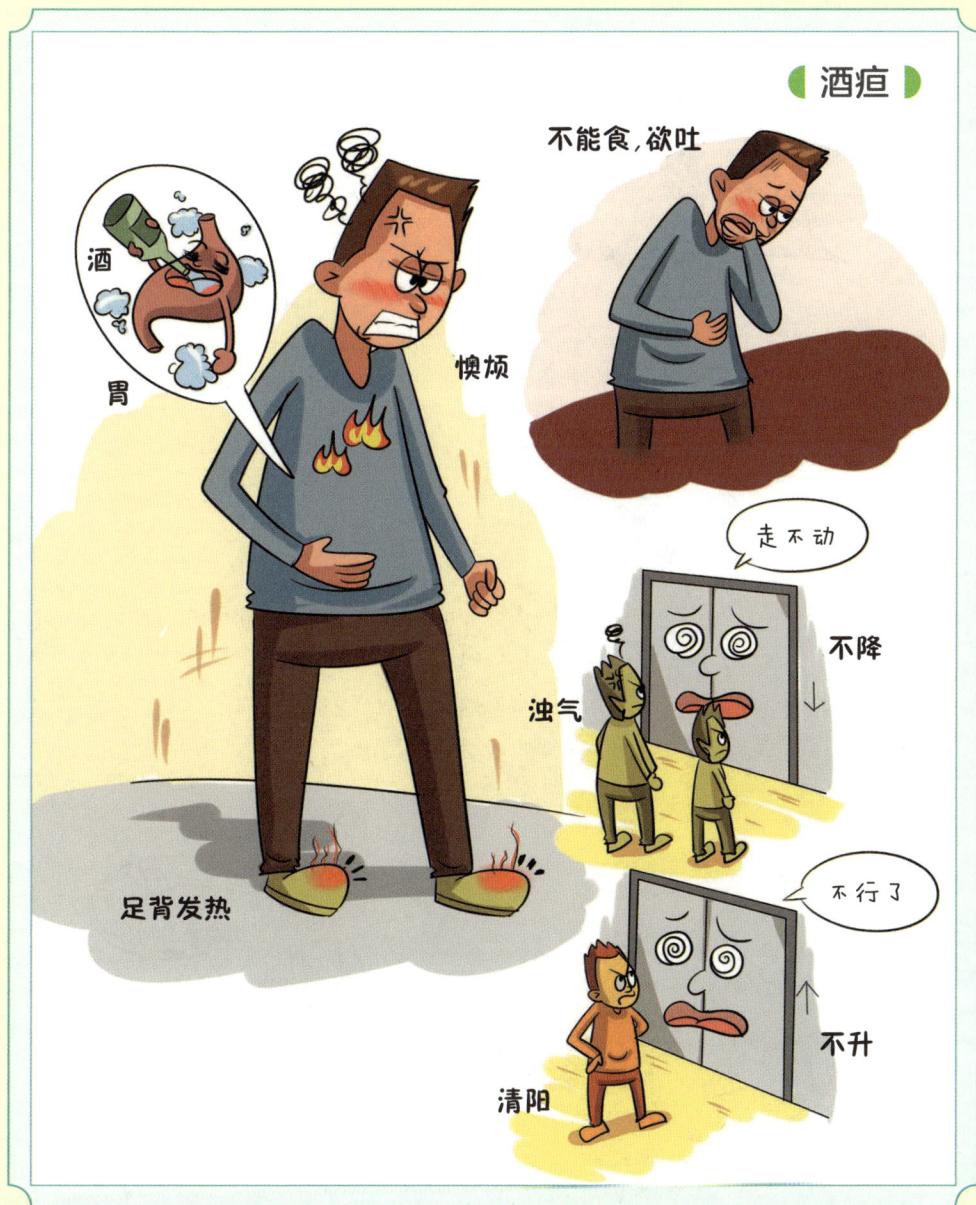

酒疸下之，久久为黑疸，目青面黑，心中如啖蒜齑状，大便正黑，皮肤爪之不仁，其脉浮弱，虽黑微黄，故知之。(7)

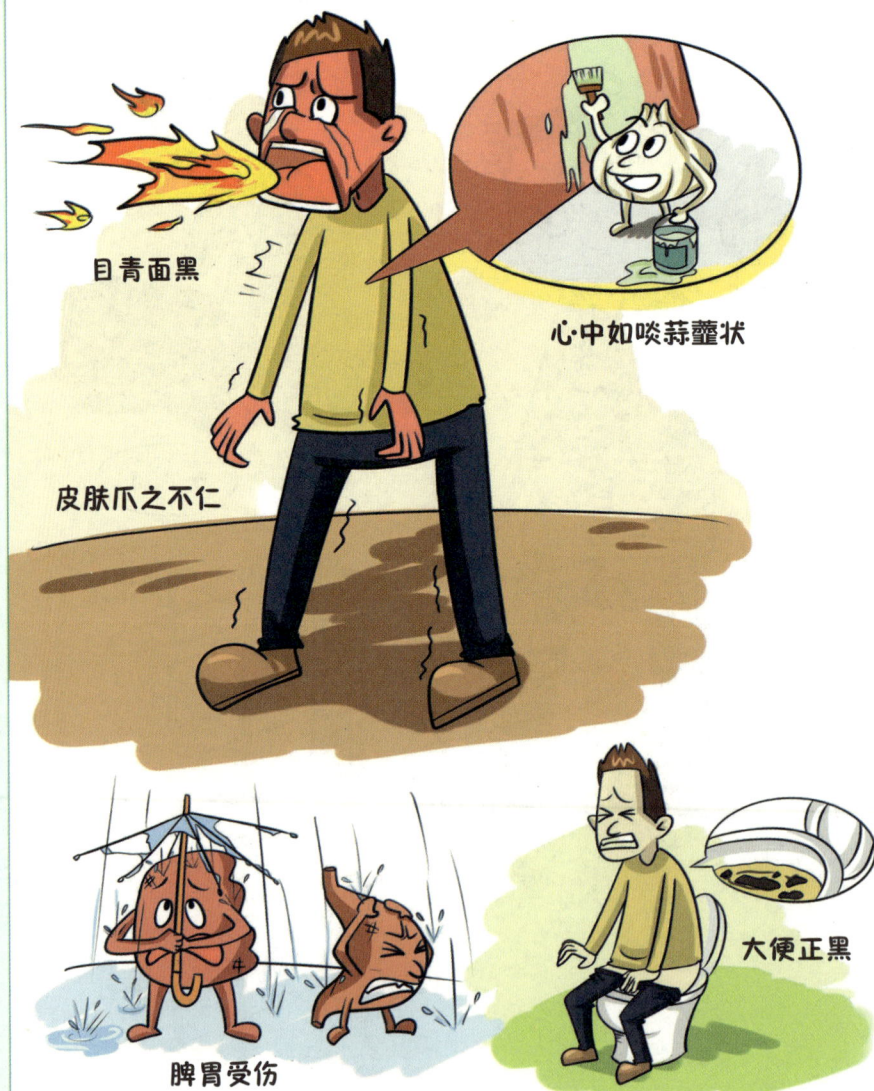

黑疸

目青面黑

心中如啖蒜齑状

皮肤爪之不仁

脾胃受伤

大便正黑

## 四、证治

### (一) 谷疸

#### 茵陈蒿汤证

谷疸之为病,寒热不食,食即头眩,心胸不安,久久发黄,为谷疸,茵陈蒿汤主之。(13)

茵陈蒿六两　栀子十四枚　大黄二两

上三味,以水一斗,先煮茵陈,减六升,纳二味,煮取三升,去滓,分温三服。小便当利,尿如皂角汁状,色正赤,一宿腹减,黄从小便去也。

### (二) 酒疸

#### 栀子大黄汤证

酒黄疸者,或无热,靖言了了,腹满欲吐,鼻燥。其脉浮者,先吐之;沉弦者,先下之。(5)

酒黄疸,心中懊侬,或热痛,栀子大黄汤主之。(15)

栀子十四枚　大黄一两　枳实五枚　豉一升

上四味,以水六升,煮取三升,分温三服。

### (三) 女劳疸

#### 硝石矾石散证

黄家,日晡所发热,而反恶寒,此为女劳得之。膀胱急,少腹满,身尽黄,额上黑,足下热,因作黑疸。其腹胀如水状,大便必黑,时溏,此女劳之病,非水也。腹满者难治,硝石矾石散主之。(14)

硝石　矾石烧(等分)

上二味,为散,以大麦粥汁,和服方寸匕,日三服。病随大小便去,小便正黄,大便正黑,是候也。

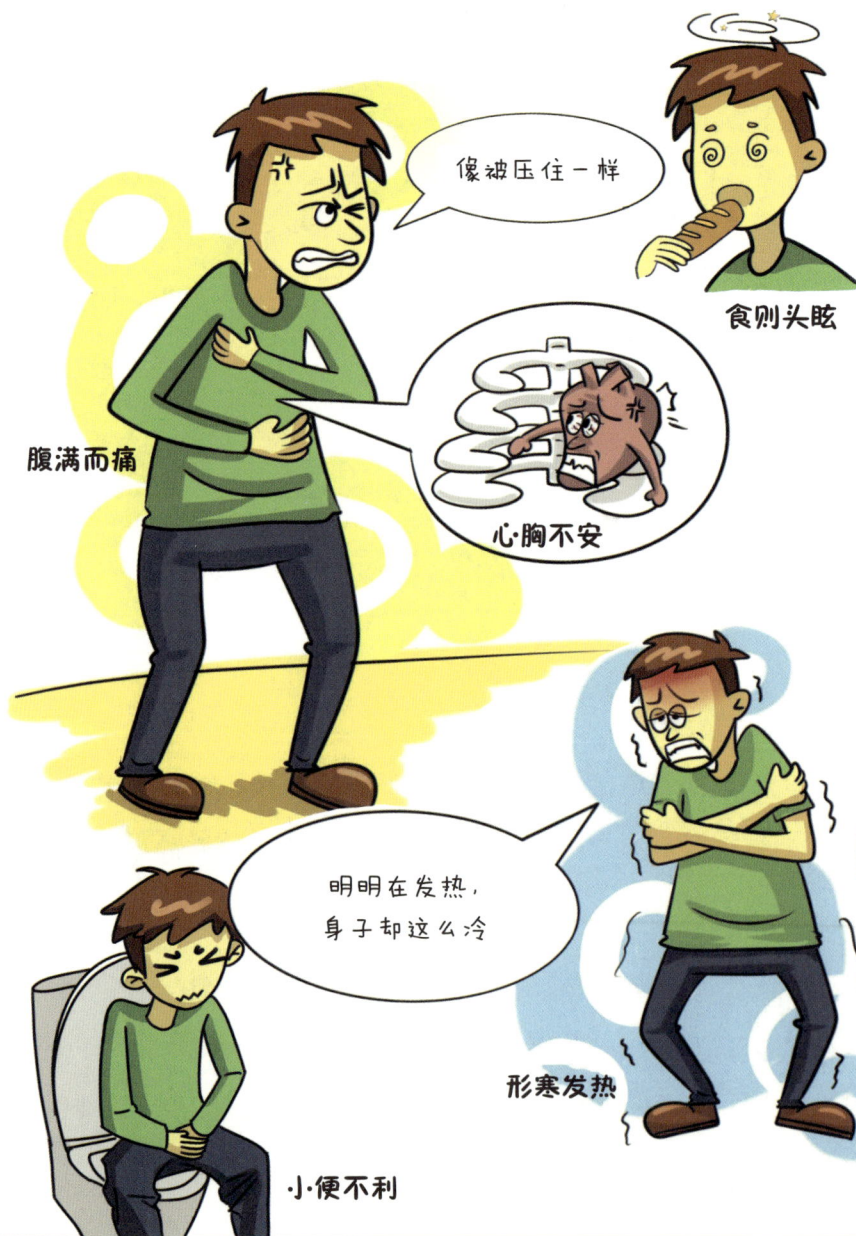

茵陈蒿汤证

像被压住一样

食则头眩

腹满而痛

心·胸不安

明明在发热，
身子却这么冷

形寒发热

小·便不利

栀子大黄汤证

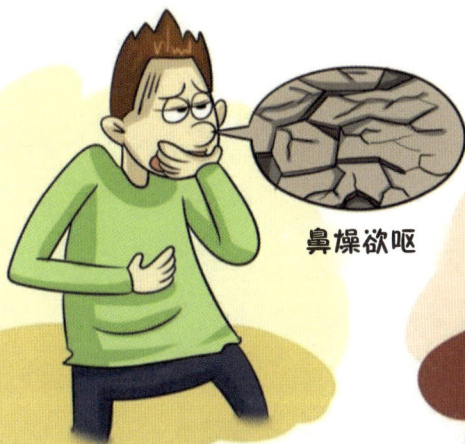

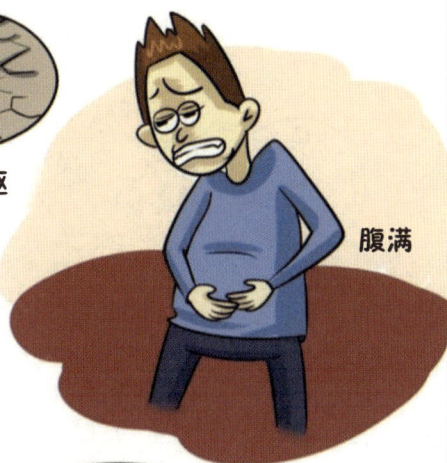

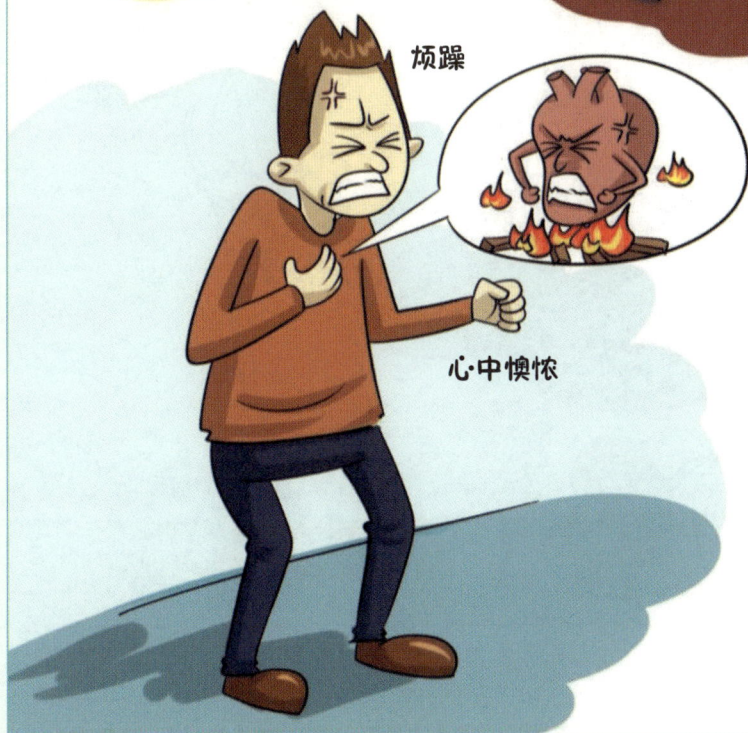

鼻燥欲呕

腹满

烦躁

心中懊恼

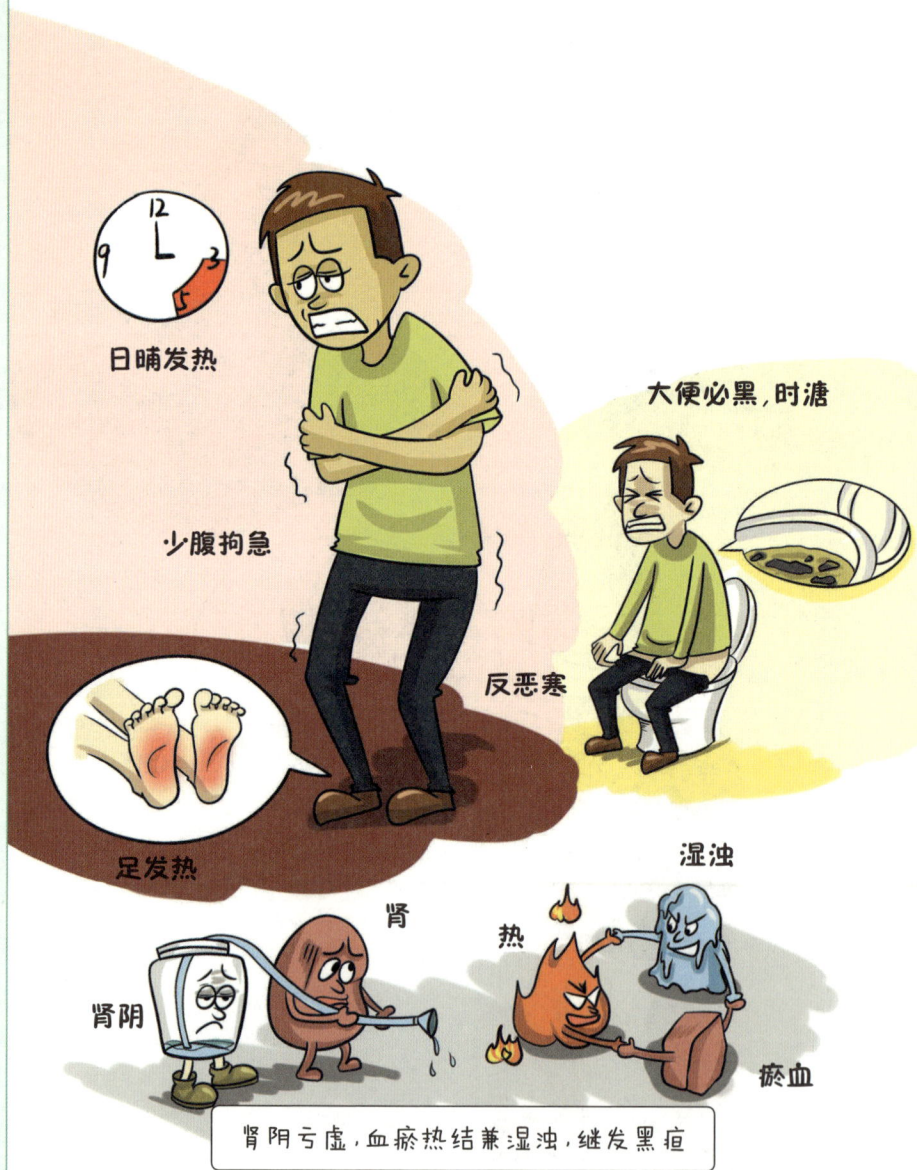

# 硝石矾石散证

日晡发热

少腹拘急

足发热

大便必黑,时溏

反恶寒

肾阴

肾

热

湿浊

瘀血

肾阴亏虚,血瘀热结兼湿浊,继发黑疸

## （四）其他黄疸

### 1. 湿重于热——茵陈五苓散证

黄疸病，茵陈五苓散主之。（一本云：茵陈汤及五苓散并主之。）（18）

茵陈蒿末十分　　五苓散五分，方见痰饮中

上二物，和，先食饮方寸匕，日三服。

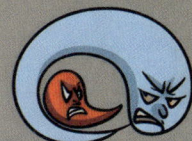

茵陈五苓散证

形寒发热

*大便溏稀

湿

热

湿重于热

小便不利

四肢困倦

纳呆呕恶

## 2. 热盛里实——大黄硝石汤证

黄疸腹满,小便不利而赤,自汗出,此为表和里实,当下之,宜大黄硝石汤。(19)

大黄　黄柏　硝石各四两　栀子十五枚

上四味,以水六升,煮取二升,去滓,纳硝,更煮,取一升,顿服。

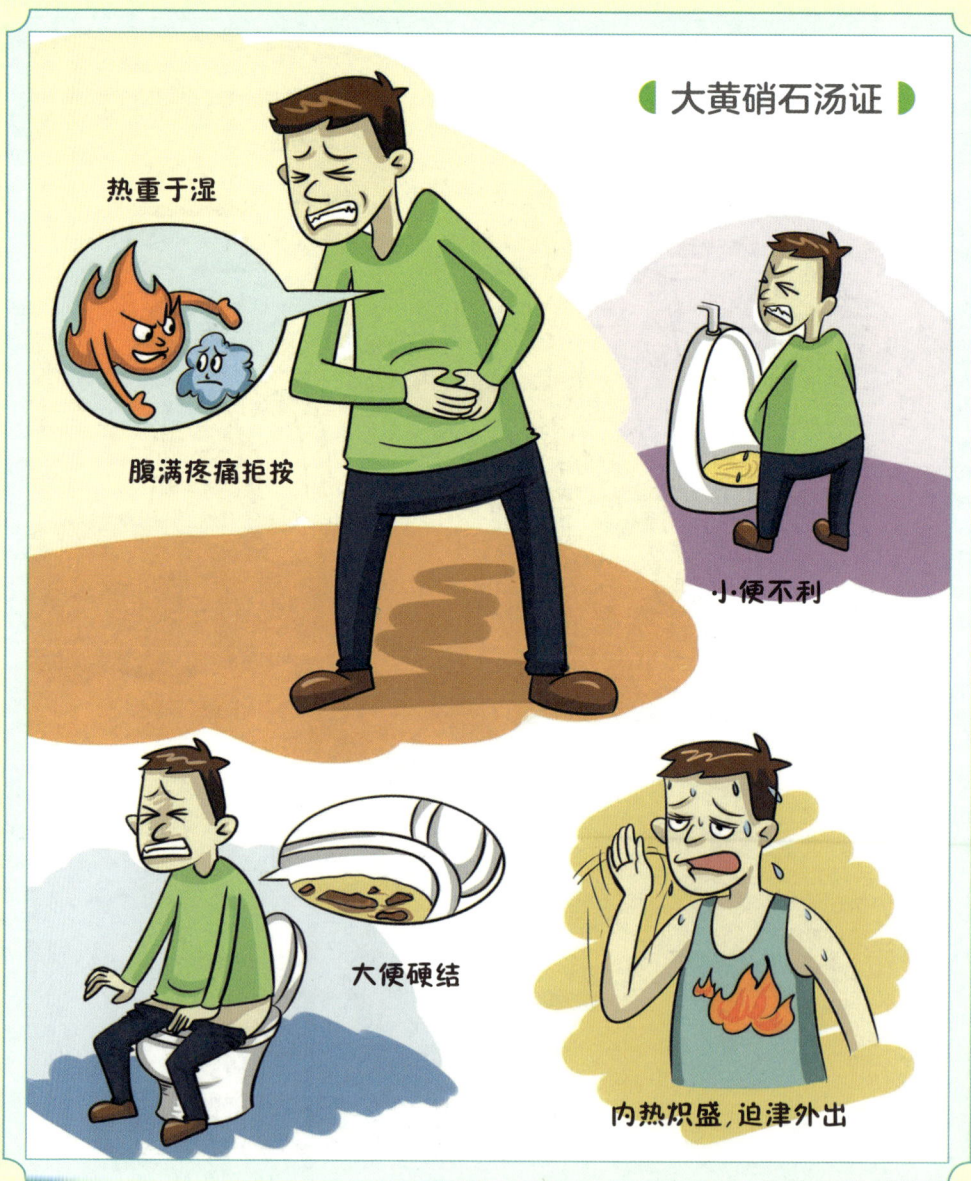

大黄硝石汤证

热重于湿

腹满疼痛拒按

小便不利

大便硬结

内热炽盛,迫津外出

## （五）黄疸兼证

### 1. 黄疸兼表证——桂枝加黄芪汤证

诸病黄家，但利其小便。假令脉浮，当以汗解之，
宜桂枝加黄芪汤主之。（16）

桂枝　芍药各二两　甘草二两　生姜三两　大枣十二枚　黄芪二两
上六味，以水八升，煮取三升，温服一升，须臾饮热稀粥一升余，
以助药力，温覆取微汗，若不汗，更服。

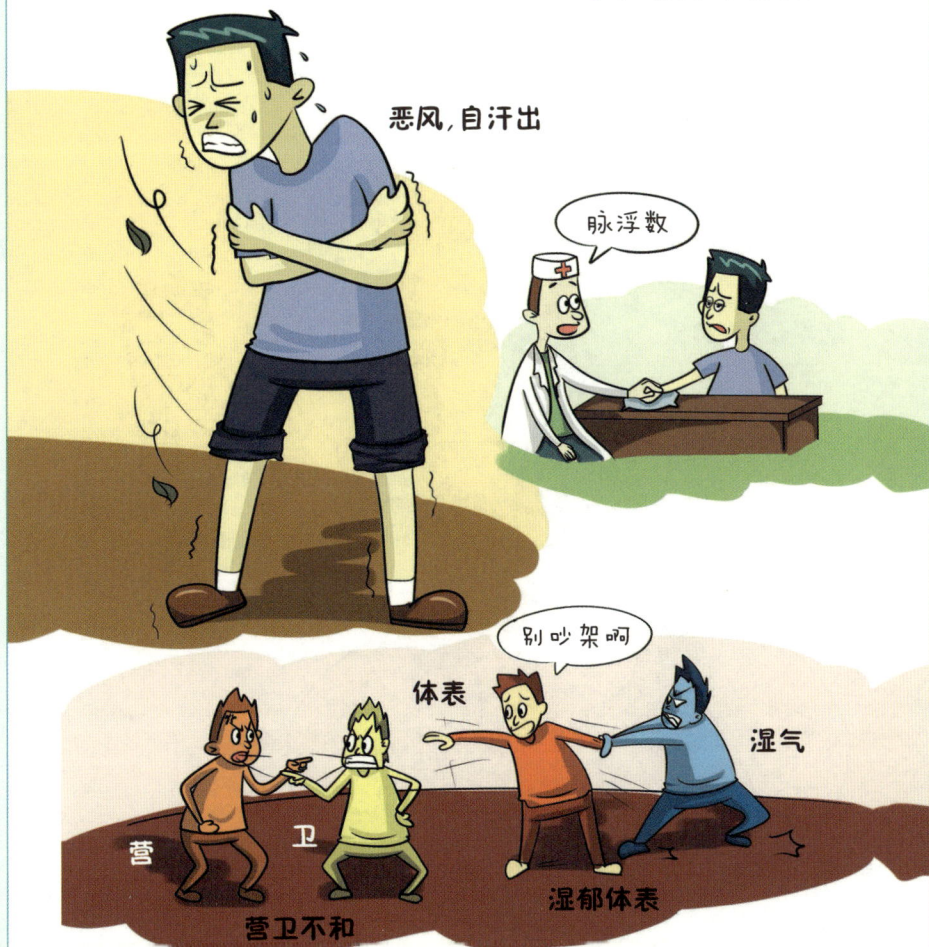

桂枝加黄芪汤证

恶风，自汗出

脉浮数

别吵架啊

体表　湿气

营　卫

湿郁体表

营卫不和

## 2. 黄疸兼少阳——柴胡汤证

诸黄,腹痛而呕者,宜柴胡汤。(必小柴胡汤)(21)

柴胡半斤　黄芩三两　人参三两　甘草三两　半夏半斤　生姜三两
大枣十二枚

上七味,以水一斗二升,煮取六升,去滓,再煎取三升,温服一升,
日三服。

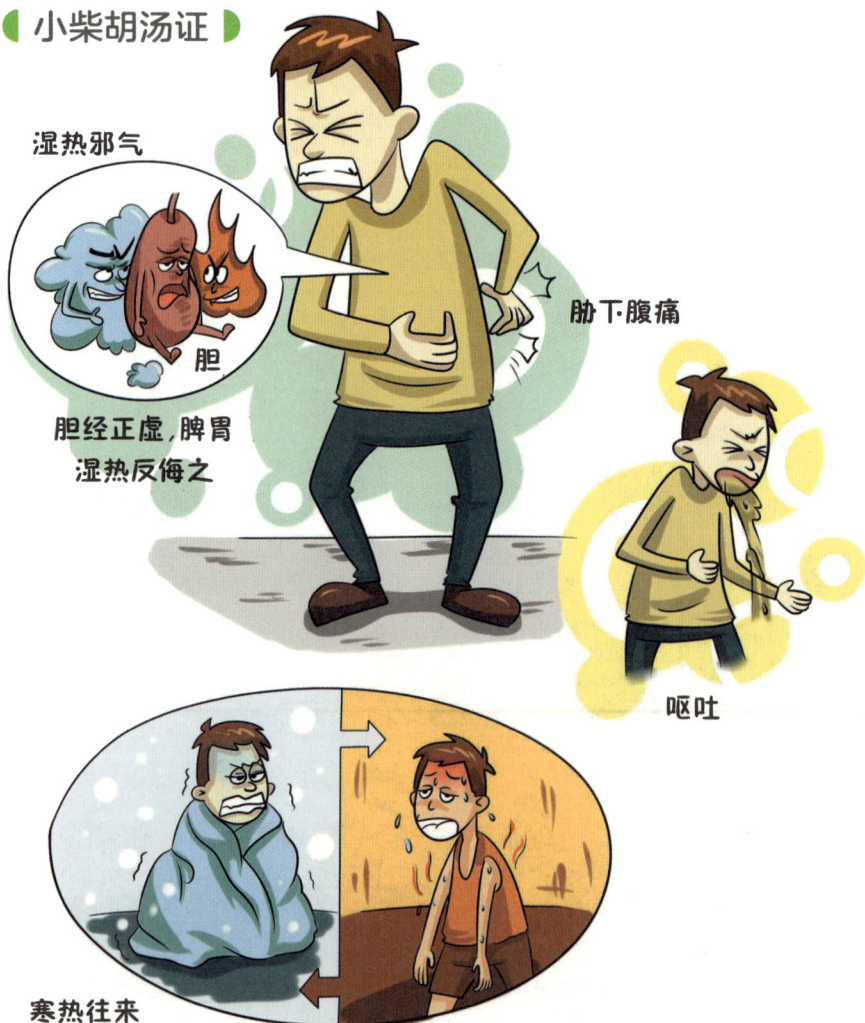

小柴胡汤证

湿热邪气

胆

胆经正虚,脾胃
湿热反侮之

胁下·腹痛

呕吐

寒热往来

## （六）黄疸误治

黄疸变哕——小半夏汤证

黄疸病，小便色不变，欲自利，腹满而喘，不可除热，热除必哕。哕者，
小半夏汤主之。(20)

半夏一升　生姜半斤

上二味，以水七升，煮取一升半，分温再服。

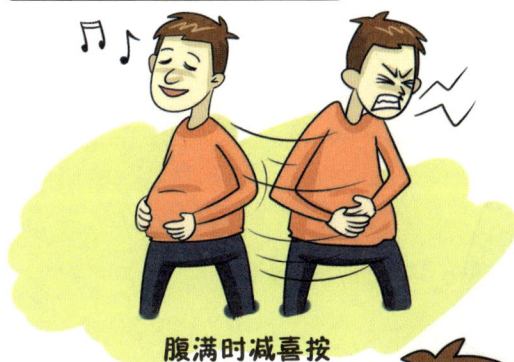

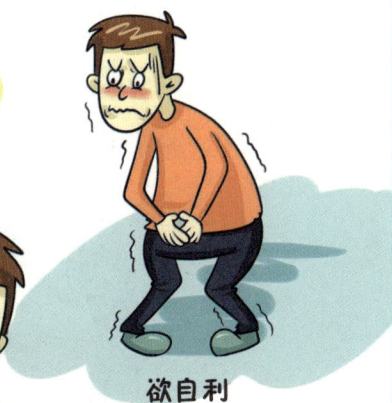

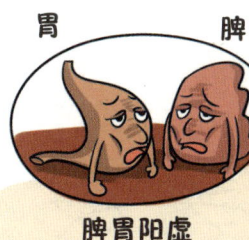

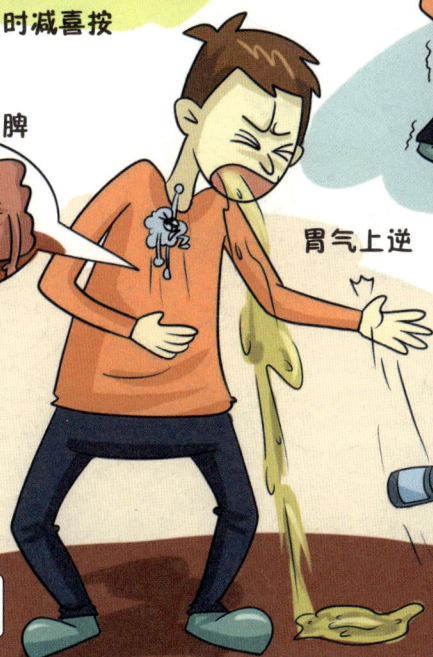

## （七）萎黄

### 小建中汤证

男子黄，小便自利，当与虚劳小建中汤。(22)

桂枝三两(去皮)　甘草三两(炙)　大枣十二枚　芍药六两　生姜三两　胶饴一升

上六味，以水七升，煮取三升，去滓，纳胶饴，更上微火消解，温服一升，日三服。

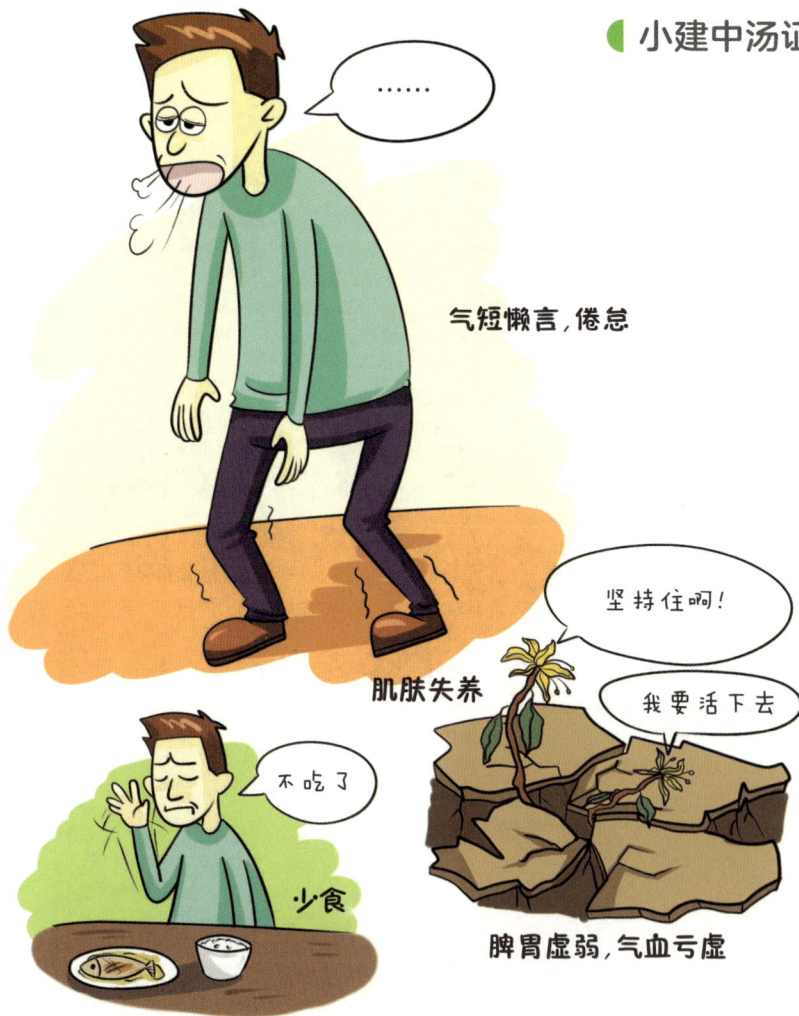

小建中汤证

气短懒言，倦怠

肌肤失养

坚持住啊！

我要活下去

不吃了

少食

脾胃虚弱，气血亏虚

186

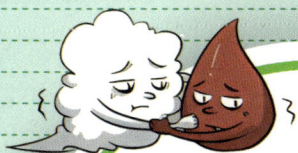

# 第十四章

## 惊悸吐衄下血胸满瘀血病脉证治

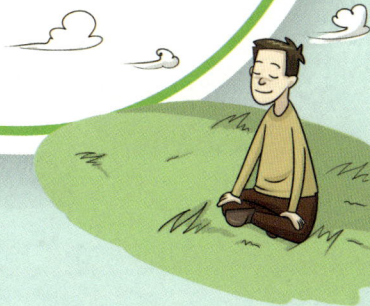

# 一、惊悸病

## (一) 总纲

寸口脉动而弱，动即为惊，弱则为悸。(1)

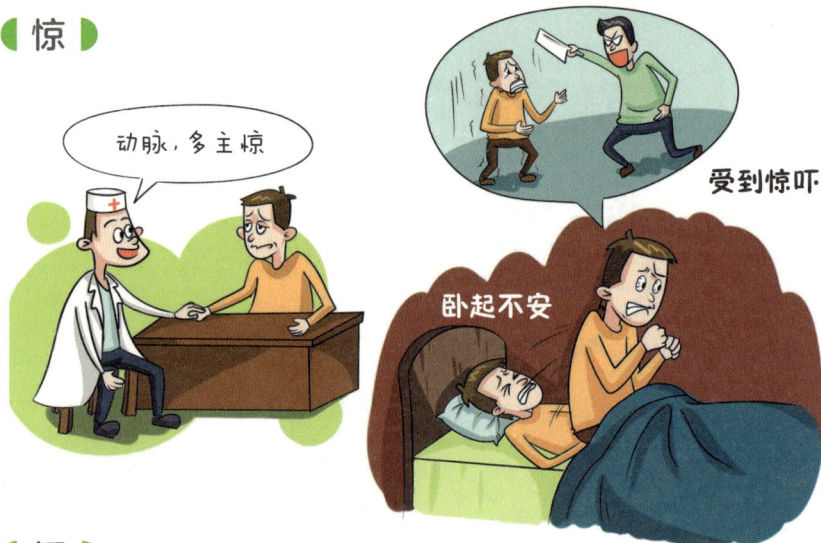

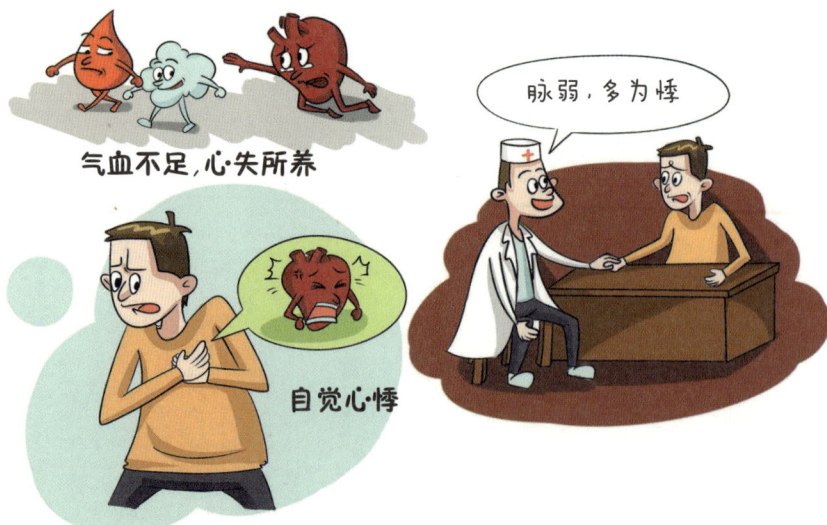

## （二）证治

### 1. 火劫致惊——桂枝救逆汤证

火邪者,桂枝去芍药加蜀漆牡蛎龙骨救逆汤主之。(12)

桂枝三两(去皮)　甘草二两(炙)　生姜三两　牡蛎五两(熬)　龙骨四两

大枣十二枚　蜀漆三两(洗去腥)

上为末,以水一斗二升,先煮蜀漆,减二升,纳诸药,煮消三升,去滓,温服一升。

桂枝救逆汤证

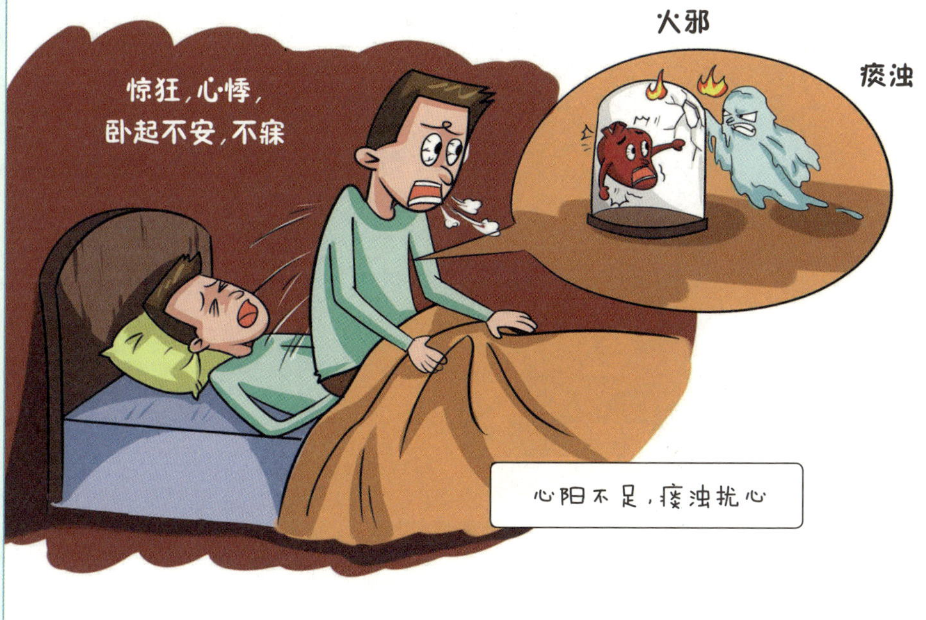

惊狂,心悸,卧起不安,不寐

火邪

痰浊

心阳不足,痰浊扰心

## 2. 水饮致悸——半夏麻黄丸证

心下悸者,半夏麻黄丸主之。(13)

半夏　麻黄等分

上二味,末之,炼蜜和丸小豆大,饮服三丸,日三服。

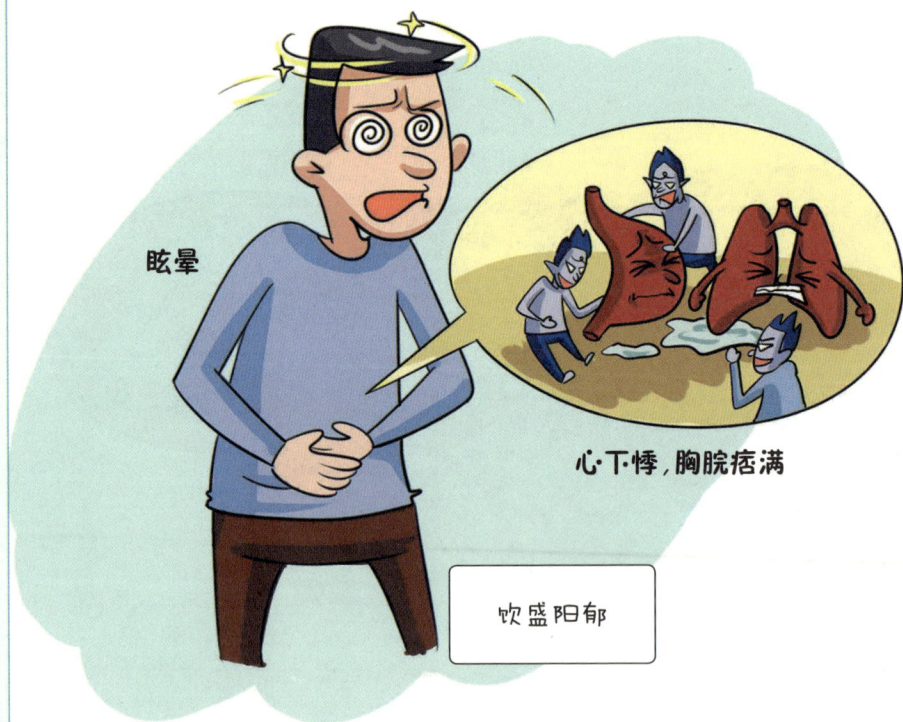

半夏麻黄丸证

眩晕

心下悸,胸脘痞满

饮盛阳郁

## 二、吐衄下血病

### （一）成因

夫酒客咳者，必致吐血，此因极饮过度所致也。(7)

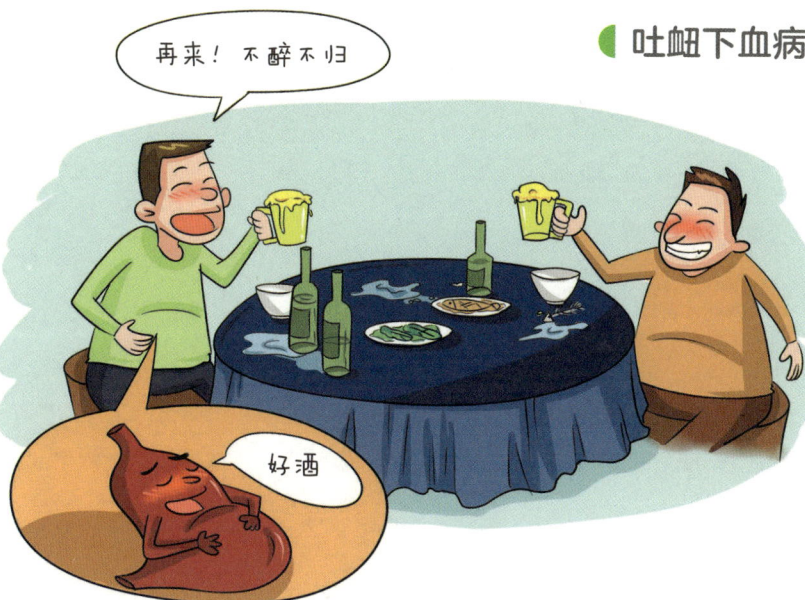

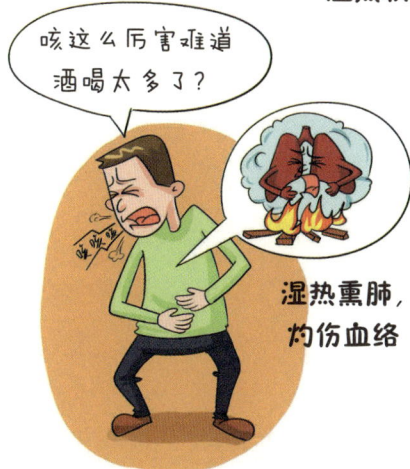

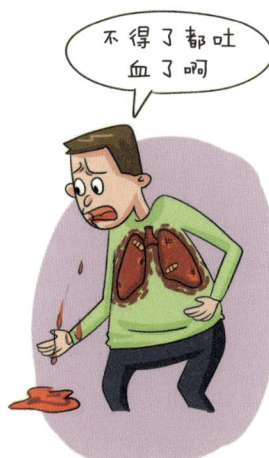

## （二）证治

### 1. 吐血

（1）虚寒吐血——柏叶汤证

吐血不止者,柏叶汤主之。(14)

柏叶　干姜各三两　艾三把

上三味,以水五升,取马通汁一升合煮,取一升,分温再服。

（2）热盛吐衄——泻心汤证

心气不足,吐血、衄血,泻心汤主之。(17)

大黄二两　黄连　黄芩各一两

上三味,以水三升,煮取一升,顿服之。

### 2. 便血

（1）虚寒便血——黄土汤证

下血,先便后血,此远血也,黄土汤主之。(15)

甘草　干地黄　白术　附子炮　阿胶　黄芩各三两　灶中黄土半斤

上七味,以水八升,煮取三升,分温二服。

（2）湿热便血——赤小豆当归散证

下血,先血后便,此近血也,赤小豆当归散主之。(16)

赤小豆三升(浸,令芽出,曝干)　当归

上二味,杵为散,浆水服方寸匕,日三服。

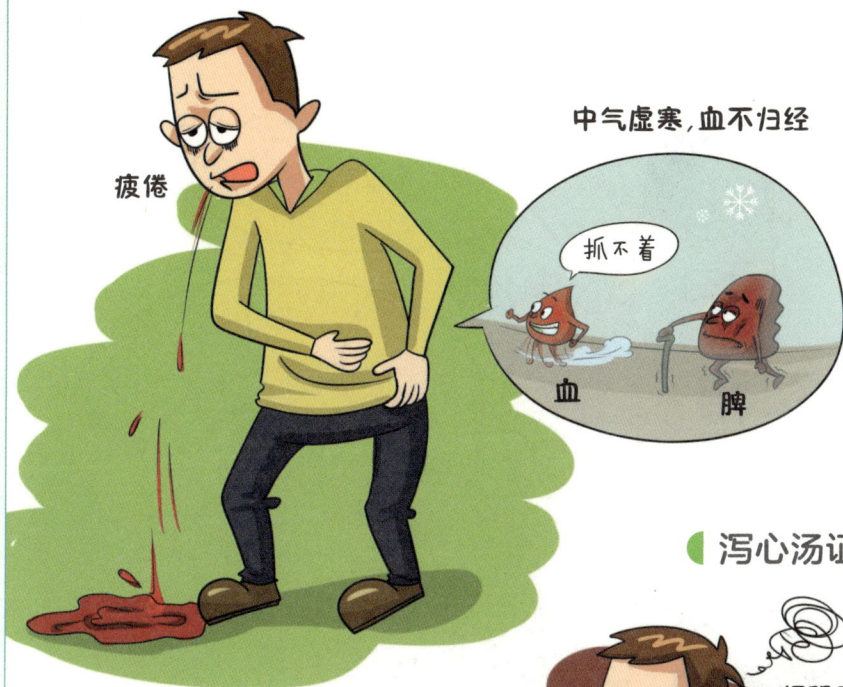

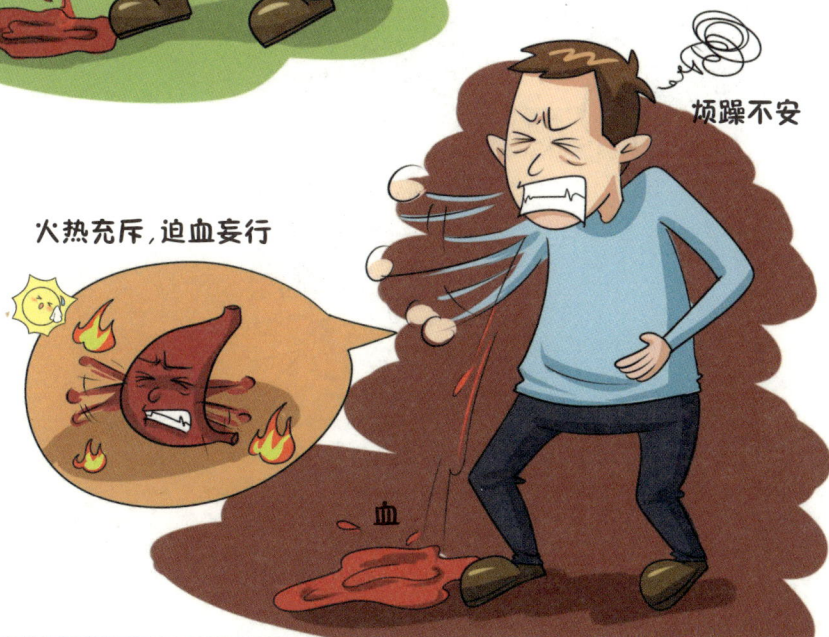

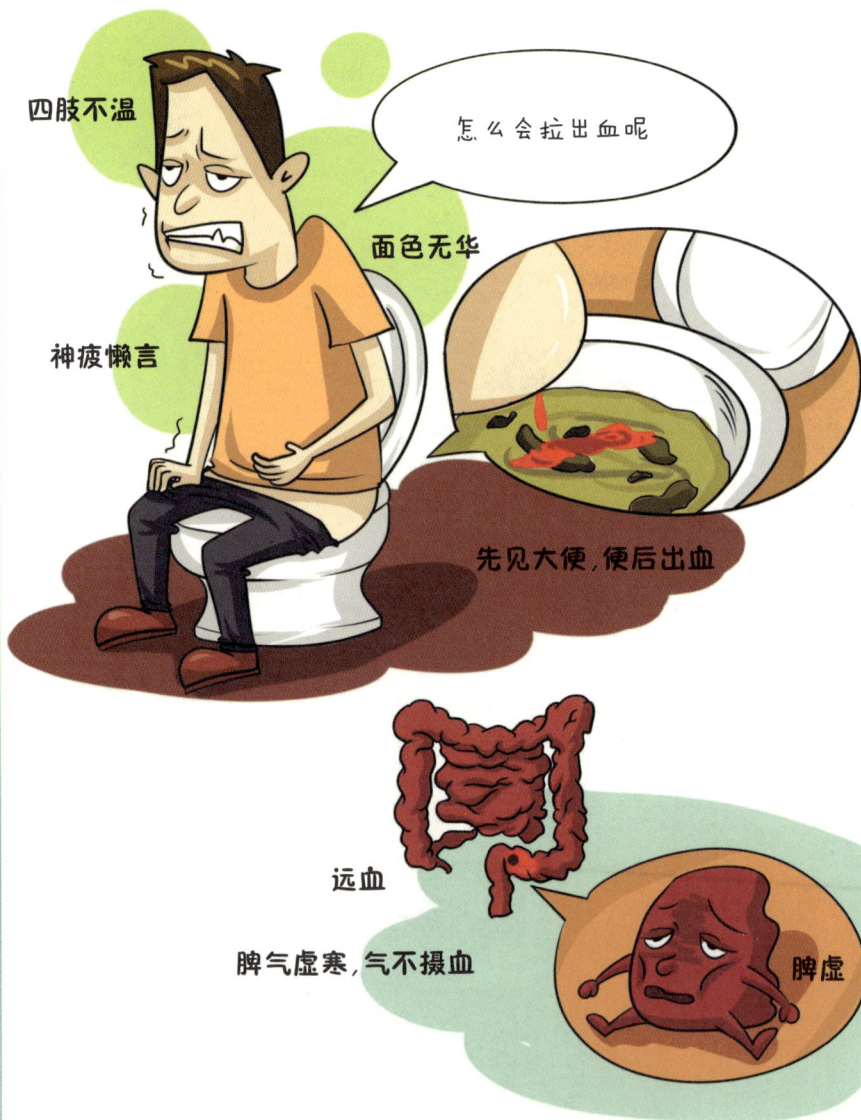

黄土汤证

四肢不温

面色无华

神疲懒言

怎么会拉出血呢

先见大便，便后出血

远血

脾气虚寒，气不摄血

脾虚

图说

金匮要略 ● 第十四章 惊悸吐衄下血胸满瘀血病脉证治

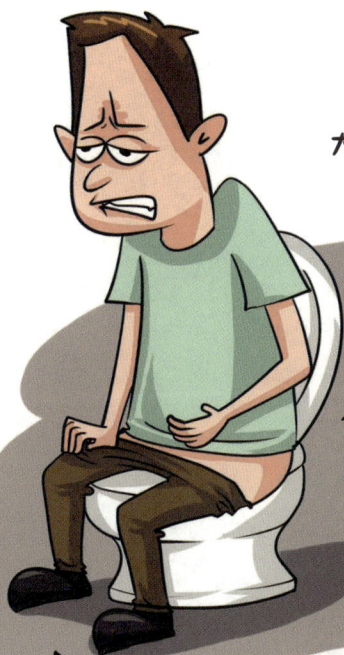

大肠湿热,迫血下行

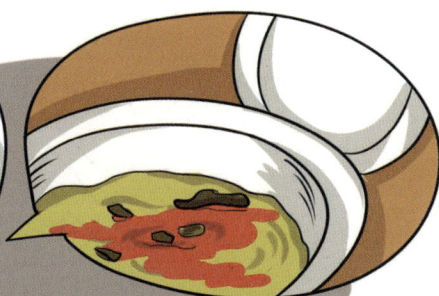

血色鲜红,大便不畅

感觉肛门都快
烧起来了

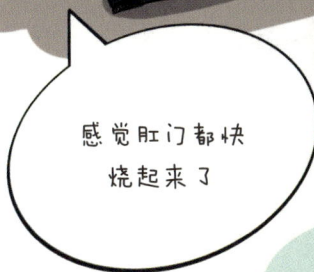

湿热便血

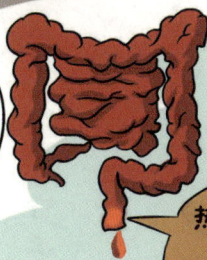

热邪

湿邪

近血

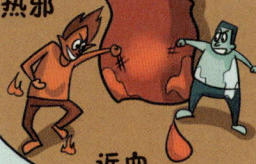

第十四章　惊悸吐衄下血胸满瘀血病脉证治

## （三）治禁

亡血不可发其表，汗出即寒栗而振。(9)

衄家不可汗，汗出必额上陷，脉紧急，直视不能眴，不得眠。(4)

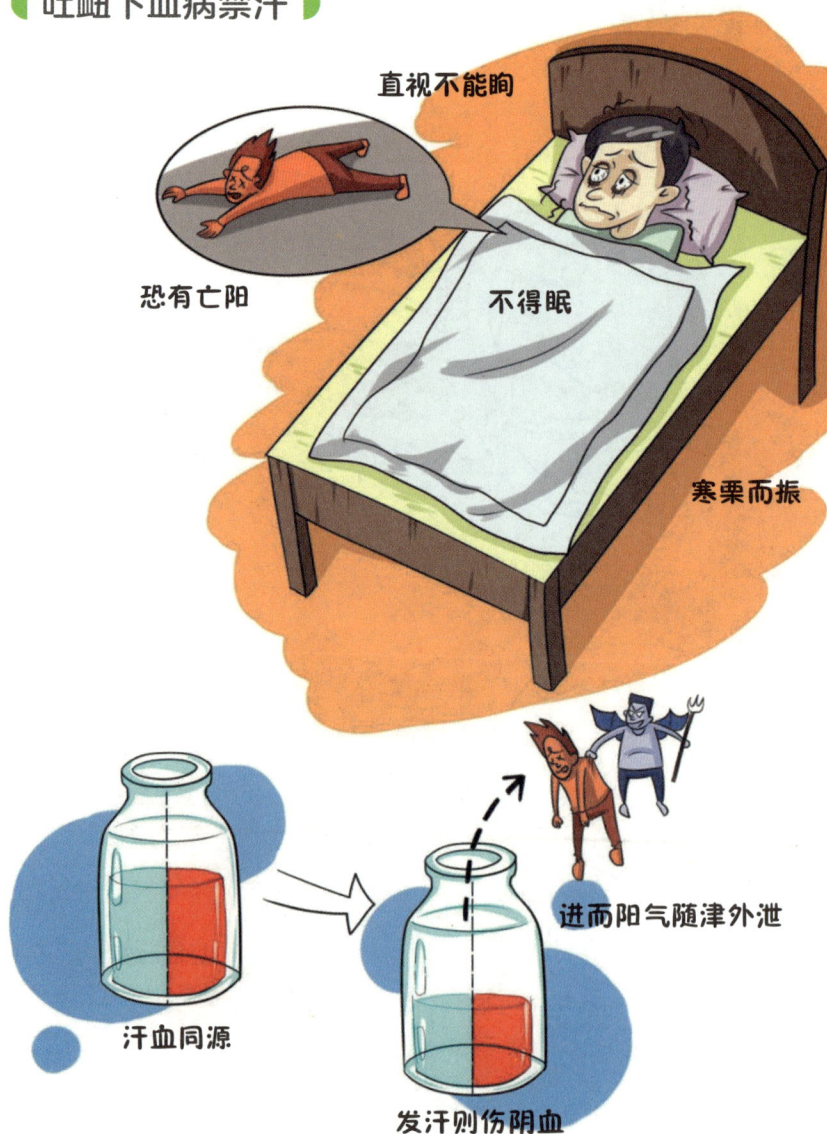

吐衄下血病禁汗

直视不能眴

恐有亡阳

不得眠

寒栗而振

汗血同源

发汗则伤阴血

进而阳气随津外泄

## 三、瘀血病

病人胸满，唇痿舌青，口燥，但欲漱水不欲咽，无寒热，脉微大来迟，腹不满，其人言我满，为有瘀血。(10)

病者如热状，烦满，口干燥而渴，其脉反无热，此为阴伏，是瘀血也，当下之。(11)

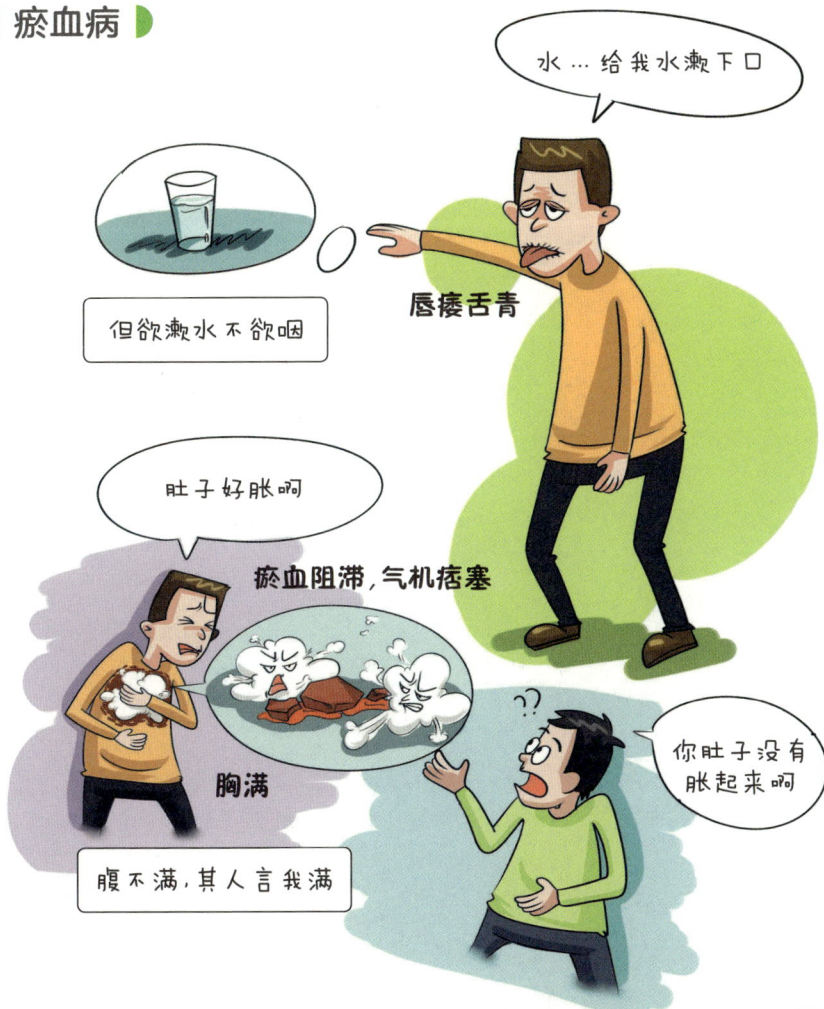

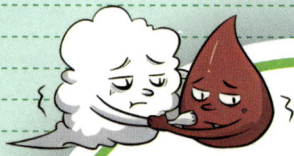

# 第十五章

## 呕吐哕下利病脉证治

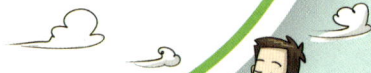

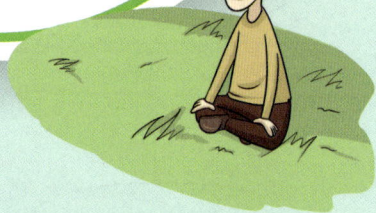

# 一、呕吐病

## （一）成因与脉证

问曰：病人脉数，数为热，当消谷引食，而反吐者，何也？师曰：以发其汗，令阳微，膈气虚，脉乃数，数为客热，不能消谷，胃中虚冷故也。脉弦者，虚也。胃气无余，朝食暮吐，变为胃反。寒在于上，医反下之，今脉反弦，故名曰虚。(3)

## （二）证治

### 1. 虚寒呕吐

肝胃虚寒——茱萸汤证

呕而胸满者，茱萸汤主之。(8)

干呕，吐涎沫，头痛者，茱萸汤主之。(9)

吴茱萸一升　人参三两　生姜六两　大枣十二枚

上四味，以水五升，煮取三升，温服七合，日三服。

### 2. 虚寒胃反——大半夏汤证

趺阳脉浮而涩，浮则为虚，涩则伤脾。脾伤则不磨，朝食暮吐，暮食朝吐，宿谷不化，名曰胃反。脉紧而涩，其病难治。(5)

胃反呕吐者，大半夏汤主之。(16)

半夏二升(洗完用)　人参三两　白蜜一升

上三味，以水一斗二升，和蜜扬之二百四十遍，煮取二升半，温服一升，余分再服。

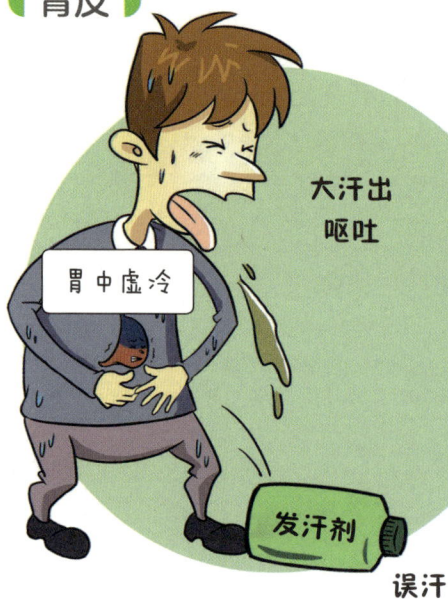

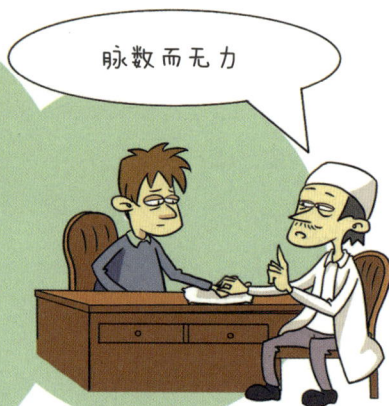

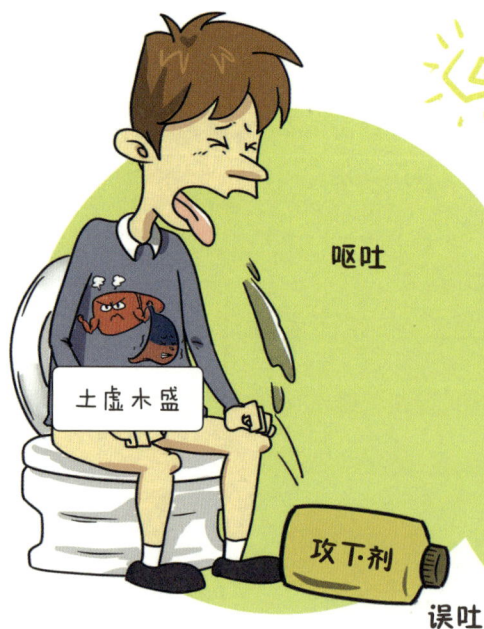

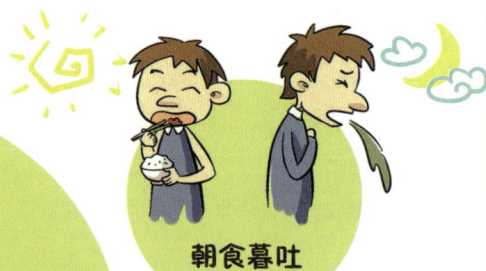

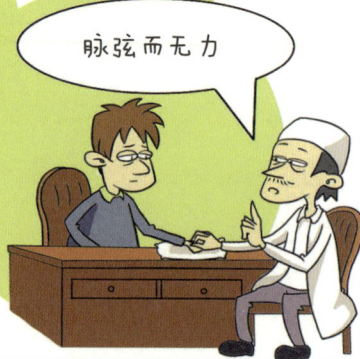

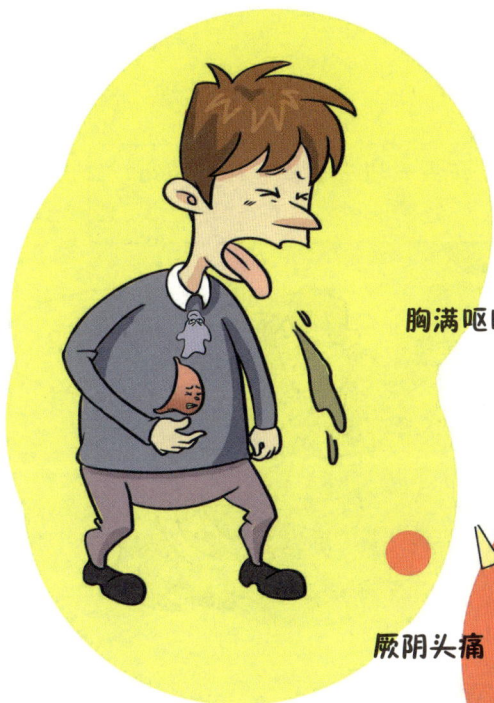

胸满呕吐

厥阴头痛

吐涎沫

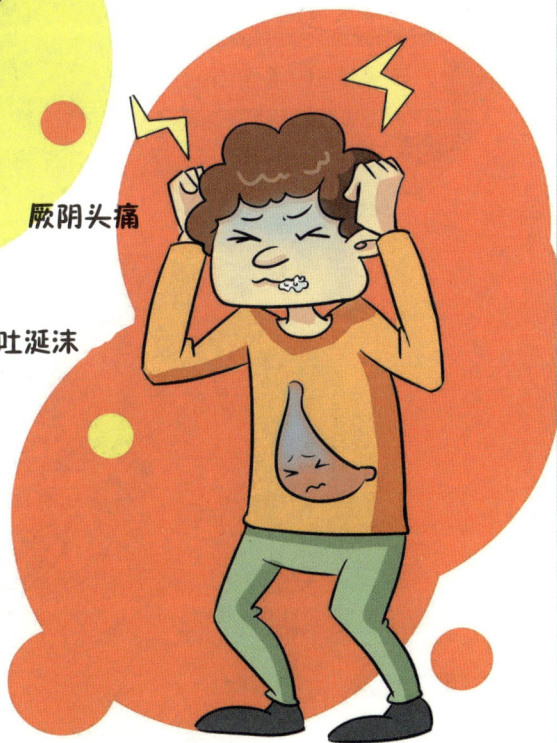

## 大半夏汤证

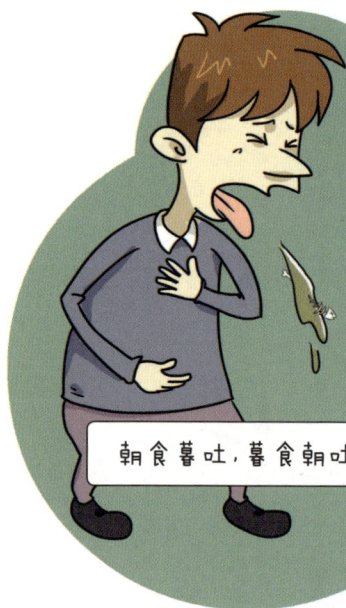

昨天吃进去的还是没有消化！
（宿谷不化）

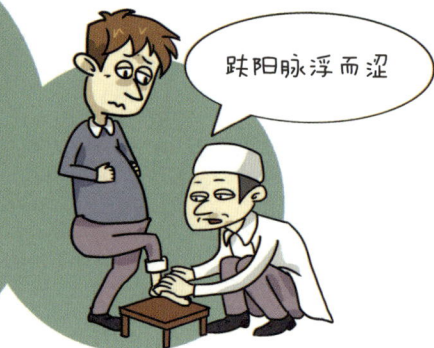

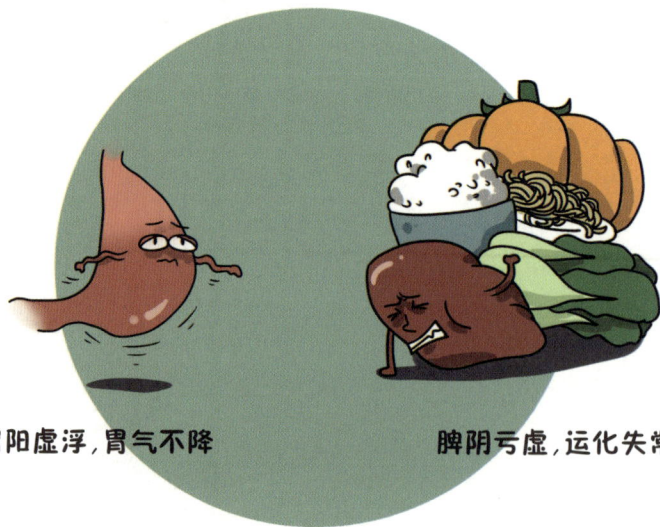

朝食暮吐，暮食朝吐

跌阳脉浮而涩

胃阳虚浮，胃气不降

脾阴亏虚，运化失常

### 3. 阴盛格阳——四逆汤证

呕而脉弱,小便复利,身有微热,见厥者,难治,四逆汤主之。(14)

附子一枚(生用) 干姜一两半 甘草二两(炙)

上三味,以水三升,煮取一升二合,去滓,分温再服。强人可大附子一枚,干姜三两。

### 4. 寒饮呕吐

(1) 寒饮停胃——小半夏汤证

诸呕吐,谷不得下者,小半夏汤主之。(12)

半夏一升 生姜半斤

上二味,以水七升,煮取一升半,分温再服。

(2) 饮结胸胃——生姜半夏汤证

病人胸中似喘不喘,似呕不呕,似哕不哕,彻心中愦愦然无奈者,生姜半夏汤主之。(21)

半夏半升 生姜汁一升

上二味,以水三升,煮半夏取二升,纳生姜汁,煮取一升半,小冷,分四服,日三夜一服。止,停后服。

(3) 阳虚停饮——半夏干姜散证

干呕吐逆,吐涎沫,半夏干姜散主之。(20)

半夏 干姜等分

上二味,杵为散,取方寸匕,浆水一升半,煎取七合,顿服之。

(4) 脾虚饮停——茯苓泽泻汤证

胃反,吐而渴欲饮水者,茯苓泽泻汤主之。(18)

茯苓半升 泽泻四两 甘草二两 桂枝二两 白术三两 生姜四两

上六味,以水一斗,煮取三升,纳泽泻,再煮取二升半,温服八合,日三服。

203

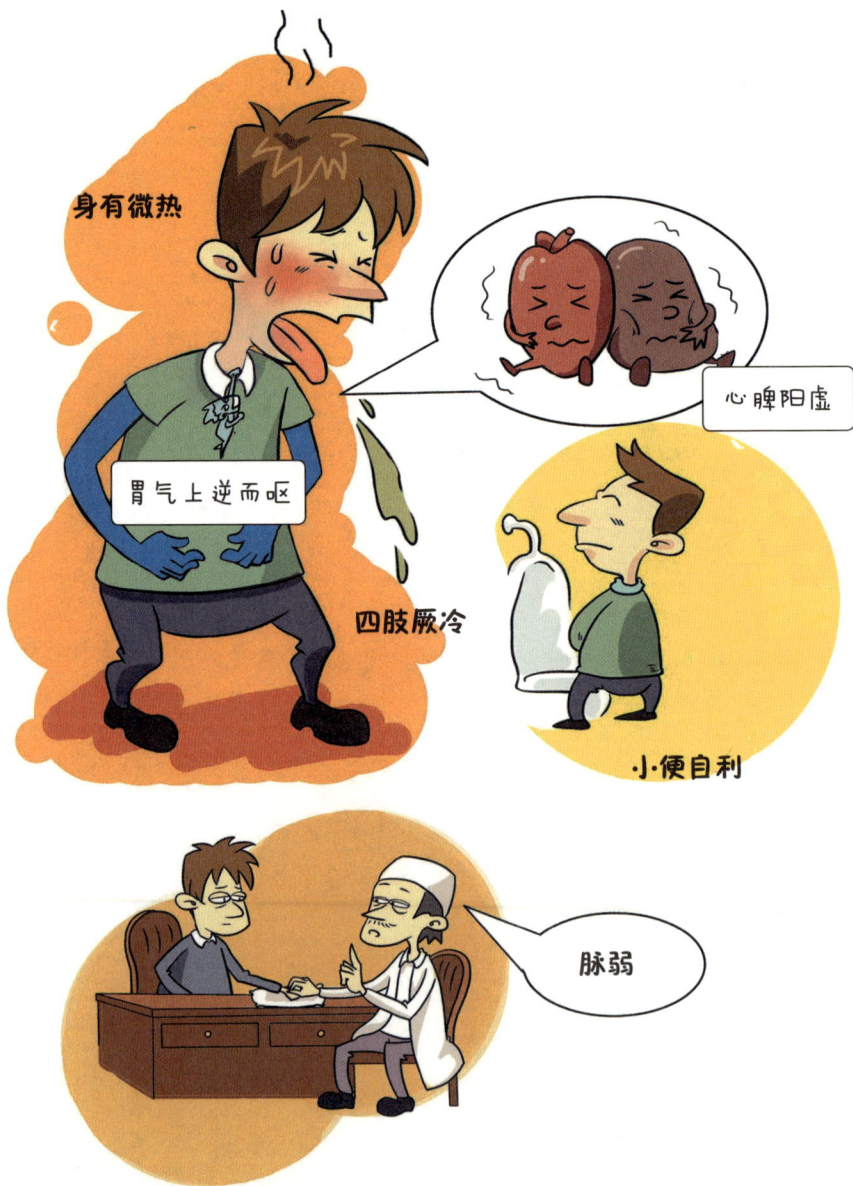

四逆汤证

身有微热

心脾阳虚

胃气上逆而呕

四肢厥冷

小便自利

脉弱

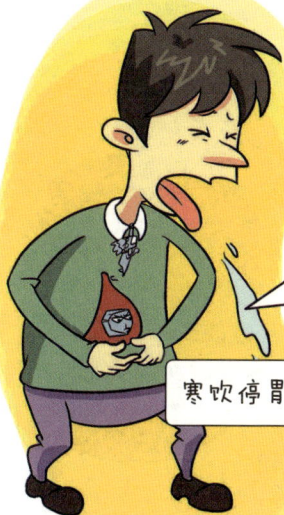

小半夏汤证

吐清稀痰涎

寒饮停胃,胃失和降

半夏干姜汤证

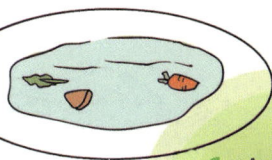

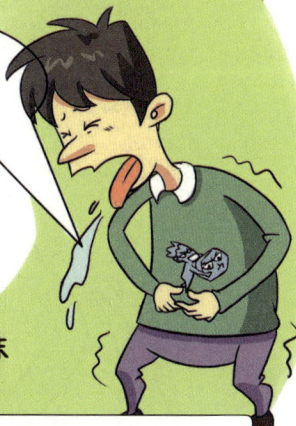

干呕,吐涎沫

中阳不足,寒饮内盛

生姜半夏汤证

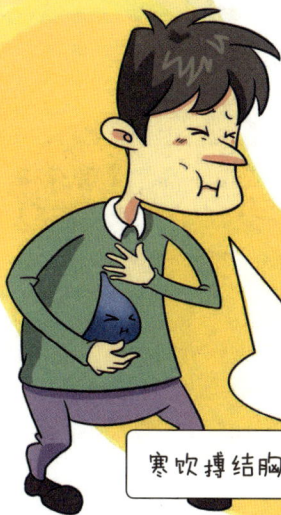

心中愦愦然无奈

想吐吐不出

寒饮搏结胸胃

似喘不喘,似呕不呕

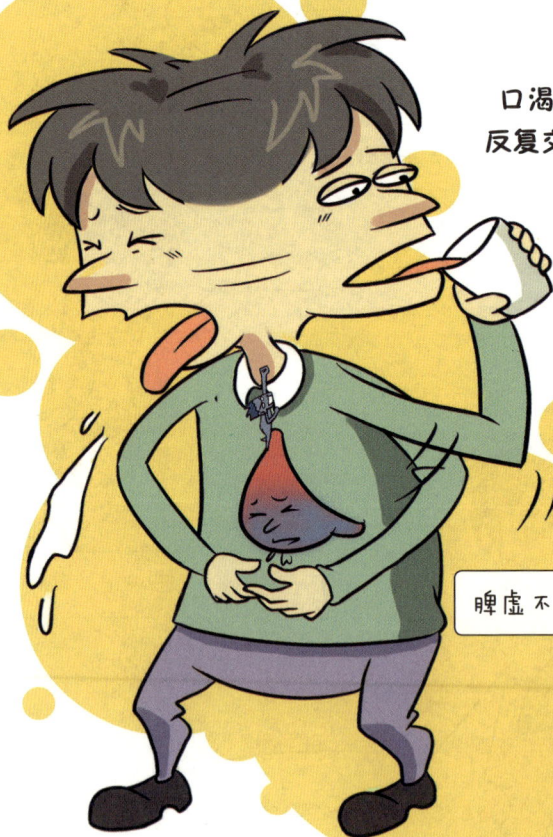

## 茯苓泽泻汤证

口渴与呕吐
反复交替出现

脾虚不运　胃有停饮

## 5. 实热呕吐

(1) 肠热犯胃——黄芩加半夏生姜汤证
干呕而利者,黄芩加半夏生姜汤主之。(11)

黄芩三两　甘草二两(炙)　芍药一两　半夏半升　生姜三两　大枣十二枚
上六味,以水一斗,煮取三升,去滓,温服一升,日再夜一服。

(2) 热郁少阳——小柴胡汤证
呕而发热者,小柴胡汤主之。(15)

柴胡半斤　黄芩三两　人参三两　甘草三两　半夏半升　生姜三两
大枣十二枚
上七味,以水一斗二升,煮取六升,去滓,再煎取三升,温服一升,
日三服。

(3) 胃肠实热——大黄甘草汤证
食已即吐者,大黄甘草汤主之。(17)

大黄四两　甘草一两
上二味,以水三升,煮取一升,分温再服。

## 6. 寒热错杂呕吐

半夏泻心汤证
呕而肠鸣,心下痞者,半夏泻心汤主之。(1)

半夏半升(洗)　黄芩　干姜　人参各三两　黄连一两　大枣十二枚
甘草三两(炙)
上七味,以水一斗,煮取六升,去滓,再煮取三升,温服一升,日三服。

207

◀ 黄芩加半夏生姜汤证 ▶

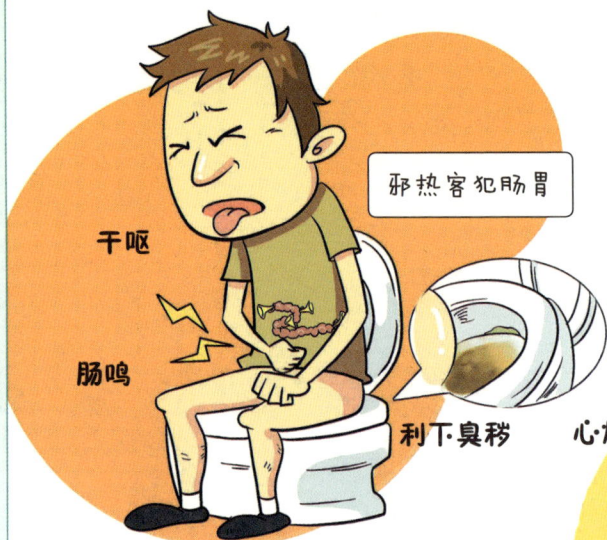

邪热客犯肠胃

干呕

肠鸣

利下臭秽

◀ 小柴胡汤证 ▶

寒热往来

心烦喜呕

少阳邪热迫胃

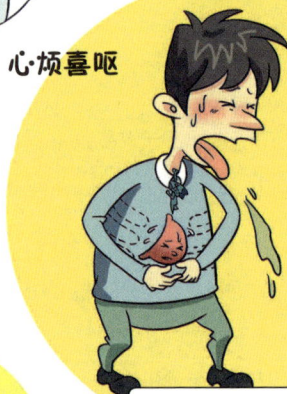

◀ 大黄甘草汤证 ▶

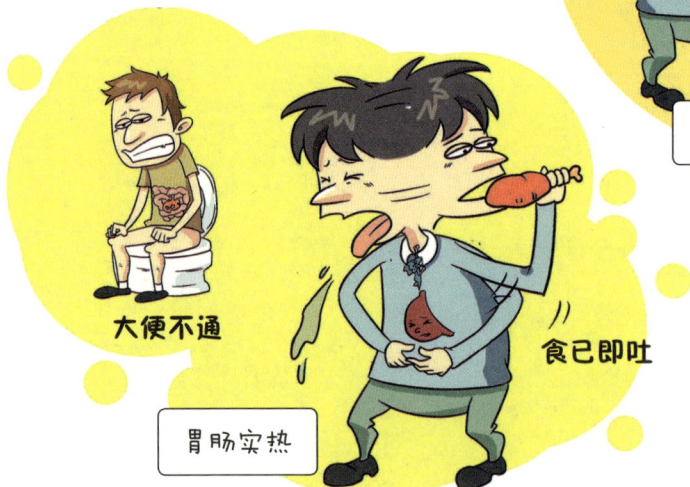

大便不通

食已即吐

胃肠实热

半夏泻心汤证

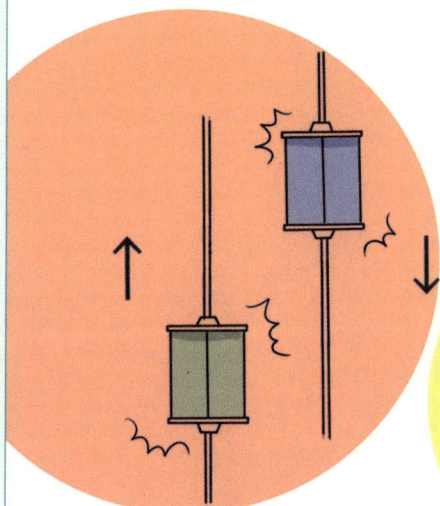

气机升降失常

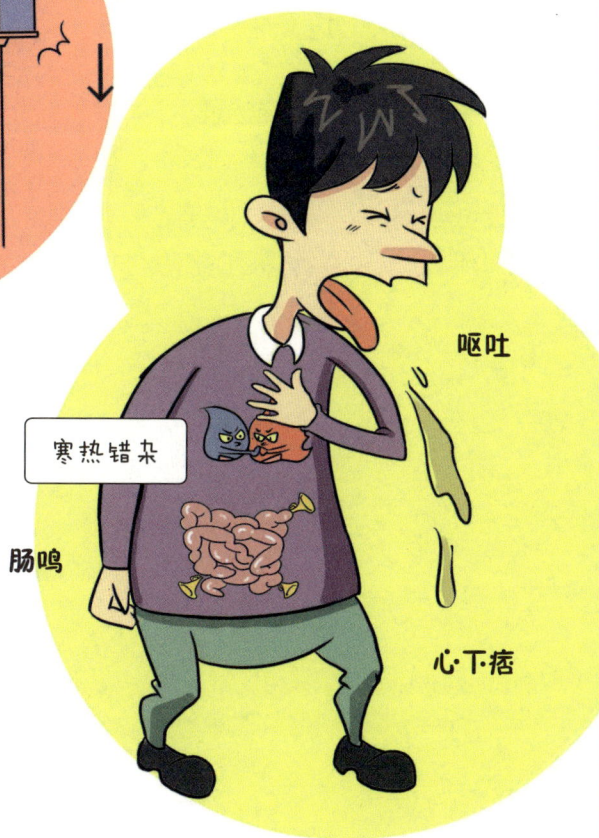

寒热错杂

呕吐

肠鸣

心下痞

# 二、哕病

## （一）辨证与治法

哕而腹满，视其前后，知何部不利，利之则愈。(7)

## （二）证治

### 1. 胃寒气逆——橘皮汤证

干呕哕，若手足厥者，橘皮汤主之。(22)

橘皮四两　生姜半斤

上二味，以水七升，煮取三升，温服一升，下咽即愈。

### 2. 胃虚夹热——橘皮竹茹汤证

哕逆者，橘皮竹茹汤主之。(23)

橘皮二斤　竹茹二升　大枣三十枚　生姜半斤　甘草五两　人参一两

上六味，以水一斗，煮取三升，温服一升，日三服。

橘皮汤证

哕

胃寒气逆

四肢厥逆

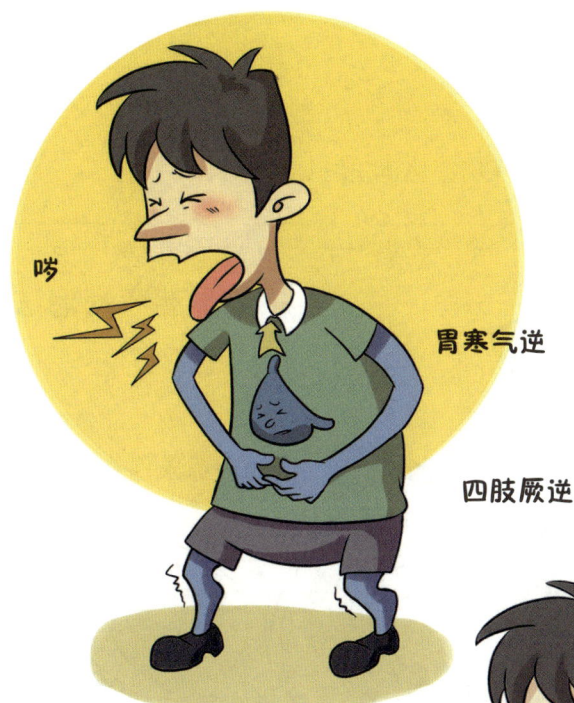

橘皮竹茹汤证

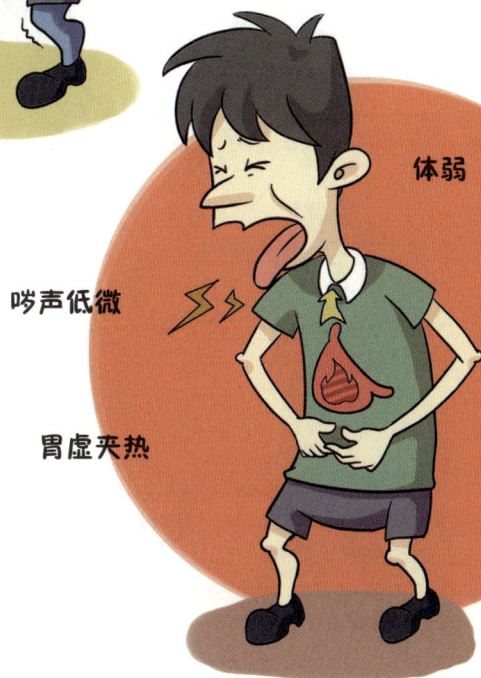

体弱

哕声低微

胃虚夹热

# 三、下利病

## （一）湿滞气利治法

下利气者,当利其小便。(31)

## （二）虚寒下利治禁

下利清谷,不可攻其表,汗出必胀满。(33)

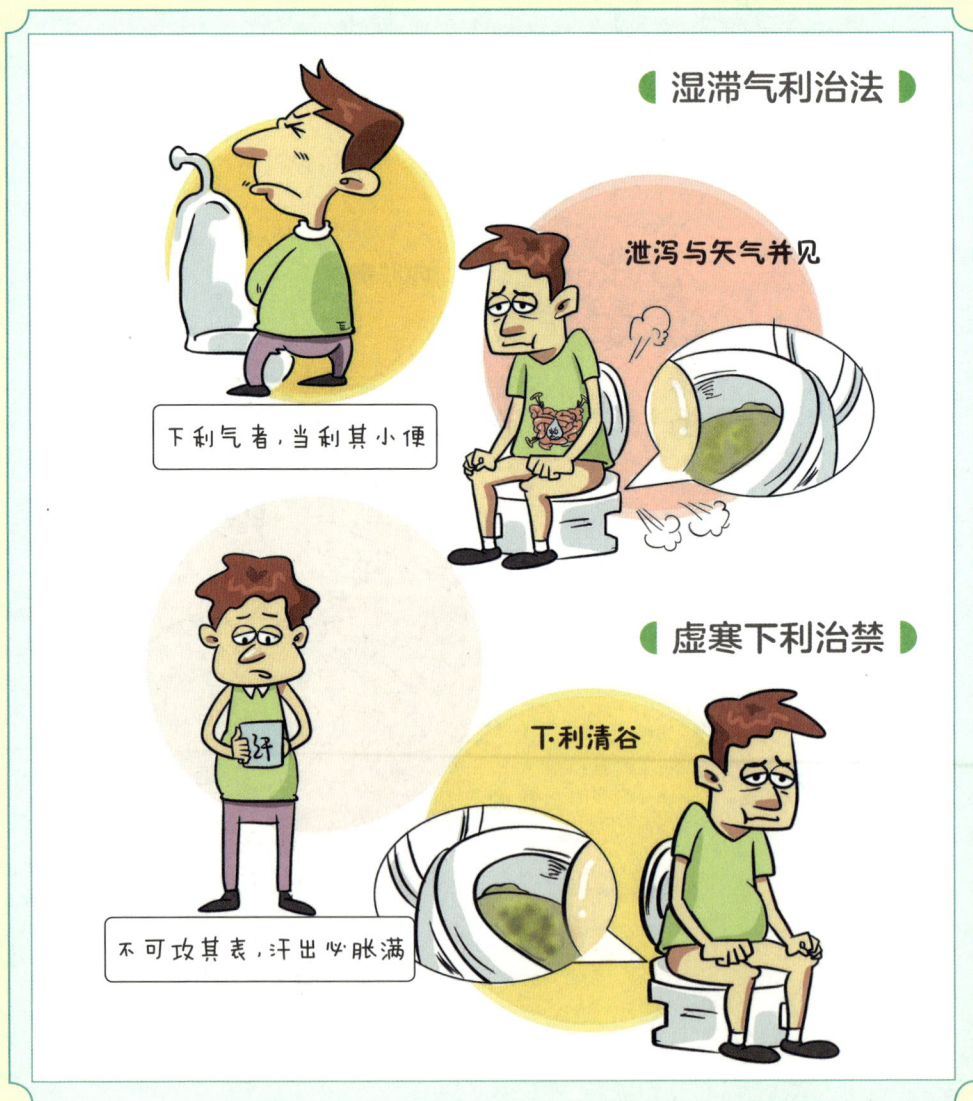

湿滞气利治法

泄泻与矢气并见

下利气者,当利其小便

虚寒下利治禁

下利清谷

不可攻其表,汗出必胀满

### （三）证治

#### 1. 虚寒下利

（1）虚寒下利兼表——四逆汤、桂枝汤证

下利，腹胀满，身体疼痛者，先温其里，乃攻其表。温里宜四逆汤，攻表宜桂枝汤。(36)

桂枝三两(去皮)　芍药三两　甘草二两(炙)　生姜三两　大枣十二枚

上五味，以水七升，微火煮取三升，去滓。

（2）寒厥下利——通脉四逆汤证

下利清谷，里寒外热，汗出而厥者，通脉四逆汤主之。(45)

附子大者一枚(生用)　干姜三两，强人可四两　甘草二两(炙)

上三味，以水三升，煮取一升二合，去滓，分温再服。

（3）虚寒下利脓血——桃花汤证

下利便脓血者，桃花汤主之。(42)

赤石脂一斤(一半锉，一半筛末)　干姜一两　粳米一升

上三味，以水七升，煮米令熟，去滓，温七合，纳赤石脂末方寸匕，日三服，若一服愈，余勿服。

（4）虚寒肠滑气利——诃梨勒散证

气利，诃梨勒散主之。(47)

诃梨勒十枚(煨)

上一味，为散，粥饮和，顿服。疑非仲景方。

## 四逆汤和桂枝汤证

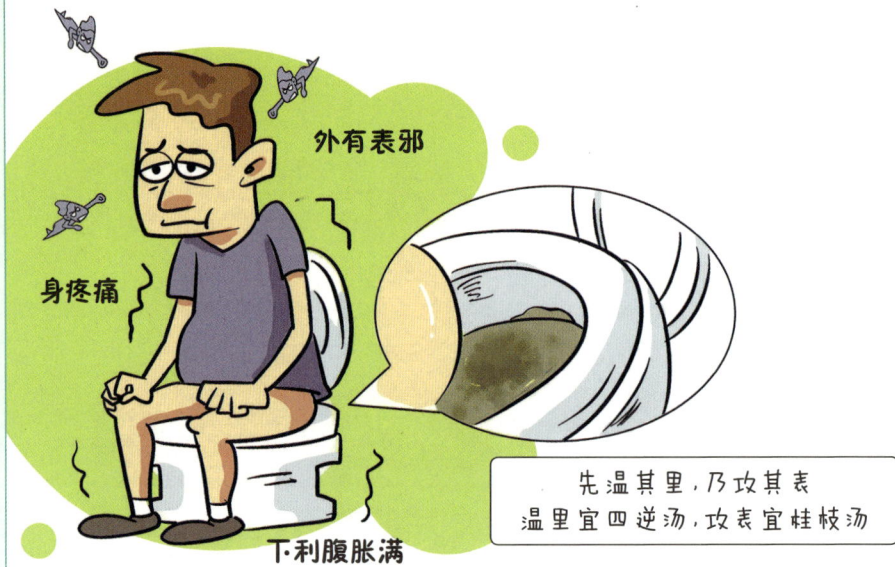

外有表邪

身疼痛

下利腹胀满

先温其里，乃攻其表
温里宜四逆汤，攻表宜桂枝汤

## 通脉四逆汤证

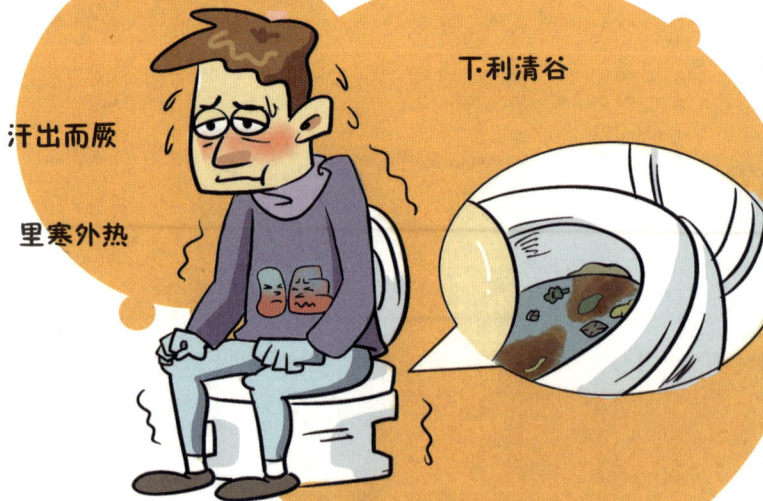

下利清谷

汗出而厥

里寒外热

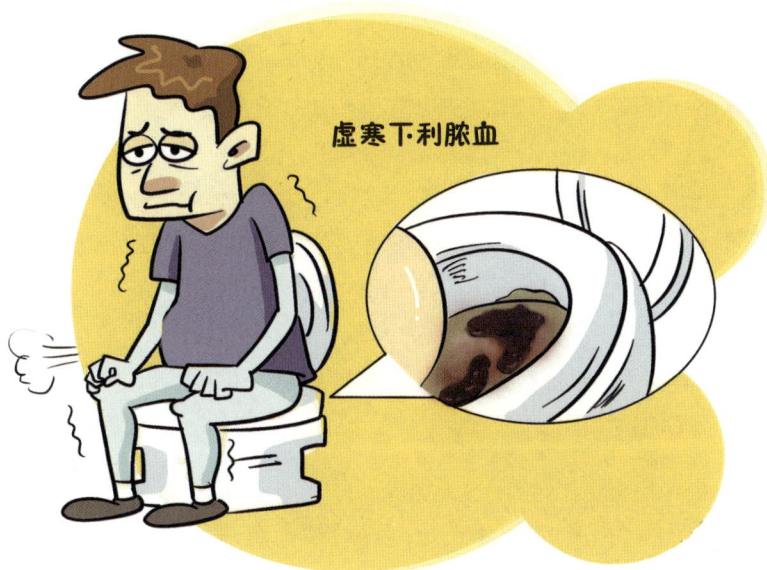

桃花汤证

虚寒下利脓血

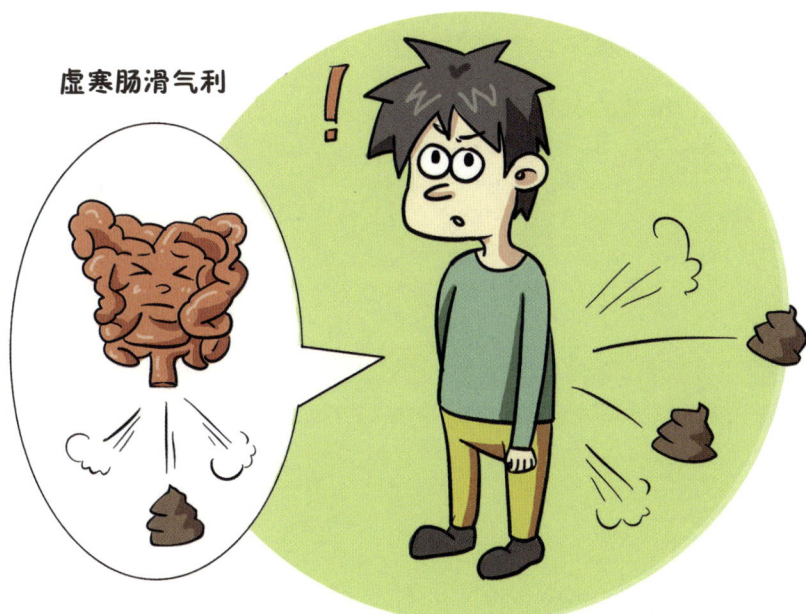

诃梨勒散证

虚寒肠滑气利

## 2. 实热下利

（1）大肠湿热（湿热痢）——白头翁汤证

热利重下者，白头翁汤主之。（43）

白头翁二两　黄连　黄柏　秦皮各三两
上四味，以水七升，煮取二升，去滓，温服一升，不愈更服。

（2）实热内结——大承气汤、小承气汤证

下利，三部脉皆平，按之心下坚者，急下之，宜大承气汤。（37）
下利，脉迟而滑者，实也，利未欲止，急下之，宜大承气汤。（38）
下利，脉反滑者，当有所去，下乃愈，宜大承气汤。（39）
下利已瘥，至其年月日时，复发者，以病不尽故也，当下之，
宜大承气汤。（40）

大黄四两(酒洗)　厚朴半斤(炙，去皮)　枳实五枚(炙)　芒硝二合
上四味，以水一斗，先煮二物取五升，去滓；纳大黄煮取二升，去滓；
纳芒硝，更上火微一二沸，分温再服，得下止服。

下利谵语者，有燥屎也，小承气汤主之。（41）

大黄四两　厚朴三两(炙)　枳实大者三枚(炙)
上三味，以水四升，煮取一升二合，去滓，分温二服。得利则止。

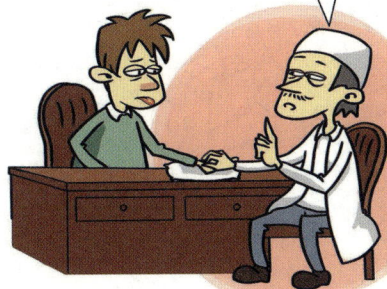

白头翁汤证

湿热蕴结于肠

怎么感觉肛门那么重

下利赤白脓血

舌红，苔黄腻，脉数

# 大承气汤证

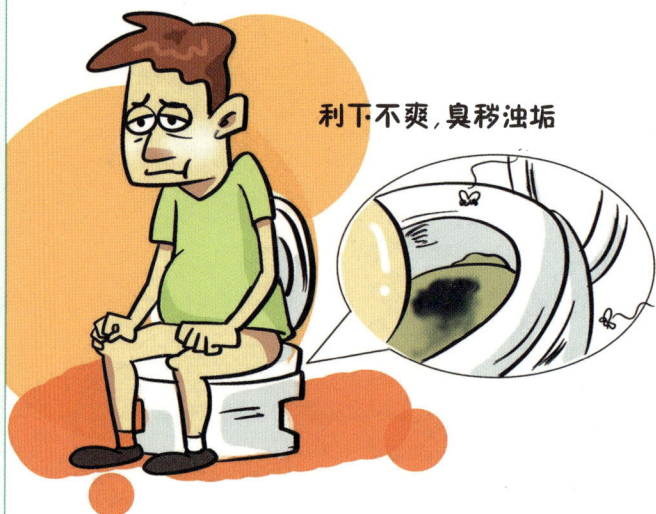

利下不爽，臭秽浊垢

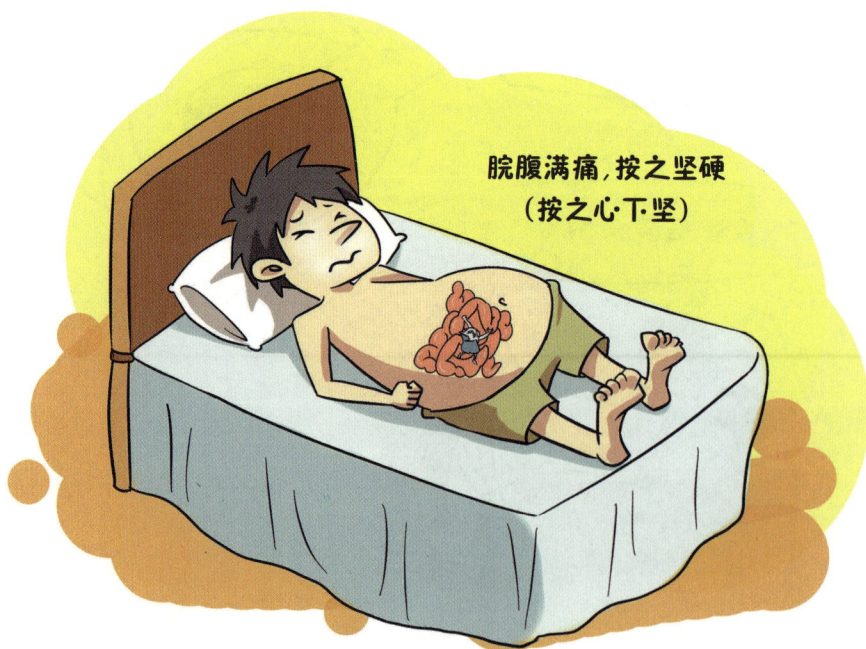

脘腹满痛，按之坚硬
（按之心下坚）

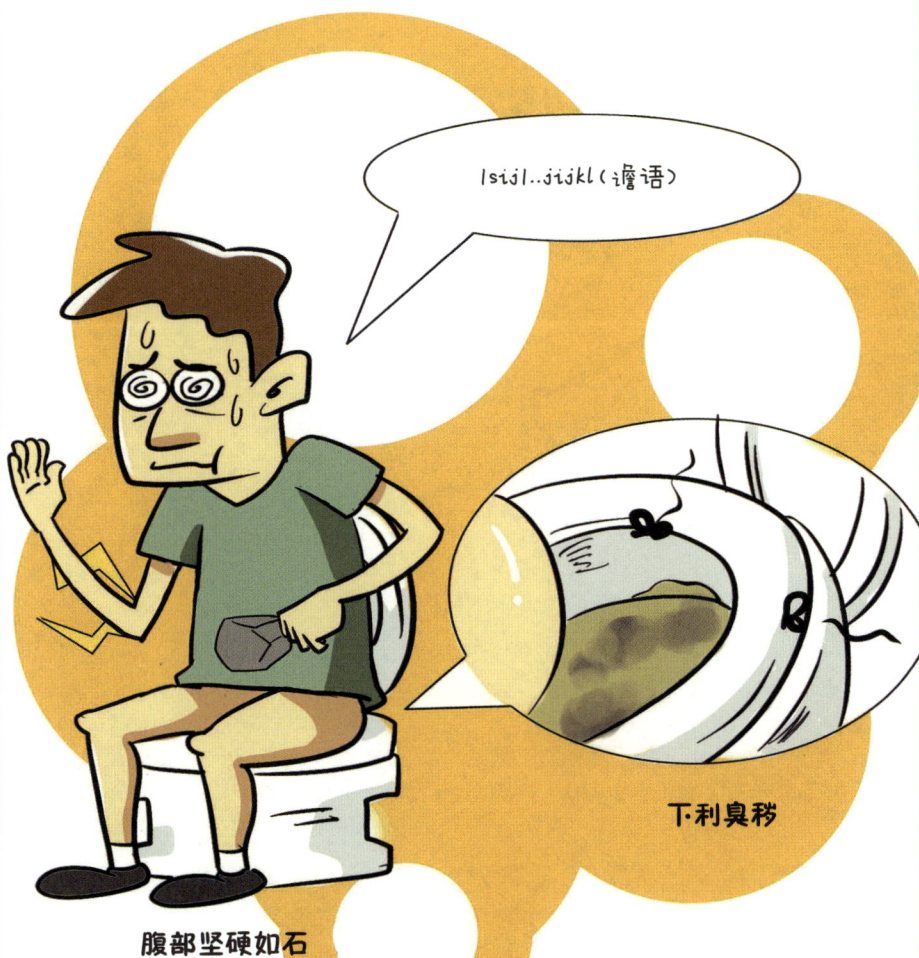

小承气汤证

lsijl..jijkl（谵语）

下利臭秽

腹部坚硬如石

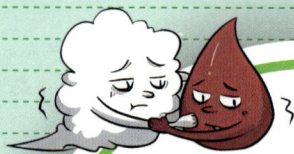

# 疮痈肠痈浸淫病脉证治

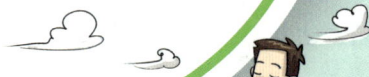

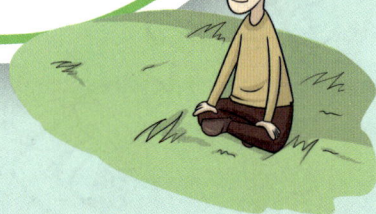

# 一、痈肿病

## （一）辨证

诸浮数脉，应当发热，而反洒淅恶寒，若有痛处，当发其痈。(1)

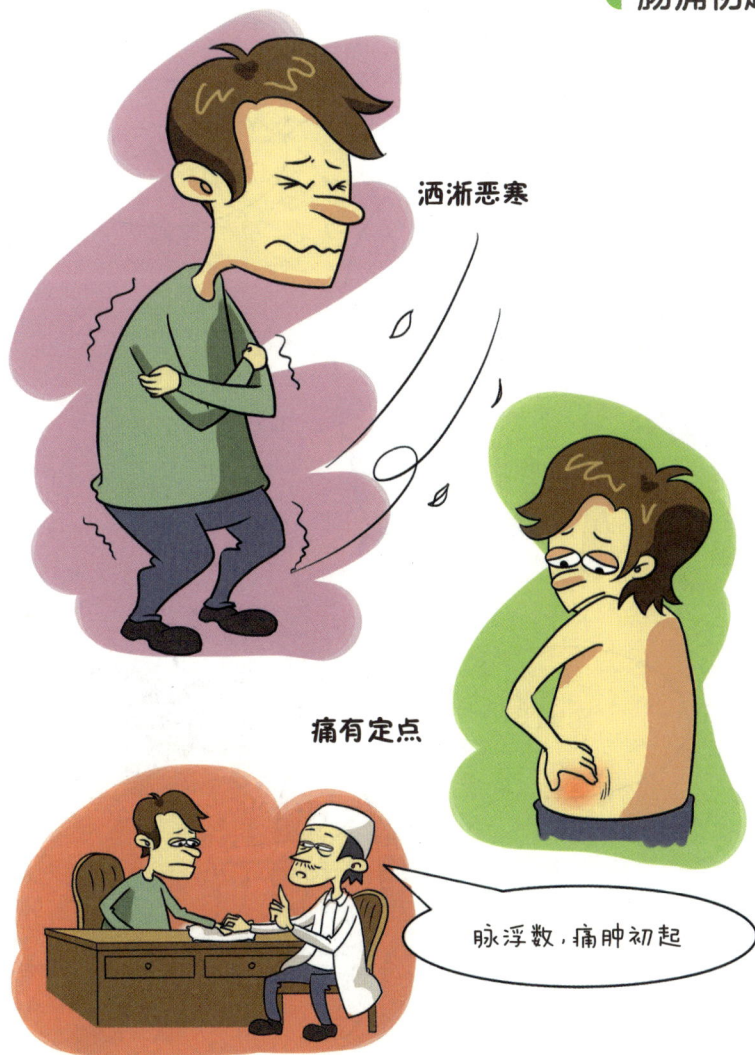

肠痈初起

洒淅恶寒

痛有定点

脉浮数，痈肿初起

## （二）辨脓法

师曰：诸痈肿，欲知有脓无脓，以手掩肿上，热者为有脓，不热者为无脓。(2)

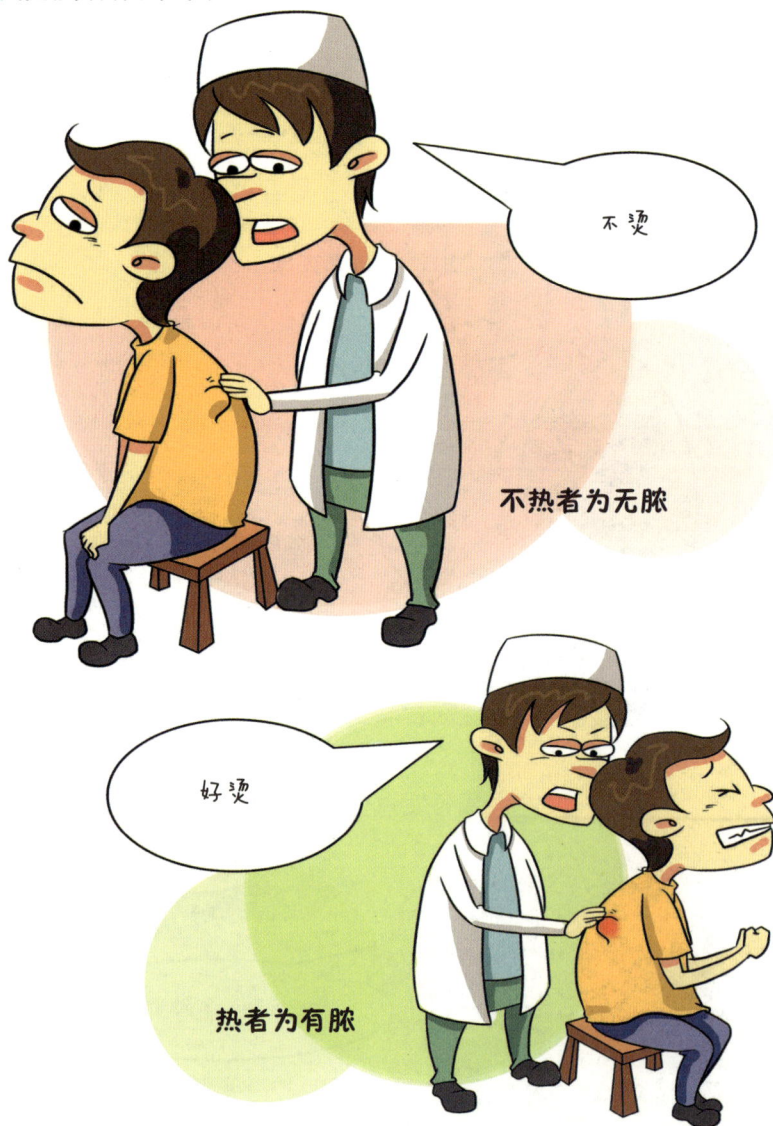

痈肿辨脓法

不烫

不热者为无脓

好烫

热者为有脓

## 二、肠痈病证治

### (一) 脓未成

**大黄牡丹汤证**

肠痈者,少腹肿痞,按之即痛如淋,小便自调,时时发热,自汗出,复恶寒。
其脉迟紧者,脓未成,可下之,当有血。脉洪数者,脓已成,不可下也。
大黄牡丹汤主之。(4)

大黄四两　牡丹一两　桃仁五十个　瓜子半升　芒硝三合
上五味,以水六升,煮取一升,去滓,纳芒硝,再煎沸,顿服之,有脓当下;
如无脓,当下血。

### (二) 脓已成

**薏苡附子败酱散证**

肠痈之为病,其身甲错,腹皮急,按之濡,如肿状,腹无积聚,身无热,
脉数,此为肠内有痈脓,薏苡附子败酱散主之。(3)

薏苡仁十分　附子二分　败酱五分
上三味,杵为末,取方寸匕,以水二升,煎减半,顿服,小便当下。

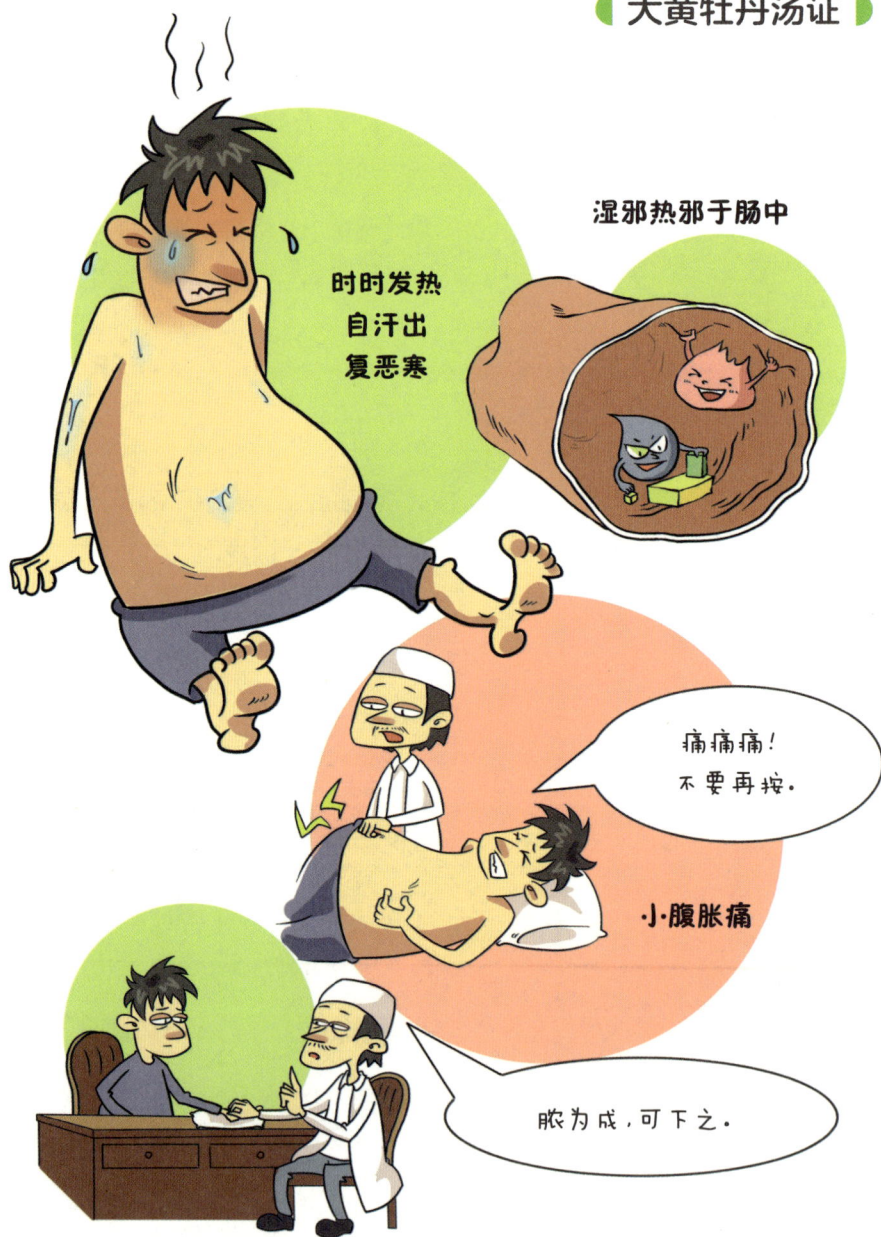

大黄牡丹汤证

湿邪热邪于肠中

时时发热
自汗出
复恶寒

痛痛痛!
不要再按.

小腹胀痛

脓为成,可下之.

薏苡附子败酱散证

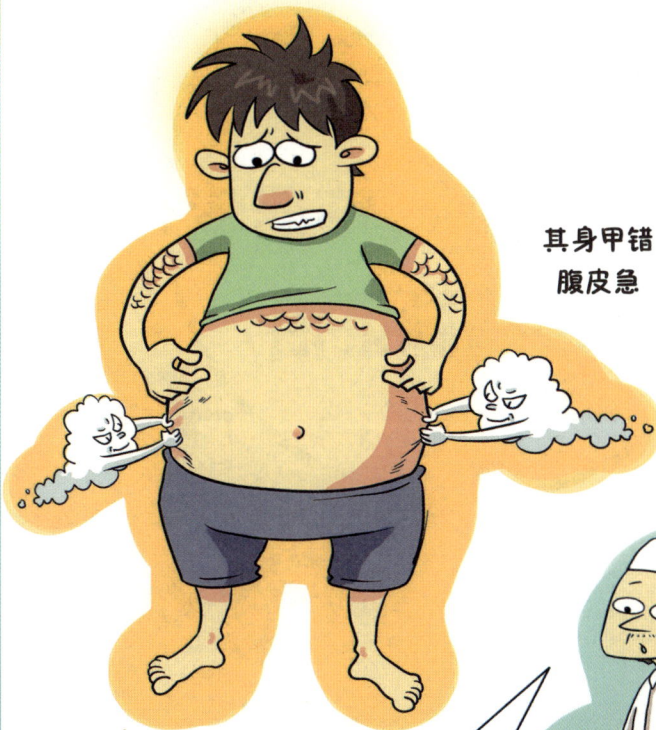

其身甲错
腹皮急

按之濡，如肿状，
腹无积聚，身无热

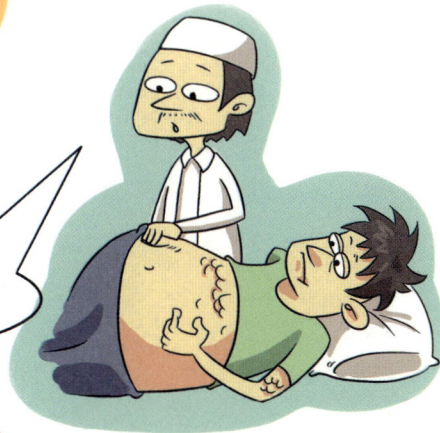

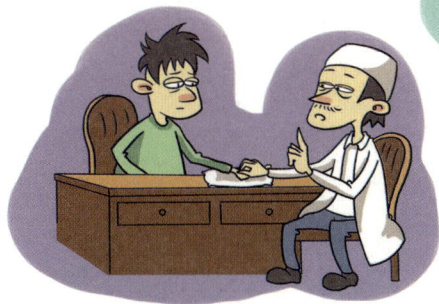

脉数

第十六章　疮痈肠痈浸淫病脉证治

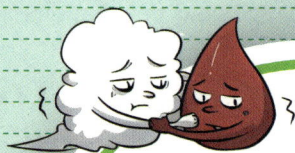

# 第十七章

# 妇人妊娠病、产后病及杂病脉证治

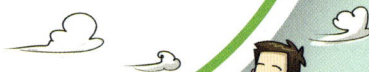

# 一、妊娠病

## （一）胎癥鉴别与癥病治疗
### 桂枝茯苓丸证

妇人宿有癥病,经断未及三月,而得漏下不止,胎动在脐上者,
为癥痼害,妊娠六月动者,前三月,经水利时,胎也。下血者,
后断三月,衃也。所以血不止者,其癥不去故也。当下其癥,
桂枝茯苓丸主之。(2)

桂枝　茯苓　牡丹<sub>去心</sub>　桃仁<sub>去皮尖,熬</sub>　芍药<sub>各等分</sub>
上五味,末之。炼蜜和丸,如兔屎大,每日食前服一丸。不知,加至三丸。

## （二）妊娠恶阻
### 1. 桂枝汤证

师曰:妇人得平脉,阴脉小弱,其人渴,不能食,无寒热,名妊娠,
桂枝汤主之。于法六十日当有此证,设有医治逆者,却一月,
加吐下者,则绝之。(1)

桂枝<sub>三两(去皮)</sub>　芍药<sub>三两</sub>　甘草<sub>二两(炙)</sub>　生姜<sub>三两</sub>　大枣<sub>十二枚</sub>
上五味,以水七升,微火煮取三升,去滓。

### 2. 干姜人参半夏丸证

妊娠呕吐不止,干姜人参半夏丸主之。(6)

干姜　人参<sub>各一两</sub>　半夏<sub>二两</sub>
上三味,末之,以生姜汁糊为丸,如梧子大,饮服十丸,日三服。

桂枝茯苓丸证

癥病

"胎动"脐上

怀孕

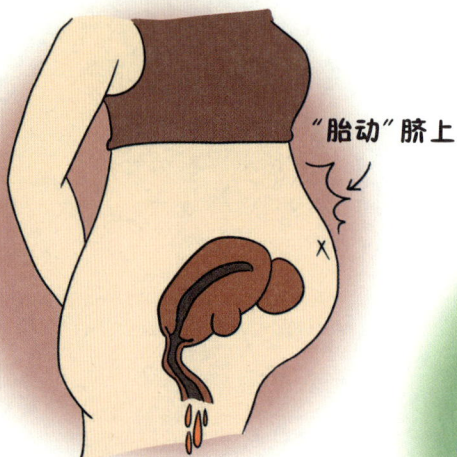

停经未到
三个月,
遂漏不止

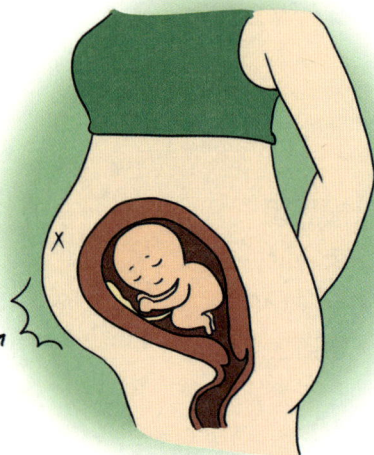

6个月,
胎动脐下.

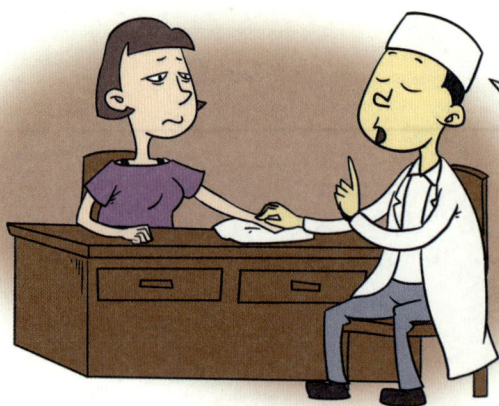

这是瘀血
内阻,血不
归经所致.
当用桂枝茯
苓丸化瘀消癥.

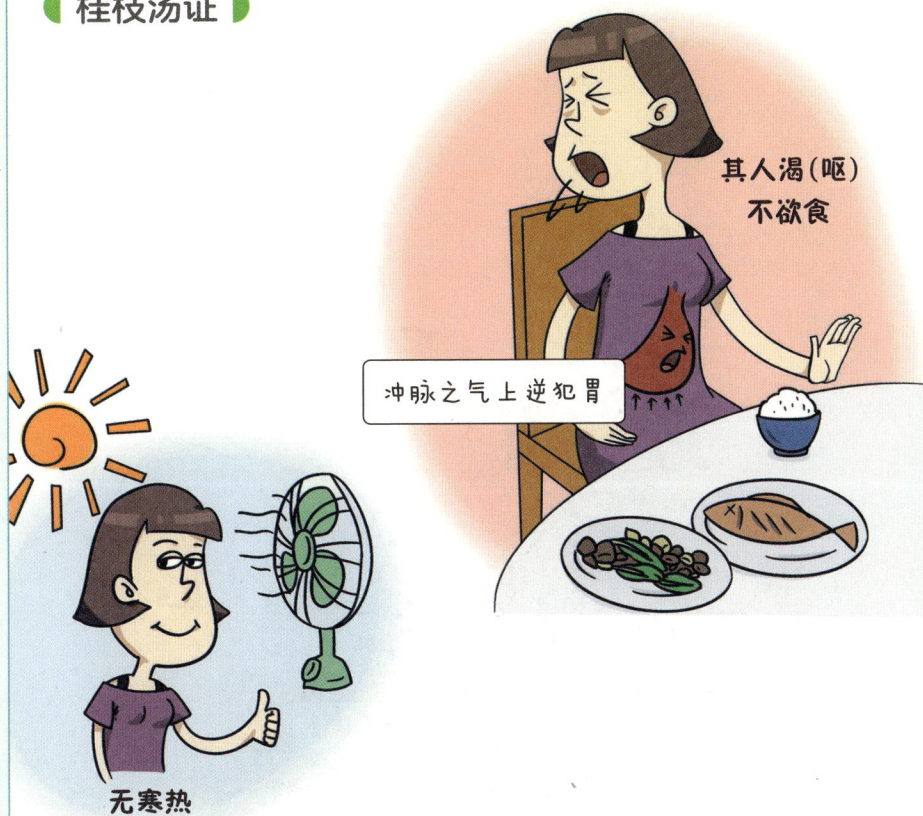
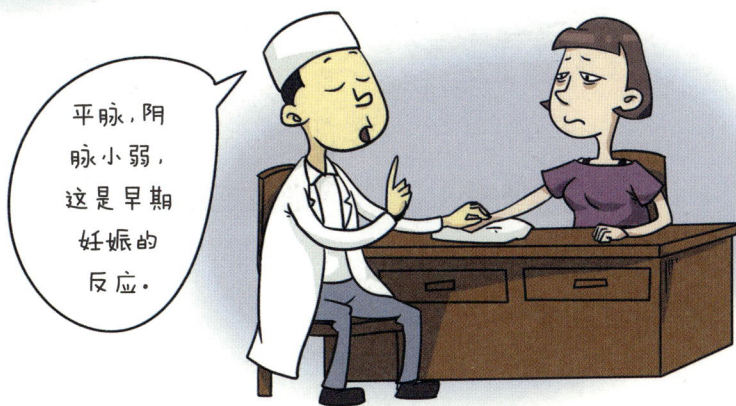

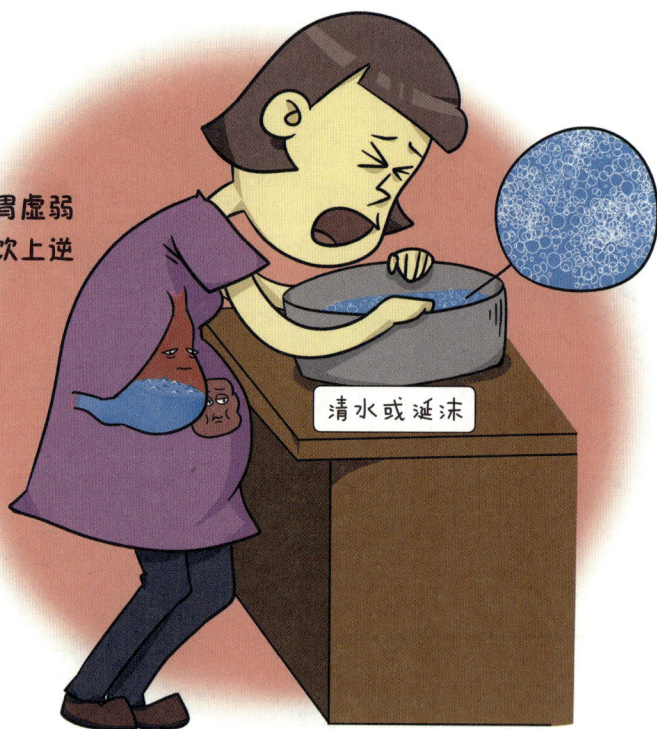

# 干姜人参半夏丸证

脾胃虚弱
寒饮上逆

清水或涎沫

## （三）妊娠胞阻

### 胶艾汤证

师曰：妇人有漏下者，有半产后因续下血都不绝者，有妊娠下血者。假令妊娠腹中痛，为胞阻，胶艾汤主之。(4)

川芎　阿胶　甘草各二两　艾叶　当归各三两　芍药四两　干地黄六两

上七味，以水五升，清酒三升，合煮取三升，去滓，纳胶令消尽，温服一升，日三服。不瘥，更作。

## （四）妊娠腹痛

### 当归芍药散证

妇人怀妊，腹中疠痛，当归芍药散主之。(17)

当归三两　芍药一斤　茯苓四两　白术四两　泽泻半斤　川芎半斤(一作三两)

上六味，杵为散，取方寸匕，酒和，日三服。

## （五）妊娠小便难

### 当归贝母苦参丸证

妊娠，小便难，饮食如故，当归贝母苦参丸主之。(7)

当归　贝母　苦参各四两

上三味，末之，炼蜜丸如小豆大，饮服三丸，加至十丸。

**胶艾汤证**

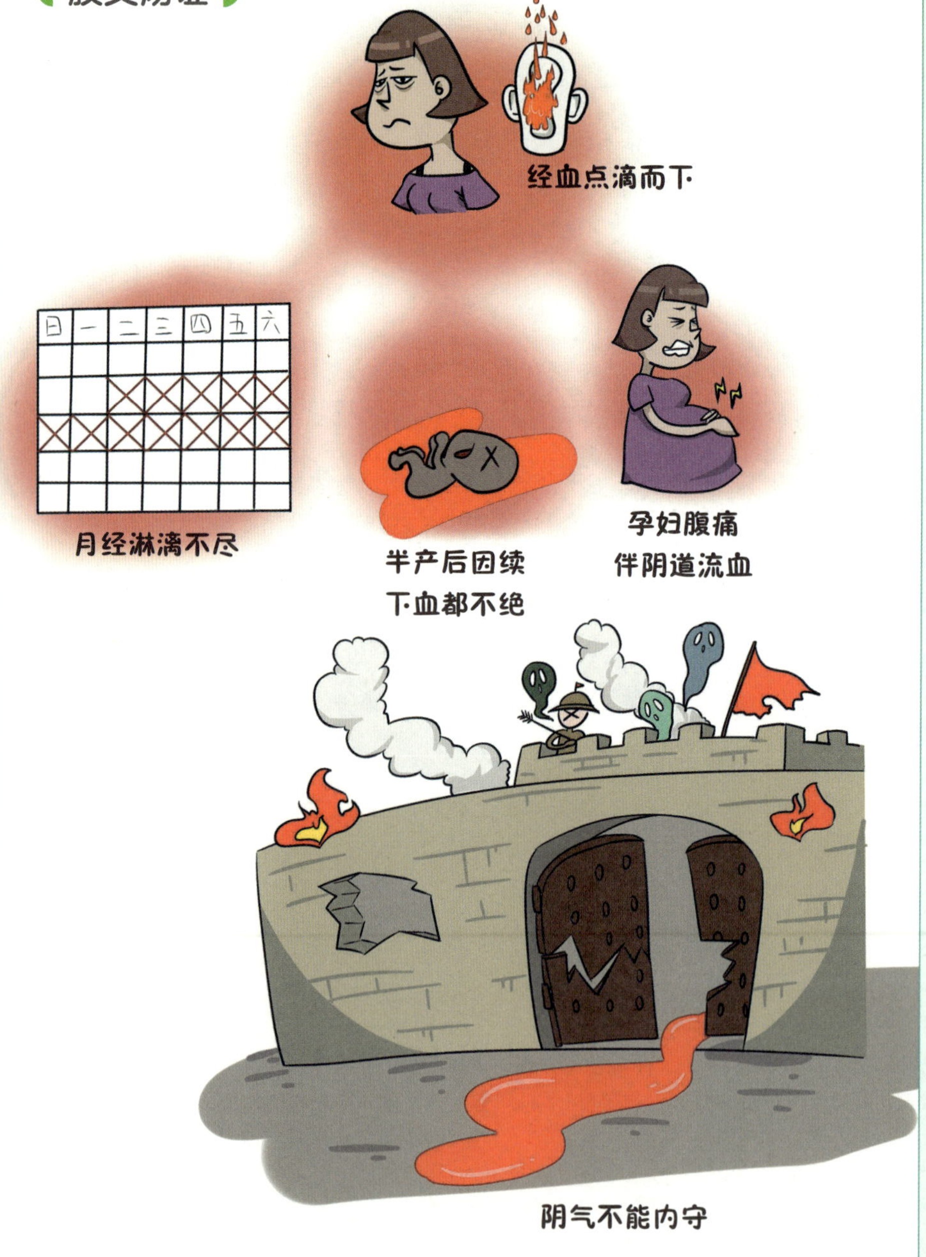

经血点滴而下

月经淋漓不尽

半产后因续
下血都不绝

孕妇腹痛
伴阴道流血

阴气不能内守

232

图说

金匮要略 ● 第十七章 妇人妊娠病、产后病及杂病脉证治

当归芍药散证

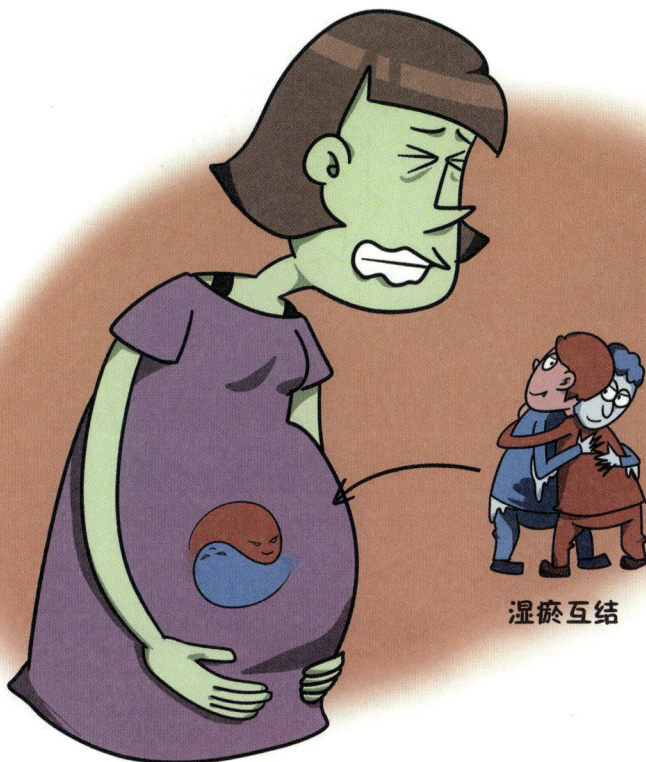

湿瘀互结

妇人腹中疞痛

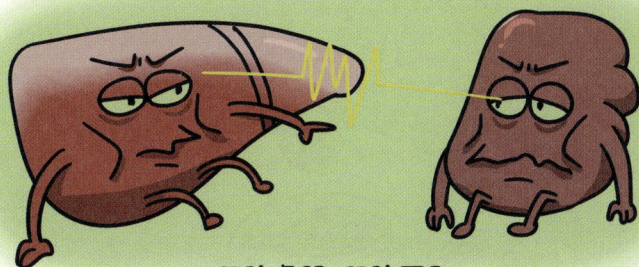

肝脾虚弱,肝脾不和

233

# 当归贝母苦参丸证

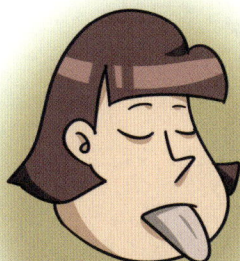

舌淡 → 血虚

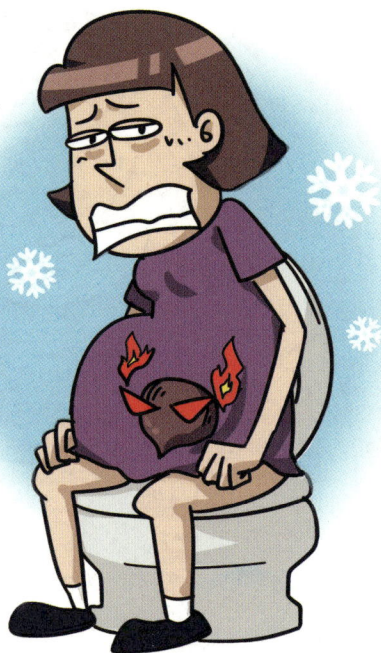

小便难

寒热

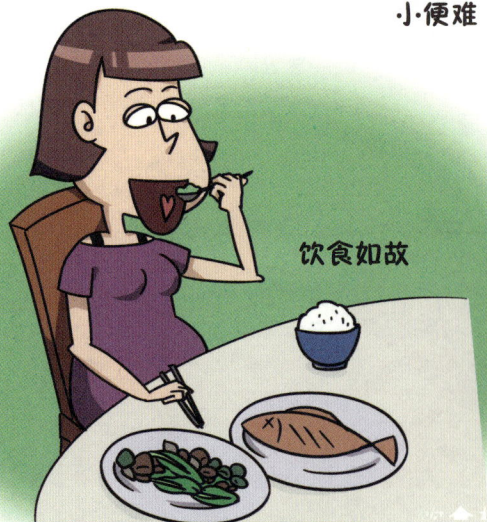

饮食如故

图说

**金匮要略** ● 第十七章 妇人妊娠病、产后病及杂病脉证治

## 二、产后病

问曰:新产妇人有三病,一者病痉,二者郁冒,三者大便难,何谓也?

师曰:新产血虚,多汗出,喜中风,故令病痉。亡血复汗,寒多,故令郁冒。亡津液,胃燥,故大便难。(1)

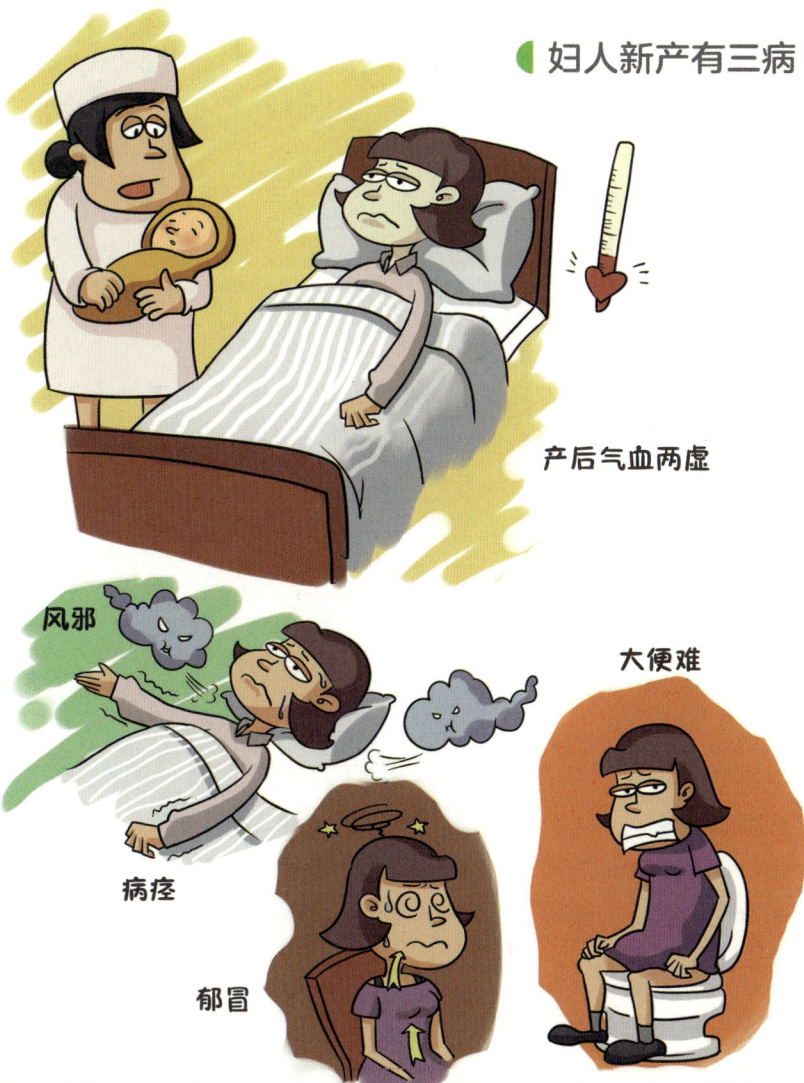

妇人新产有三病

产后气血两虚

风邪

病痉

郁冒

大便难

## （一）产后郁冒

### 小柴胡汤证

产妇郁冒,其脉微弱,不能食,大便反坚,但头汗出。所以然者,血虚而厥,厥而必冒。冒家欲解,必大汗出,以血虚下厥,孤阳上出,故头汗出。所以产妇喜汗出者,亡阴血虚,阳气独盛,故当汗出,阴阳乃复。大便坚,呕不能食,小柴胡汤主之。(2)

柴胡半斤　黄芩三两　人参三两　甘草三两　半夏半升　生姜三两
大枣十二枚
上七味,以水一斗二升,煮取六升,去滓,再煎取三升,温服一升,日三服。

## （二）产后腹痛

### 1. 当归生姜羊肉汤证

产后腹中疞痛,当归生姜羊肉汤主之。并治腹中寒疝,虚劳不足。(4)

当归三两　生姜五两　羊肉一斤
上三味,以水八升,煮取三升,温服七合,日三服,若寒多者,加生姜成一斤;痛多而呕者,加桔皮二两,白术一两。加生姜者,亦加水五升,煮取三升二合,服之。

### 2. 枳实芍药散证

产后腹痛,烦满不得卧,枳实芍药散主之。(5)

枳实烧令黑,勿大过　芍药等分
上二味,杵为散,服方寸匕,日三服,并主痈脓,以麦粥下之。

### 3. 下瘀血汤证

师曰:产妇腹痛,法当以枳实芍药散,假令不愈者,此为腹中有干血着脐下,宜下瘀血汤主之;亦主经水不利。(6)

大黄三两　桃仁二十枚　䗪虫二十枚(熬,去足)
上三味,末之,炼蜜和为四丸,以酒一升,煎一丸,取八合,顿服之,新血下如豚肝。

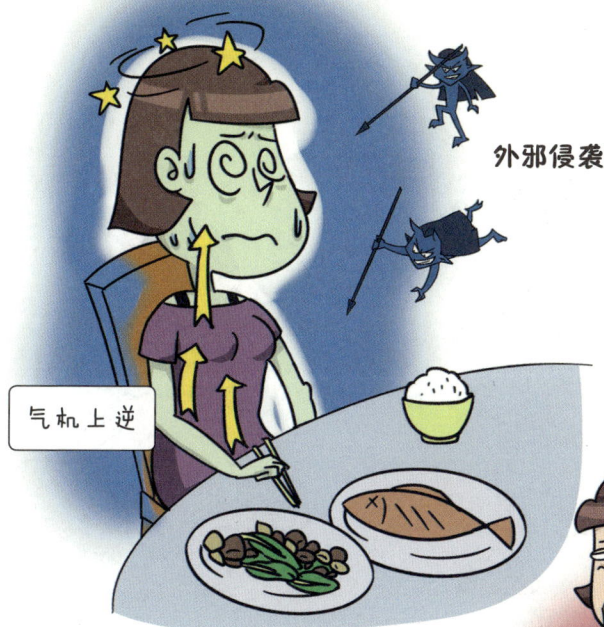

◀ 小柴胡汤证 ▶

郁冒

外邪侵袭

气机上逆

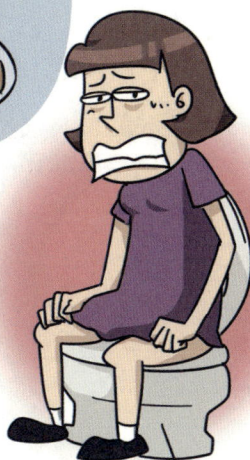

大便干结

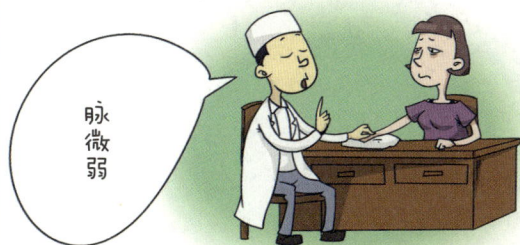

脉微弱

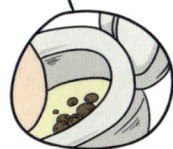

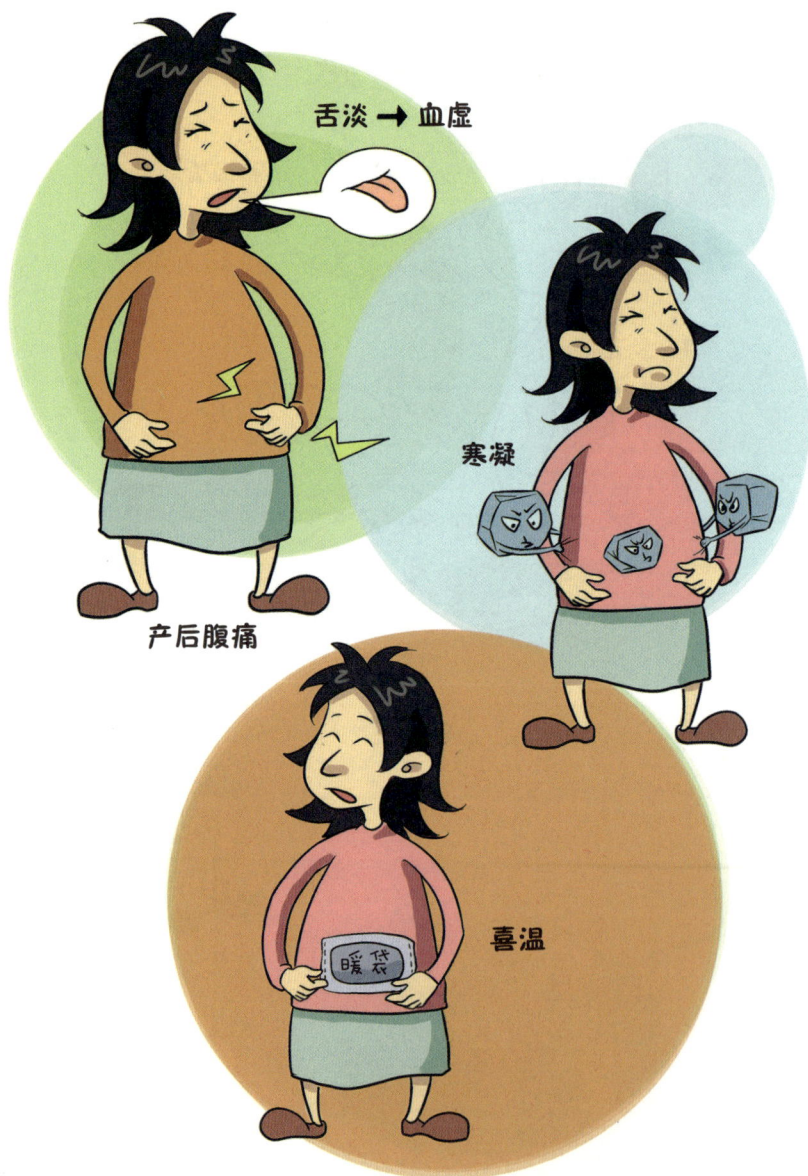

当归生姜羊肉汤证

舌淡 ➡ 血虚

产后腹痛

寒凝

喜温

暖代袋

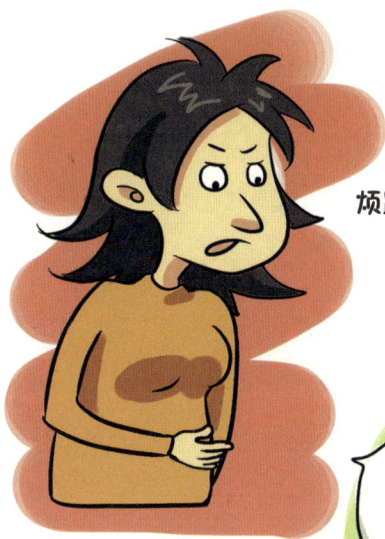

烦躁，上腹胀满

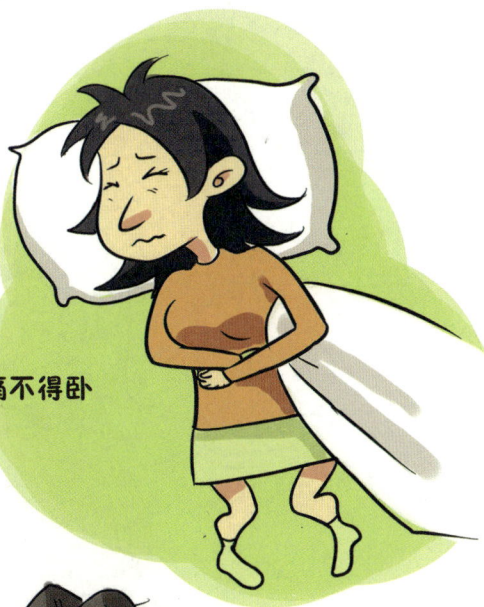

腹痛不得卧

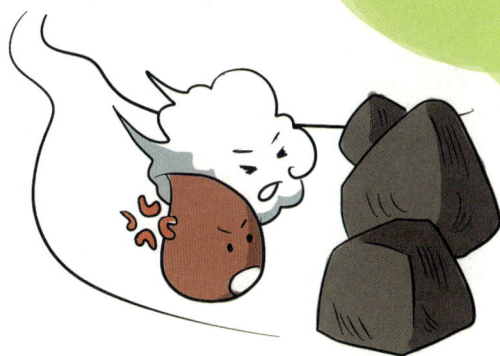

气血郁滞

239

## 下瘀血汤证

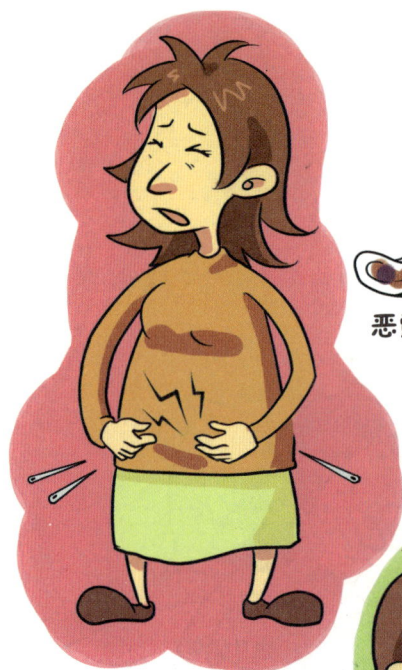

恶露紫暗有血块

脐下刺痛

经水不利

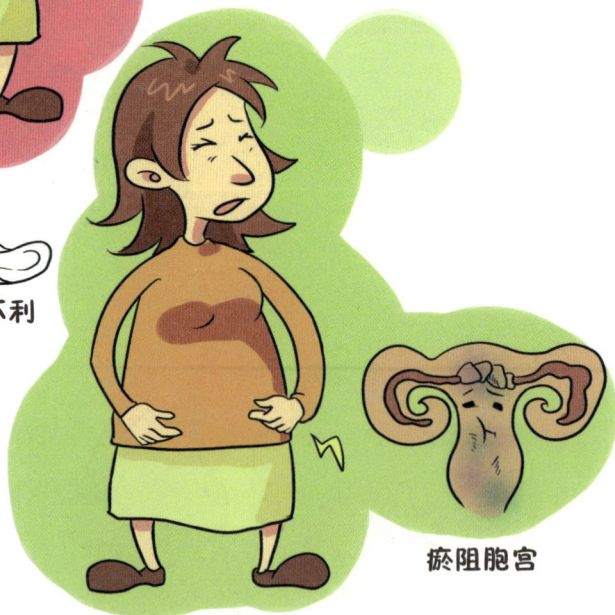

瘀阻胞宫

## 4. 大承气汤证

产后七八日,无太阳证,少腹坚痛,此恶露不尽,不大便,烦躁发热,切脉微实,再倍发热,日晡时烦躁者,不食,食则谵语,至夜即愈,宜大承气汤主之。热在里,结在膀胱也。(7)

大黄四两(酒洗)　厚朴半斤(炙,去皮)　枳实五枚(炙)　芒硝二合

上四味,以水一斗,先煮二物取五升,去滓;纳大黄煮取二升,去滓;纳芒硝,更上火微一二沸,分温再服,得下止服。

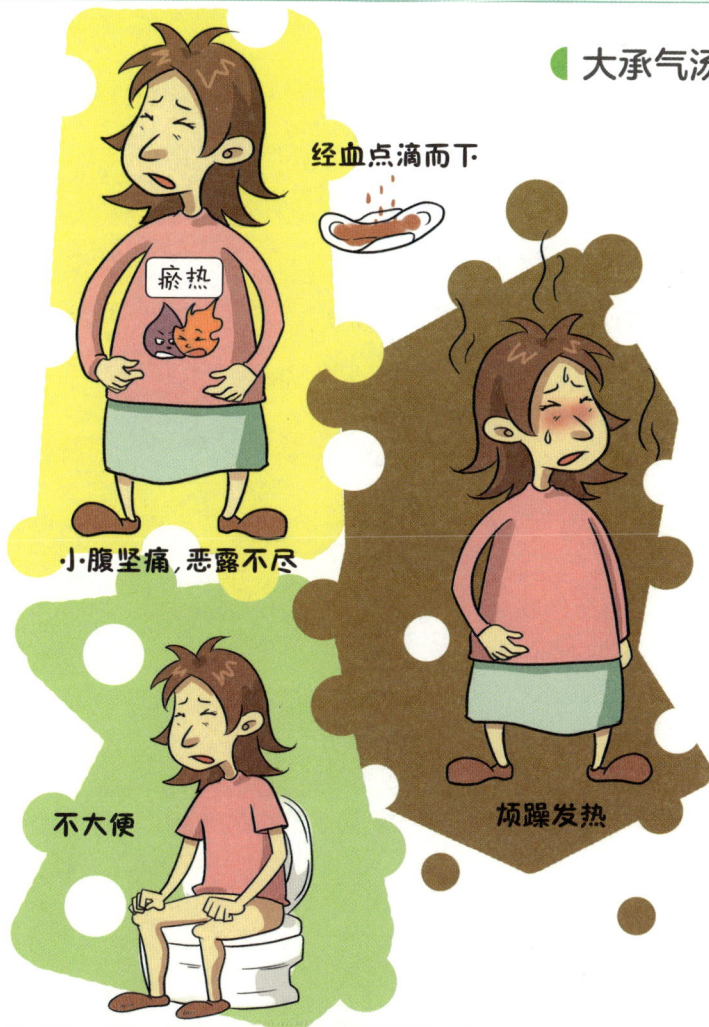

大承气汤证

经血点滴而下

瘀热

小腹坚痛,恶露不尽

不大便

烦躁发热

# 三、妇人杂病

## (一) 热入血室

### 小柴胡汤证

妇人中风，七八日续来寒热，发作有时，经水适断，此为热入血室，其血必结，故使如疟状，发作有时，小柴胡汤主之。(1)

柴胡半斤　黄芩三两　人参三两　甘草三两　半夏半升　生姜三两
大枣十二枚

上七味，以水一斗二升，煮取六升，去滓，再煎取三升，温服一升，日三服。

## (二) 梅核气

### 半夏厚朴汤证

妇人咽中如有炙脔，半夏厚朴汤主之。(5)

半夏一升　厚朴三两　茯苓四两　生姜五两　干苏叶二两

上五味，以水七升，煮取四升，分温四服，日三夜一服。

## (三) 脏躁

### 甘麦大枣汤证

妇人脏躁，喜悲伤欲哭，象如神灵所作，数欠伸，甘麦大枣汤主之。(6)

甘草三两　小麦一升　大枣十枚

上三味，以水六升，煮取三升，温分三服。亦补脾气。

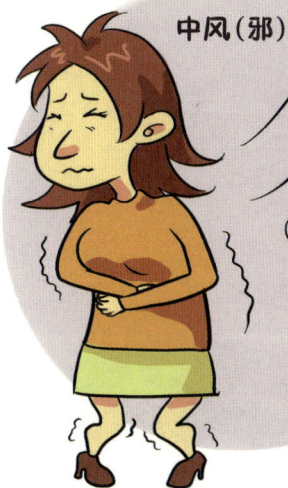

中风（邪）

冷热交替

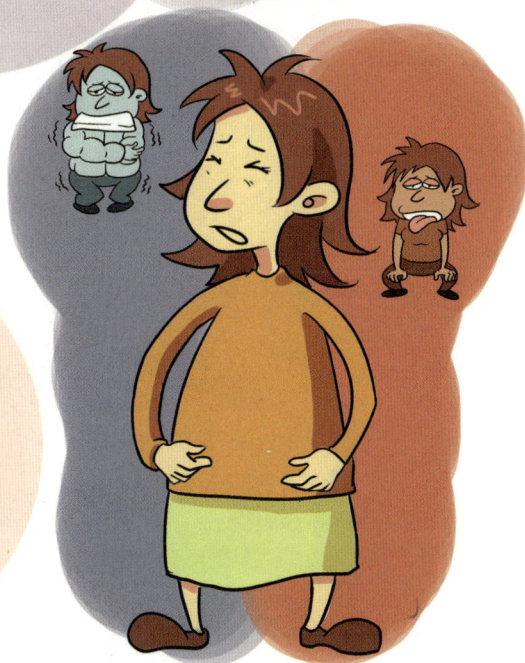

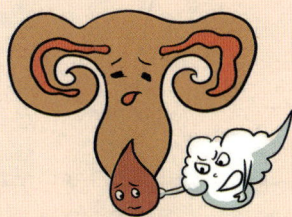

经水适断

小柴胡汤证

半夏厚朴汤证

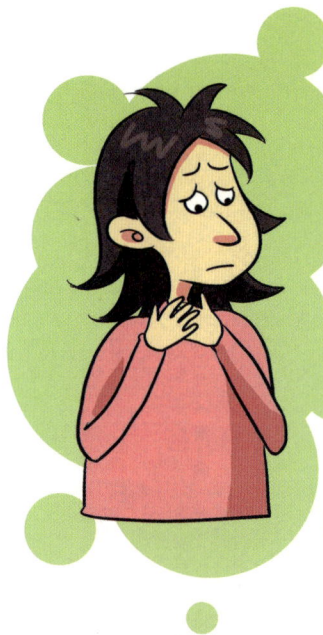

咽中如有炙脔

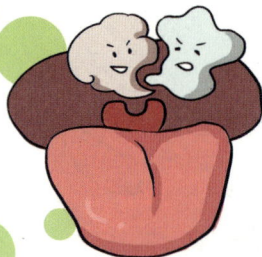

甘麦大枣汤证

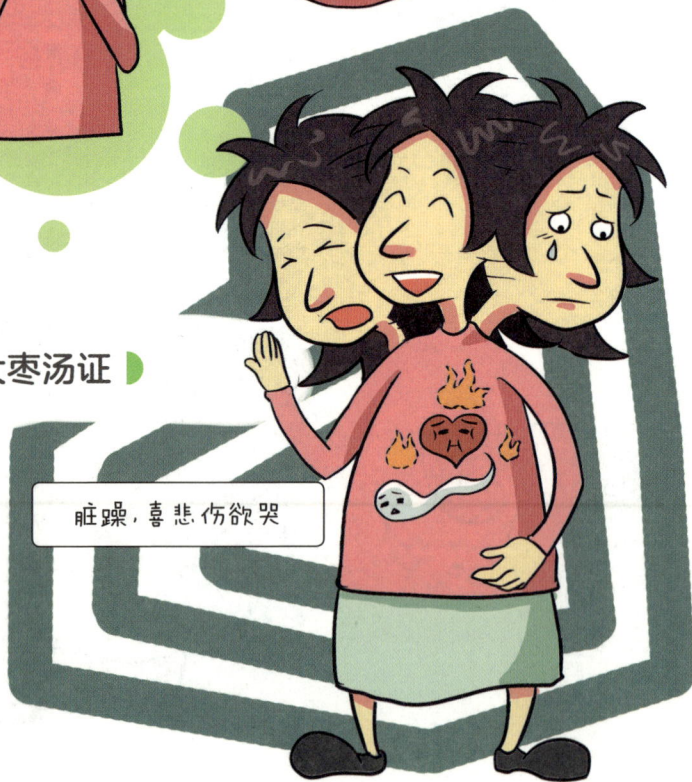

脏躁，喜悲伤欲哭

## （四）崩漏

### 温经汤证

问曰：妇人年五十所，病下利数十日不止，暮即发热，少腹里急，腹满，手掌烦热，唇口干燥，何也？师曰：此病属带下。何以故？曾经半产，瘀血在少腹不去，何以知之？其证唇口干燥，故知之，当以温经汤主之。(9)

吴茱萸三两　当归　川芎　芍药各二两　人参　桂枝　阿胶
生姜　牡丹皮去心　甘草各二两　半夏半升　麦门冬一升(去心)
上十二味，以水一斗，煮取三升，分温三服。亦主妇人少腹寒，久不受胎；兼取崩中去血，或月水来过多，及至期不来。

## （五）转胞

### 肾气丸证

问曰：妇人病，饮食如故，烦热不得卧，而反倚息者，何也？师曰：此名转胞，不得溺也，以胞系了戾，故致此病，但利小便则愈，宜肾气丸主之。(19)

干地黄八两　薯蓣四两　山茱萸四两　泽泻三两　茯苓二两　牡丹皮三两
桂枝、附子(炮)各一两
上八味，末之，炼蜜和丸梧子大，酒下十五丸，加至二十五丸，日再服。

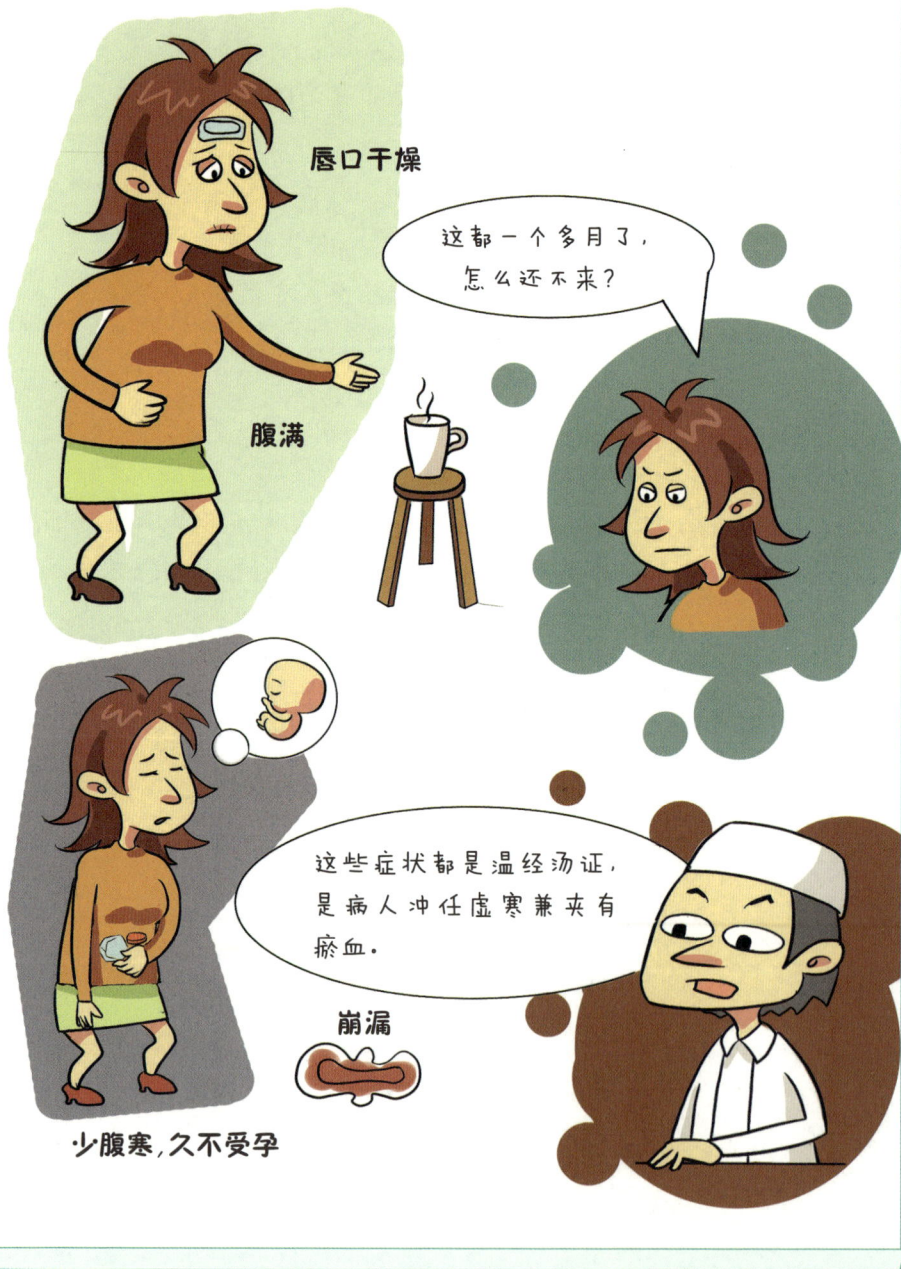

温经汤证

唇口干燥

腹满

这都一个多月了，怎么还不来？

这些症状都是温经汤证，是病人冲任虚寒兼夹有瘀血。

崩漏

少腹寒，久不受孕

# 肾气丸证

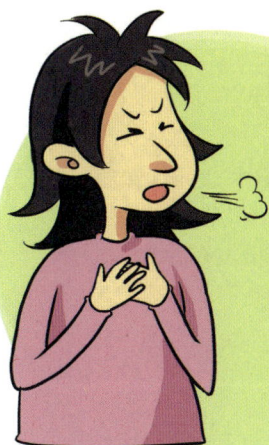

小便不利
浊气下降
肺失宣降 → 气促

烦躁，微微气促

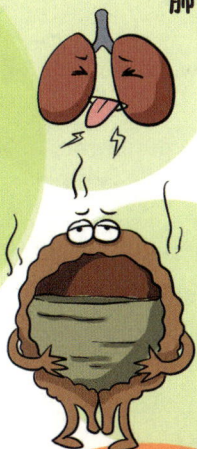

膀胱气化不足

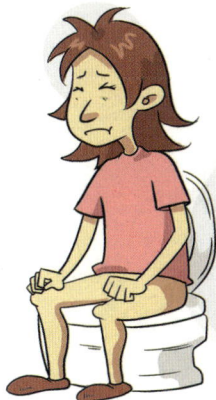

小便不利

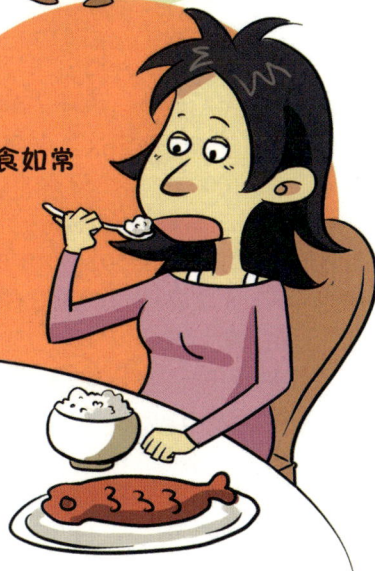

饮食如常

**图书在版编目（CIP）数据**

图说金匮要略 / 李赛美，林勇凯主编. -- 2 版.
北京 ：人民卫生出版社，2025. 3. -- ISBN 978-7-
117-37757-7

Ⅰ. R222.3-64

中国国家版本馆 CIP 数据核字第 202524WX23 号

| | | |
|---|---|---|
| 人卫智网 | www.ipmph.com | 医学教育、学术、考试、健康，<br>购书智慧智能综合服务平台 |
| 人卫官网 | www.pmph.com | 人卫官方资讯发布平台 |

**图说金匮要略**
Tushuo Jingui Yaolüe
第 2 版

主　　编：李赛美　　林勇凯
出版发行：人民卫生出版社（中继线 010-59780011）
地　　址：北京市朝阳区潘家园南里 19 号
邮　　编：100021
E - mail: pmph @ pmph.com
购书热线：010-59787592　010-59787584　010-65264830
印　　刷：北京盛通印刷股份有限公司
经　　销：新华书店
开　　本：710×1000　1/16　　印张：17
字　　数：279 千字
版　　次：2017 年 5 月第 1 版　　2025 年 3 月第 2 版
印　　次：2025 年 5 月第 1 次印刷
标准书号：ISBN 978-7-117-37757-7
定　　价：78.00 元

打击盗版举报电话：**010-59787491**　E-mail: WQ @ pmph.com
质量问题联系电话：**010-59787234**　E-mail: zhiliang @ pmph.com
数字融合服务电话：**4001118166**　　E-mail: zengzhi @ pmph.com